Lo que debe saber

antes

de convertirse

en

Auxiliar de enfermería

oftalmológica

MARTIN STERLING

Índice

Capítulo 2: Anatomía y fisiología del ojo para el auxiliar sanitario   49

Capítulo 4: El camillero en el quirófano oftalmológico   135

« La atención oftalmológica no se limita a tratar la visión, también toca el alma del paciente. Con cada visión que ayudamos a recuperar, restablecemos un vínculo con el mundo, y el cuidador está en el centro de esta reconexión. »

Capítulo 1

Introducción a la oftalmología y al papel del cuidador

La importancia de la oftalmología en la salud pública
○　Salud visual: un reto mundial

La salud visual es actualmente un problema mundial de primer orden, en el centro de las preocupaciones de salud pública, y su importancia crece sin cesar con el aumento de las patologías visuales ligadas al envejecimiento de la población y a los estilos de vida modernos. La visión es uno de los sentidos más preciados para el ser humano, y la calidad de vida depende a menudo directamente de la capacidad de ver e interactuar con el entorno. Sin embargo, millones de personas en todo el mundo sufren problemas de visión, algunos de los cuales se pueden prevenir, y que afectan gravemente a su vida cotidiana. Estos trastornos van desde los defectos de refracción no corregidos, como la miopía o la hipermetropía, hasta enfermedades más graves como las cataratas, el glaucoma, la degeneración macular asociada a la edad (DMAE) y la retinopatía diabética.

Las cifras son sorprendentes: según la Organización Mundial de la Salud (OMS), unos 2.200 millones de personas en todo el mundo sufren discapacidad visual o ceguera, casi la mitad de las cuales podrían prevenirse o corregirse. La falta de acceso a una atención oftalmológica básica, a equipos correctores como gafas, o a tratamientos quirúrgicos para enfermedades como las cataratas, es una gran injusticia sanitaria. En los países de renta baja, esta realidad es aún más acusada. Las infraestructuras sanitarias suelen ser inadecuadas y la formación de los profesionales de la salud ocular es limitada. Como consecuencia, muchos pacientes, a menudo de poblaciones vulnerables, se quedan sin atención, lo que agrava las desigualdades sociales y económicas existentes.

Pero este problema mundial de salud visual no sólo afecta a las regiones más pobres. En los países industrializados, asistimos a un aumento alarmante de patologías relacionadas con nuestro estilo de vida. El uso intensivo de pantallas, la falta de exposición a la luz natural y el envejecimiento de la población son factores que favorecen la aparición de trastornos visuales. Por ejemplo, la miopía, que solía ser relativamente rara, está aumentando drásticamente, sobre todo entre las generaciones más jóvenes, debido al uso excesivo de dispositivos digitales y a que se pasa menos tiempo al aire libre. Las enfermedades relacionadas con la edad, como la DMAE y el glaucoma, también afectan a millones de personas y representan una carga creciente para los sistemas sanitarios.

Ante este reto, la prevención y el acceso a la atención oftalmológica se convierten en prioridades. La prevención, en primer lugar, porque muchos problemas visuales pueden evitarse con comportamientos sencillos: protegerse los ojos del sol, someterse a revisiones oftalmológicas periódicas, adaptar el estilo de vida para limitar la fatiga ocular. Educar tanto al público en general como a los profesionales sanitarios sobre la salud visual es esencial para concienciar y animar a la gente a cuidar bien de sus ojos. En segundo lugar, el acceso a la atención sanitaria, que debería ser universal, sigue siendo una batalla que está lejos de ganarse. Las campañas de cribado, los programas de cirugía de cataratas en los países en desarrollo y la distribución de gafas correctoras y lentes de contacto son iniciativas que han demostrado su eficacia y merecen ser reforzadas.

Los profesionales de la salud ocular, y las enfermeras oftalmológicas en particular, desempeñan un papel crucial en esta lucha mundial. Su misión va mucho más allá de prestar asistencia técnica en un departamento médico; a menudo son los primeros en entrar en contacto con los pacientes, escucharlos, comprender sus dificultades y apoyarlos a lo largo de su tratamiento. Al garantizar que todo el mundo, sea cual sea su origen social o geográfico, pueda beneficiarse de una buena atención oftalmológica, los asistentes sanitarios contribuyen activamente a una mejor calidad de vida, a la autonomía individual y, en definitiva, a una sociedad más justa y equitativa.

En un mundo en el que la población sigue creciendo y en el que los avances tecnológicos están revolucionando los estilos de vida, la salud visual es una cuestión esencial de salud pública, que exige la acción concertada de todos los agentes del sector médico, los gobiernos y las organizaciones internacionales. Proteger la vista significa no sólo permitir a todos ver el mundo que les rodea, sino también darles los medios para participar plenamente en la vida social, cultural y económica de su país. Se trata de un reto global que requiere respuestas locales adecuadas, y los profesionales de la visión son los primeros eslabones de esta cadena de solidaridad.

° Las patologías más frecuentes (glaucoma, cataratas, DMAE, etc.)

Las enfermedades oftalmológicas más comunes, como el glaucoma, las cataratas y la degeneración macular asociada a la edad (DMAE), representan grandes retos para la salud visual. Cada una de estas afecciones afecta a millones de personas en todo el mundo y, aunque algunas de ellas se pueden prevenir o tratar, otras requieren un tratamiento precoz y riguroso para limitar sus consecuencias. Estas afecciones, aunque distintas en sus mecanismos y síntomas, tienen en común el potencial de dañar gravemente la visión, e incluso conducir a la ceguera si no se tratan adecuadamente.

El glaucoma, a menudo apodado "el ladrón silencioso de la vista", es una de las principales causas de ceguera irreversible en todo el mundo. Se caracteriza por una presión intraocular excesivamente alta, que provoca gradualmente daños en el nervio óptico. En sus fases iniciales, el glaucoma suele ser asintomático, por lo que es difícil detectarlo precozmente sin exámenes periódicos. La pérdida de visión suele comenzar en los bordes del campo visual y progresar hacia el centro. Si no se trata, el glaucoma puede provocar la pérdida total de visión. Los cuidadores desempeñan un papel esencial en este contexto, sobre todo en la administración de colirios, el seguimiento de los pacientes y la asistencia en exámenes como la tonometría para medir la presión intraocular. El seguimiento regular y la detección precoz son las claves para frenar la progresión de esta enfermedad.

Las cataratas son otra afección muy frecuente, sobre todo entre las personas mayores. Es la principal causa de ceguera reversible en todo el mundo. Las cataratas están causadas por una opacificación progresiva del cristalino, la lente natural del ojo que enfoca la luz sobre la retina. Esta opacificación provoca visión borrosa, deslumbramiento y mayor sensibilidad a la luz. A medida que las cataratas progresan, la visión se vuelve cada vez más borrosa, lo que dificulta cada vez más actividades cotidianas como leer, conducir o incluso reconocer caras. Afortunadamente, las cataratas pueden tratarse muy eficazmente con cirugía para sustituir el cristalino nublado por una lente intraocular artificial. El papel del asistente sanitario es crucial en este contexto, tanto en la preparación del paciente para la operación, controlando su ansiedad e informándole sobre el procedimiento, como en el seguimiento postoperatorio, que incluye la administración de colirios y el control de posibles complicaciones, como las infecciones.

La degeneración macular asociada a la edad (DMAE) es otra enfermedad frecuente y devastadora, sobre todo en las personas mayores. Afecta a la mácula, la parte central de la retina responsable de la visión fina y detallada. Hay dos formas principales de DMAE: la forma seca, que se desarrolla lentamente con atrofia progresiva de la mácula, y la forma húmeda, más rápida y grave, caracterizada por la formación de nuevos vasos sanguíneos anormales bajo la retina que pueden tener fugas y causar cicatrices irreversibles. Los primeros signos de DMAE son visión distorsionada (las líneas rectas parecen curvas) y pérdida de visión central, lo que dificulta actividades como leer, escribir o reconocer caras. La DMAE no conduce a la ceguera total, ya que suele preservar la visión periférica, pero puede hacer muy dependientes a los afectados. El manejo incluye tratamientos como inyecciones intraoculares anti-VEGF para la forma húmeda, y el apoyo psicológico y la adaptación visual son esenciales para los pacientes. Los cuidadores desempeñan un papel crucial en la administración de estos tratamientos, el apoyo a los pacientes durante las consultas y el seguimiento posterior al tratamiento.

Además de estas tres grandes patologías, existen otros trastornos visuales comunes, como los defectos de refracción (miopía, hipermetropía, astigmatismo), que aunque menos graves, afectan considerablemente a la calidad de vida de millones de personas. Estos trastornos pueden corregirse con gafas, lentes de contacto o, en algunos casos, cirugía refractiva. Del mismo modo, la retinopatía diabética relacionada con la diabetes es una de las principales causas de ceguera evitable en adultos. Se caracteriza por un daño progresivo de los vasos sanguíneos de la retina, que puede provocar hemorragias y desprendimientos de retina. Un control estricto de los niveles de azúcar en sangre y un seguimiento oftalmológico regular son esenciales para prevenir complicaciones graves. Al proporcionar apoyo y seguimiento, el auxiliar de enfermería contribuye de manera importante a la gestión de las patologías crónicas, a la educación de los pacientes y a la coordinación de los cuidados.

El papel fundamental del auxiliar de oftalmología
◦   Definición y marco de competencias

Los auxiliares de enfermería oftalmológica desempeñan un papel crucial en la atención al paciente, proporcionando un apoyo esencial al equipo médico. La definición de su papel y el alcance de sus competencias son a la vez amplios y específicos de esta especialidad, lo que requiere una formación sólida, un conocimiento de las patologías visuales y de las técnicas específicas, así como una atención particular a las necesidades de los pacientes, a menudo vulnerables debido a trastornos visuales.

Definición de la función del auxiliar de oftalmología

En oftalmología, el auxiliar asistencial es, ante todo, un profesional sanitario que ayuda a los enfermeros y médicos oftalmólogos en la atención a los pacientes. Su trabajo no se limita a tareas técnicas, sino que también incluye aspectos relacionales, organizativos y educativos. Garantizan la continuidad de los cuidados, acompañando a los pacientes a lo largo de todo su recorrido: desde la preparación para los exámenes hasta la asistencia durante la cirugía, pasando por el seguimiento postoperatorio.

Una de las misiones fundamentales del auxiliar de enfermería es garantizar la comodidad y el bienestar de los pacientes. En oftalmología, esto puede adoptar diversas formas, como poner a los pacientes en la mejor posición posible para un examen o procedimiento, controlar su ansiedad antes de una intervención quirúrgica o administrar cuidados específicos de la zona ocular, como limpiar los párpados o aplicar colirios. Debido a su contacto directo y frecuente con los pacientes, los auxiliares de enfermería también desempeñan una función de observación y vigilancia: a menudo son los primeros en detectar signos de malestar, dolores inusuales o reacciones a los tratamientosque , comunican al equipo asistencial para que éste aplique el tratamiento adecuado.

Marco de competencias para los auxiliares de enfermería oftalmológica

Las competencias de los auxiliares de enfermería oftalmológica se basan en tres ámbitos principales: los cuidados técnicos, las relaciones con los pacientes y la gestión del entorno asistencial. Estas competencias están definidas por un marco reglamentario, que establece los actos que el auxiliar de cuidados puede realizar bajo la responsabilidad del enfermero o del médico. Sin embargo, en el contexto oftalmológico, se añaden competencias específicas debido a la naturaleza particular de los cuidados visuales.

1. Cuidados técnicos específicos de la oftalmología :

Los auxiliares de enfermería realizan una amplia gama de tareas técnicas en un servicio de oftalmología. En particular, se encargan de preparar a los pacientes para diversas exploraciones oculares, como la tonometría, la refractometría y la retinografía. También velan por la buena higiene ocular del paciente, limpiando los párpados y la conjuntiva antes de una operación o examen para minimizar el riesgo de infección. La administración de colirios y pomadas oftálmicas también forma parte de su cometido: pueden administrar estos tratamientos bajo prescripción médica y supervisarlos, asegurándose de que se aplican correctamente y con frecuencia.

Durante las intervenciones quirúrgicas, como la cirugía de cataratas, el auxiliar de enfermería desempeña un papel fundamental en la preparación del quirófano, esterilizando el instrumental y disponiendo el equipo necesario. También ayudan al equipo médico durante la operación, proporcionando instrumentos, ayudando a recolocar al paciente si es necesario y controlando las constantes vitales en colaboración con la enfermera anestesista.

2. Relaciones con los pacientes y apoyo :

En oftalmología, una gran parte del trabajo del auxiliar de enfermería consiste en proporcionar apoyo psicológico y educativo a los pacientes. Muchos pacientes, sobre todo los ancianos, están muy preocupados por la pérdida de visión o por una intervención quirúrgica delicada. El auxiliar de enfermería debe tranquilizar a estos pacientes, responder a sus preguntas y explicarles las etapas de los cuidados, adoptando al mismo tiempo una actitud afectuosa y empática.

También deben ser capaces de adaptar su enfoque a los distintos tipos de pacientes con los que se encuentran: un paciente anciano que sufre degeneración macular no tendrá las mismas necesidades de comunicación que un adulto joven operado de desprendimiento de retina. Por lo tanto, saber adaptar su enfoque es esencial para mantener una relación de confianza y animar a los pacientes a seguir los cuidados prescritos.

El auxiliar de enfermería también desempeña una función educativa, explicando a los pacientes cómo aplicarse el colirio, cómo cuidar el ojo después de una operación y qué medidas sencillas deben tomar para prevenir las infecciones. Esta educación del paciente es un factor clave para el éxito de los tratamientos oftalmológicos, sobre todo en el seguimiento postoperatorio.

3. Gestión del entorno asistencial :

El ordenanza de oftalmología también es responsable de la gestión del material del departamento. Se encarga de que los quirófanos y las salas de exploración estén totalmente equipados y de que todo el material esté correctamente esterilizado y disponible. En oftalmología, donde las operaciones se realizan a menudo en tejidos muy frágiles y donde las infecciones pueden tener graves consecuencias, es esencial respetar estrictamente los protocolos de esterilización e higiene.

Además, el auxiliar de enfermería ayuda a organizar las consultas gestionando los expedientes de los pacientes, coordinando las citas y asegurándose de que cada paciente recibe la atención adecuada en el tiempo asignado. Esta función organizativa, aunque a menudo discreta, es esencial para el buen funcionamiento de un servicio de oftalmología.

La evolución de las competencias con las tecnologías emergentes:

Por último, es importante señalar que las competencias del auxiliar de oftalmología evolucionan con la aparición de nuevas tecnologías en el campo de la atención oftalmológica. Los avances en las técnicas de imagen, como la OCT (tomografía de coherencia óptica) y la retinografía de alta resolución, requieren una formación continua de los asistentes, que deben ser capaces de manejar estos dispositivos bajo la supervisión de los oftalmólogos. Del mismo modo, el crecimiento de la telemedicina y las consultas a distancia requiere nuevas competencias en el manejo de los equipos de comunicaciones y la asistencia a distancia de los pacientes.

○ La importancia del trabajo en equipo en el servicio de oftalmología

La importancia del trabajo en equipo en el servicio de oftalmología es primordial para asegurar una atención óptima al paciente, garantizar la calidad asistencial y dar una respuesta eficaz a los retos propios de esta especialidad. La oftalmología, aunque centrada en la salud visual, es una disciplina multidisciplinar en la que intervienen diversos profesionales de la salud, cada uno con un papel crucial en la vía asistencial. Esta estrecha colaboración entre los distintos miembros del equipo médico y paramédico no sólo es esencial para la atención técnica, sino también para el bienestar de los pacientes y la buena gestión de los recursos y el tiempo dentro del departamento.

Competencias complementarias en un equipo de oftalmología

En oftalmología, el equipo asistencial está formado por oftalmólogos, enfermeras, auxiliares asistenciales, ortoptistas y, a menudo, administradores, que trabajan juntos para satisfacer las necesidades de los pacientes. Cada uno de estos profesionales tiene competencias específicas que se complementan, creando una dinámica de trabajo en la que la cooperación es la clave del éxito. Por supuesto, el papel del oftalmólogo es fundamental, como especialista encargado del diagnóstico, el tratamiento y la cirugía. Sin embargo, esta labor no podría llevarse a cabo eficazmente sin el apoyo constante de los demás miembros del equipo.

Las enfermeras, por ejemplo, controlan rigurosamente a los pacientes antes y después de los exámenes o las operaciones. También se encargan de preparar las operaciones y administrar los tratamientos, colaborando estrechamente con el auxiliar de enfermería para garantizar que los cuidados se prestan en las mejores condiciones posibles. El auxiliar de enfermería es un miembro clave de este equipo. Están en contacto directo con los pacientes, los acogen, los instalan y los acompañan a lo largo de sus cuidados. Esta labor, aunque discreta, es esencial para el buen funcionamiento de las consultas y las operaciones.

Los ortópticos, especializados en rehabilitación visual y exámenes funcionales, también desempeñan un papel importante en la colaboración con el oftalmólogo para afinar el diagnóstico. Realizan pruebas de visión y agudeza, que son esenciales para la toma de decisiones clínicas. Estos exámenes requieren una interacción constante con el resto del equipo, en particular para preparar a los pacientes y garantizar que los datos recogidos se integren eficazmente en el seguimiento del tratamiento.

Coordinación y comunicación: las claves del éxito

Uno de los aspectos fundamentales del trabajo en equipo en oftalmología es la coordinación. Cada miembro del equipo debe ser plenamente consciente de su papel, pero también debe comprender las responsabilidades de los demás, para que el flujo de trabajo se desarrolle sin problemas y la asistencia se preste sin retrasos ni errores. Esta coordinación comienza en el momento del ingreso del paciente, cuando el auxiliar asistencial y la enfermera trabajan juntos para recopilar la información necesaria, preparar al paciente para las exploraciones y transmitir datos cruciales al oftalmólogo. Una mala coordinación o una falta de comunicación clara no sólo pueden provocar retrasos, sino también errores en la asistencia.

Por ello, la comunicación desempeña un papel fundamental en el funcionamiento del servicio. Los intercambios regulares y claros entre los distintos profesionales garantizan que la información pertinente fluya eficazmente y que cada miembro del equipo conozca el estado y las necesidades del paciente. En el caso de la cirugía, por ejemplo, el oftalmólogo, el personal de enfermería y el asistente deben estar en comunicación constante para garantizar que el equipo esté listo, que el paciente esté correctamente sentado y que los instrumentos necesarios estén disponibles en cada fase de la operación. Esta colaboración es esencial no sólo para garantizar el éxito de la operación, sino también para minimizar el riesgo de complicaciones.

El enfoque centrado en el paciente: una responsabilidad colectiva

Más allá de los aspectos técnicos, el trabajo en equipo en oftalmología es esencial para que los pacientes reciban una atención integral y personalizada. Cada profesional sanitario debe mostrar empatía, respeto y atención a las necesidades del paciente, y a menudo es como parte de un equipo como mejor se abordan estas necesidades. Por ejemplo, un paciente anciano que acude a operarse de cataratas puede sentirse ansioso y desorientado ante la intervención. El auxiliar de enfermería será el primero en dar la bienvenida al paciente, explicarle las actividades del día y tranquilizarle. A continuación, la enfermera tomará el relevo para asegurarse de que toda la información médica está en orden y preparar al paciente antes de la operación. Tras la operación, los ortopédicos o los auxiliares de cuidados pueden intervenir para garantizar un seguimiento adecuado de la rehabilitación o los cuidados postoperatorios.

Este enfoque colectivo y centrado en el paciente garantiza que se cubran todos los aspectos de la asistencia, desde los aspectos físicos hasta las necesidades psicológicas. Es aún más importante en un campo como la oftalmología, en el que la pérdida de visión puede generar temores muy arraigados en los pacientes, y en el que la tranquilidad y la información desempeñan un papel fundamental para el éxito del tratamiento.

Gestión de emergencias: una prueba de trabajo en equipo eficaz

El trabajo en equipo adquiere una dimensión aún más crítica en las urgencias oftalmológicas. Emergencias como el glaucoma agudo, el desprendimiento de retina o los traumatismos oculares requieren una respuesta rápida y coordinada para evitar daños irreversibles en la visión. En estas situaciones, cada segundo cuenta, y un equipo que funcione bien puede marcar la diferencia entre la conservación de la vista y la ceguera.

En caso de urgencia, el auxiliar de enfermería desempeña un papel clave en la recepción rápida del paciente y la gestión de los primeros auxilios, como la instilación de colirios para reducir la presión intraocular en caso de glaucoma agudo, o la preparación del paciente para la cirugía en caso de traumatismo. El equipo de enfermería, por su parte, se encarga de estabilizar al paciente y de realizar todas las pruebas necesarias lo antes posible. El oftalmólogo, por su parte, toma las decisiones clínicas cruciales basándose en la información y el apoyo proporcionados por el resto del equipo.

Una dinámica de trabajo que evoluciona con la tecnología

Por último, el trabajo en equipo en oftalmología evoluciona constantemente con la integración de nuevas tecnologías, como equipos avanzados de diagnóstico por imagen y herramientas de cirugía asistida por robot. El dominio de estas nuevas tecnologías requiere a menudo una formación continua de todos los miembros del equipo y una mayor colaboración para optimizar su uso. Los auxiliares sanitarios, por ejemplo, deben saber preparar y manejar determinados equipos para ayudar en las exploraciones, al tiempo que colaboran con oftalmólogos y ortoptistas para interpretar los resultados y ajustar los cuidados.

○ Las especificidades de la atención al paciente oftalmológico

El cuidado de los pacientes oftalmológicos tiene características únicas, ligadas a la naturaleza de las afecciones oculares y al impacto que pueden tener en la calidad de vida de los afectados. A diferencia de otras especialidades médicas, los trastornos visuales afectan a un sentido fundamental que influye profundamente en la interacción del individuo con su entorno. Incluso la pérdida parcial de visión suele considerarse una grave amenaza para la independencia y puede provocar una ansiedad considerable entre los pacientes. Estos factores exigen que los profesionales sanitarios presten especial atención tanto a los aspectos técnicos de la asistencia como al apoyo humano. En oftalmología, la relación con el paciente, la precisión de los cuidados y la gestión de la tecnología desempeñan un papel crucial para una atención óptima.

La diversidad de pacientes y patologías: el reto de la personalización

Una de las principales especificidades de los cuidados oftalmológicos reside en la diversidad de patologías encontradas, que van desde trastornos comunes como la miopía o la hipermetropía, hasta afecciones graves y potencialmente invalidantes como el glaucoma, las cataratas o la degeneración macular asociada a la edad (DMAE). Esta diversidad obliga a los cuidadores a adaptar constantemente su enfoque en función de la patología y del perfil del paciente. Los pacientes oftalmológicos varían mucho en edad y condición física, desde niños con defectos de refracción hasta ancianos que padecen enfermedades oculares degenerativas. Esta diversidad obliga a personalizar la atención y la interacción, ya que cada paciente tiene necesidades y expectativas diferentes en relación con su enfermedad.

Los pacientes jóvenes, por ejemplo, requieren un enfoque educativo y tranquilizador. Puede que les impresionen las exploraciones oftalmológicas o que les resulte difícil expresar sus síntomas con precisión. Por lo tanto, es esencial adaptar el enfoque y explicar los pasos que hay que seguir de forma sencilla y divertida, al tiempo que se implica a los padres en el tratamiento. Las personas mayores, por su parte, se enfrentan a menudo a patologías crónicas como las cataratas o la DMAE, para las que es esencial un seguimiento a largo plazo. Además de prestar atención a los aspectos médicos de estas afecciones, los auxiliares de cuidados y el equipo de enfermería también deben tener en cuenta las repercusiones psicosociales, como la pérdida de independencia y el aislamiento. La atención personalizada se convierte entonces en un elemento clave para mantener una relación de confianza y eficacia con el paciente.

La importancia de la precisión técnica en la asistencia

En oftalmología, la precisión técnica está en el centro del tratamiento. El ojo es un órgano extremadamente delicado, y cada procedimiento, ya sea diagnóstico o terapéutico, debe realizarse con un cuidado meticuloso. Ya se trate de pruebas rutinarias, como la tonometría para medir la presión intraocular, o de pruebas más complejas, como la OCT (tomografía de coherencia óptica) para evaluar el estado de la retina, la precisión es esencial para obtener resultados fiables. Un error en el manejo de los instrumentos o una interpretación incorrecta de los datos pueden dar lugar a errores de diagnóstico, con graves consecuencias para la visión del paciente.

En este contexto, el auxiliar de enfermería desempeña un papel fundamental, no sólo ayudando al médico a realizar los exámenes, sino también preparando a los pacientes de la mejor manera posible. Esto implica garantizar que el paciente se sienta cómodo, relajado y confiado, lo que es crucial para la calidad de las mediciones obtenidas. El manejo de los instrumentos oftalmológicos, que a menudo requieren una gran destreza, exige

31

una formación específica y una atención constante. Cada procedimiento, desde la administración de gotas oftálmicas hasta la preparación del equipo para la cirugía, debe realizarse con rigor y precisión para garantizar la seguridad del paciente.

Apoyo psicológico: un aspecto esencial de la asistencia

Además de los aspectos técnicos, el cuidado de los pacientes oftalmológicos tiene una fuerte dimensión psicológica. La visión es un sentido fundamental en la vida cotidiana, y los pacientes que pierden toda o parte de su capacidad visual pueden experimentar un miedo intenso e incluso angustia psicológica. La perspectiva de perder la vista o someterse a una intervención quirúrgica ocular suele ser aterradora. Además, algunas enfermedades oculares, como la DMAE o el glaucoma, son progresivas y crónicas, y requieren cuidados a largo plazo que pueden afectar a la moral de los pacientes.

En este contexto, el equipo asistencial, y en particular el auxiliar de enfermería, desempeña un papel fundamental en el apoyo y acompañamiento de los pacientes. A menudo son las primeras personas con las que hablan los pacientes durante las consultas o la hospitalización, y su labor consiste en tranquilizarlos, escuchar sus temores y responder a sus preguntas. Esta estrecha relación ayuda a crear un clima de confianza, en el que los pacientes se sienten apoyados y comprendidos. Un apoyo psicológico adecuado puede marcar la diferencia en cuanto al cumplimiento del tratamiento y la forma en que los pacientes viven su enfermedad. Por ejemplo, explicar claramente el procedimiento de cirugía de cataratas, restar importancia a la situación y estar atento a los signos de ansiedad puede reducir considerablemente el estrés del paciente.

Gestión de las tecnologías modernas: necesidad de adaptación

El tratamiento en oftalmología se basa cada vez más en tecnologías de vanguardia, tanto para el diagnóstico como para las intervenciones terapéuticas. Los avances en imagen ocular, con técnicas como la OCT, la retinografía y la corrección refractiva con láser, están permitiendo conocer y tratar mejor las patologías oculares, pero también exigen una mayor pericia técnica por parte del equipo asistencial. Estos complejos dispositivos requieren no sólo una formación continua para estar al día de los últimos avances, sino también la capacidad de explicar claramente su funcionamiento y utilidad a los pacientes.

El auxiliar asistencial desempeña un papel crucial en este contexto, ya que a menudo se encarga de preparar y manejar este equipo bajo la supervisión del oftalmólogo. Se asegura de que el equipo esté correctamente calibrado, de que el paciente esté en la mejor posición para el examen y de que los datos recogidos se transmitan eficazmente al equipo médico. Además, la rápida evolución de las tecnologías oftalmológicas obliga a todos los profesionales sanitarios, incluidos los auxiliares, a adaptarse y aprender constantemente para garantizar que cada paciente reciba la mejor atención posible.

Prevención y educación de los pacientes: una cuestión clave

Por último, otra característica específica de la atención oftalmológica es la importancia de la prevención y la educación del paciente. Muchas enfermedades oculares, como el glaucoma y la retinopatía diabética, pueden estabilizarse o incluso evitarse mediante una detección precoz y un tratamiento rápido. Por tanto, es esencial que los pacientes estén informados de los riesgos, los síntomas a los que deben estar atentos y las medidas que deben tomar para proteger su visión. El auxiliar de enfermería desempeña un papel clave en esta dimensión educativa, ya sea explicando cómo aplicar correctamente las gotas oftálmicas, animando a los pacientes a acudir a sus citas de seguimiento o concienciando sobre la importancia de las revisiones oftalmológicas periódicas.

La educación del paciente es aún más crucial en un momento en que aumentan las enfermedades crónicas como la DMAE y la diabetes. Al ayudar a los pacientes a comprender su enfermedad y adoptar los reflejos adecuados, el equipo sanitario contribuye a prevenir complicaciones y mejorar la calidad de vida.

Las cualidades humanas y técnicas requeridas para el puesto
○   Escucha y empatía

La escucha y la empatía son cualidades esenciales en el trabajo de los profesionales sanitarios, y adquieren una dimensión especialmente importante en oftalmología. Cuando se trabaja con pacientes cuya visión se ha visto afectada, el impacto emocional y psicológico suele ser considerable. La pérdida de visión, o incluso la pérdida temporal de visión, puede hacer que los pacientes se sientan ansiosos, vulnerables e incluso desesperanzados. En este contexto, la escucha atenta y la empatía se convierten en habilidades tan cruciales como las técnicas, porque nos permiten establecer una relación de confianza con los pacientes y proporcionarles el mejor apoyo posible a lo largo de su tratamiento.

Escuchar: el primer paso hacia una atención integral

Escuchar es el primer paso de una buena atención. Escuchar no es sólo oír los síntomas físicos descritos por el paciente, sino también comprender cómo se siente, identificar sus preocupaciones e identificar sus necesidades, que a menudo son implícitas. En oftalmología, esto es tanto más importante cuanto que a muchos pacientes les resulta difícil expresar con precisión lo que experimentan. La naturaleza de los trastornos visuales, que pueden afectar a zonas específicas del campo visual o manifestarse como síntomas discretos, requiere una escucha activa y comprensiva para entender realmente la experiencia del paciente.

Por ejemplo, un paciente que sufre glaucoma puede no sentir dolor, pero expresar un malestar difuso, una sensación de visión borrosa o fatiga visual, que a primera vista pueden no parecer alarmantes. Escuchando al paciente, el cuidador podrá identificar estas señales de alarma y derivar al paciente para que se someta a las pruebas adecuadas. Escuchar también ayuda a comprender las preocupaciones más profundas del paciente, más allá de los meros síntomas. No es infrecuente que un paciente esté más preocupado por la idea de perder su independencia o de no poder seguir conduciendo que por el diagnóstico en sí. Si estas preocupaciones no se expresan, pueden alterar el cumplimiento del tratamiento. Escuchando atentamente, el cuidador podrá tranquilizar al paciente sobre lo que realmente le preocupa y ofrecerle explicaciones claras y adaptadas a sus expectativas.

Empatía: una respuesta humana a los temores de los pacientes

La empatía es la capacidad de ponerse en el lugar del paciente, de comprender y compartir sus emociones, manteniendo al mismo tiempo la distancia profesional necesaria para ofrecer una ayuda eficaz. En oftalmología, la empatía nos ayuda a comprender mejor el miedo y la frustración que suelen acompañar a las enfermedades oculares. La visión es un sentido fundamental, y la mera idea de perderlo puede crear un estrés intenso. La empatía ayuda a reconocer y legitimar estos temores, al tiempo que ofrece apoyo emocional para ayudar al paciente a superar este calvario.

Cuando un paciente se entera de que padece una patología degenerativa, como la DMAE, que puede privarle progresivamente de su visión central, es normal que sienta conmoción, seguida de tristeza, miedo y a veces incluso rabia. En este contexto, la empatía es esencial para comprender por lo que están pasando. No se trata sólo de proponer soluciones médicas, sino también de acompañar al paciente en su viaje psicológico. Al mostrar empatía, los cuidadores pueden demostrar a los pacientes que no están solos en su calvario, que se les escucha y apoya. Esto puede hacerse con gestos sencillos: tomarse el tiempo de escuchar sin interrumpir, poner una mano tranquilizadora en el hombro o simplemente adaptar su discurso para mostrar que sus emociones son normales y comprensibles.

Crear un clima de confianza mediante la escucha y la empatía

La escucha y la empatía también ayudan a crear un clima de confianza, que es esencial para que los pacientes se adhieran plenamente a su tratamiento. Cuando los pacientes sienten que se comprenden y respetan sus emociones, están más dispuestos a seguir las recomendaciones médicas, hacer preguntas e informar de cualquier cambio en su estado de salud. Este clima de confianza facilita la comunicación bidireccional, permitiendo no sólo que el cuidador comprenda mejor las necesidades del paciente, sino también que éste se sienta cómodo expresando sus dudas y temores.

Cuando se trata de cirugía ocular, como la cirugía de cataratas, los pacientes pueden estar muy ansiosos. Operar un órgano tan sensible como el ojo, a menudo con anestesia local, puede generar mucho estrés. La empatía ayuda a reducir esta ansiedad, dedicando tiempo a explicar cómo se llevará a cabo la operación, respondiendo a las preguntas del paciente y acompañándole en todo momento. Escuchando atentamente, el cuidador podrá adaptar su discurso y sus gestos para disipar los temores específicos del paciente y crear así un entorno tranquilizador que propicie el éxito de la operación.

Fortalecimiento de la alianza terapéutica y seguimiento a largo plazo

En enfermedades crónicas como el glaucoma o la retinopatía diabéticala , escucha y la empatía son aliados preciosos para reforzar la alianza terapéutica a largo plazo. Estas enfermedades requieren un seguimiento regular y un cumplimiento estricto del tratamiento, como los colirios diarios para controlar la presión intraocular en el caso del glaucoma. Sin embargo, a muchos pacientes les resulta difícil cumplir estos tratamientos a largo plazo, debido a los efectos secundarios, la fatiga o simplemente la sensación de que la enfermedad progresa lentamente y de que pueden estar descuidando su cuidado.

Aquí es donde la escucha y la empatía desempeñan un papel clave. Dedicando tiempo a comprender las dificultades del paciente y ofreciéndole un espacio en el que expresar sus frustraciones, el cuidador puede ayudarle mejor a cumplir su tratamiento. En lugar de reprender a un paciente por olvidarse de ponerse el colirio, un enfoque empático implicaría explorar con él las razones de su olvido y buscar soluciones adaptadas a su estilo de vida. Esta escucha activa también puede ayudar a detectar signos precoces de falta de adherencia al tratamiento, que los pacientes pueden ser reacios a mencionar por sí mismos, y prevenir así complicaciones más graves.

Escucha y empatía, competencias en evolución

Es importante subrayar que la escucha y la empatía no son aptitudes fijas. Evolucionan y se perfeccionan con el tiempo, a través de la experiencia y la interacción con pacientes con necesidades variadas. Cada paciente es único y cada situación requiere una capacidad de escucha específica. Por tanto, el desarrollo de estas habilidades depende de la capacidad de los cuidadores para permanecer abiertos, ajustar su actitud a las reacciones de los pacientes y cuestionar sus propias percepciones.

En oftalmología, estas cualidades humanas son especialmente valiosas, ya que ayudan a transformar una simple relación médico-paciente en una auténtica asociación terapéutica. La escucha y la empatía no sólo conducen a una mejor atención médica, sino que también contribuyen a mejorar la experiencia global del paciente, que se siente comprendido, apoyado y respetado en su singularidad.

     ∘   Rigor y atención al detalle

El rigor y la atención al detalle son dos cualidades fundamentales en el campo de la oftalmología, donde cada gesto, cada procedimiento y cada decisión pueden tener un impacto directo y profundo en la salud visual del paciente. La precisión de los cuidados oftalmológicos, la exactitud de las técnicas utilizadas y la fragilidad del ojo exigen un alto nivel de vigilancia y meticulosidad por parte de todos los profesionales implicados, desde las enfermeras hasta los oftalmólogos. Estas cualidades no son simplemente atributos deseables; son esenciales para garantizar la seguridad del paciente, la calidad de los cuidados y, en última instancia, la conservación o el restablecimiento de la visión.

La importancia del rigor en la práctica oftalmológica

La oftalmología es una especialidad en la que el ojo, como órgano delicado y complejo, requiere cuidados extremadamente precisos. Una simple falta de rigor en la preparación, la administración de tratamientos o el uso de instrumentos puede dar lugar a complicaciones graves, como infecciones, lesiones oculares o interpretaciones erróneas de los resultados de los exámenes. En este contexto, el rigor se convierte en la piedra angular de cualquier intervención, ya sea diagnóstica, terapéutica o quirúrgica.

Por ejemplo, cuando se prepara una operación de cataratas, es esencial esterilizar rigurosamente el instrumental para evitar el riesgo de infecciones postoperatorias, como la endoftalmitis, que puede provocar una pérdida de visión irreversible. El auxiliar de enfermería desempeña un papel clave en esta etapa, asegurándose de que todo el equipo se desinfecta adecuadamente, los instrumentos se esterilizan y el quirófano se organiza de acuerdo con protocolos estrictos. Esta meticulosa atención a los detalles garantiza que el entorno quirúrgico sea seguro y que el oftalmólogo pueda concentrarse únicamente en el aspecto técnico de la operación.

El rigor también se aplica a los cuidados cotidianos en oftalmología, como la administración de colirios. Estos medicamentos, utilizados para tratar diversas afecciones como el glaucoma o las infecciones oculares, deben administrarse con absoluta precisión en cuanto a dosis y frecuencia. Un descuido, un retraso en la aplicación o una mala manipulación pueden comprometer la eficacia del tratamiento o empeorar el estado del paciente. El auxiliar asistencial, que a menudo se encuentra en primera línea para supervisar o aplicar estos cuidados, debe ser constantemente riguroso, asegurándose de que cada colirio se aplica correctamente, en la dosis adecuada y en el momento oportuno.

Atención al detalle: un elemento clave de la calidad asistencial

La atención al detalle es una cualidad que va de la mano de la minuciosidad, y es especialmente importante en oftalmología, donde incluso los errores más pequeños pueden tener repercusiones desproporcionadas. El ojo es un órgano complejo, y detalles aparentemente insignificantes pueden ser valiosos indicadores del estado de salud visual de un paciente. Por eso la atención al detalle se aplica en todas las fases del proceso asistencial, desde la elaboración de la historia clínica hasta el seguimiento postoperatorio.

Durante la fase de diagnóstico, por ejemplo, los cambios sutiles en el aspecto del ojo o en la percepción visual que refiere el paciente pueden apuntar a patologías graves. Un ligero desenfoque visual, halos alrededor de las luces o una sensación de malestar ocular pueden indicar afecciones como cataratas o glaucoma, aunque el paciente no sea consciente del alcance de estos síntomas. Aquí es donde la atención al detalle del cuidador o del oftalmólogo se vuelve esencial, para no dejar nada al azar y realizar las pruebas adecuadas.

En los cuidados postoperatorios, esta atención al detalle es igual de crucial. Tras una operación como un trasplante de córnea o una cirugía de cataratas, los primeros signos de complicaciones pueden ser discretos y pasar desapercibidos si no se les presta suficiente atención. Los cuidadores deben estar atentos a las señales más leves, como un enrojecimiento persistente, una ligera molestia o una visión que no mejora como se esperaba. No sólo deben observar con precisión el ojo del paciente, sino también escuchar atentamente sus sentimientos y no minimizar ninguna preocupación, por pequeña que parezca. Una atención cuidadosa puede detectar una infección incipiente o el rechazo del injerto antes de que se conviertan en amenazas graves para la visión.

Rigor y atención al detalle en el uso de la tecnología

Los avances tecnológicos en oftalmología, como las imágenes retinianas y los láseres correctores, también exigen un mayor rigor y atención a los detalles. El uso de equipos sofisticados como la OCT (tomografía de coherencia óptica) o el láser para corregir defectos de refracción requiere un manejo experto y una calibración precisa. Cualquier error en la configuración del equipo o en la interpretación de las imágenes puede dar lugar a diagnósticos incorrectos o intervenciones inadecuadas.

El auxiliar de enfermería, que puede ser responsable de la preparación de estos dispositivos y de proporcionar asistencia técnica durante su uso, debe ser extremadamente preciso. Debe asegurarse de que cada equipo esté correctamente configurado en función de las necesidades específicas del paciente y de que las condiciones para el examen o procedimiento sean óptimas. La más mínima desviación en los parámetros del aparato puede dar lugar a una imagen de mala calidad o comprometer la eficacia de un tratamiento con láser. Además, la interpretación de los resultados, aunque a menudo se confía al oftalmólogo, también depende de la calidad de los datos recogidos, que depende directamente de la atención prestada a los detalles durante el examen.

Impacto directo en la seguridad del paciente

El rigor y la atención al detalle no sólo tienen que ver con los aspectos técnicos de la asistencia, sino también con la seguridad general del paciente. En oftalmología, donde muchos tratamientos implican el uso de fármacos potentes o instrumentos quirúrgicos delicados, el más mínimo error puede tener graves consecuencias. Por ejemplo, un error en la dosificación de un colirio anestésico o en la preparación de un producto inyectable puede provocar complicaciones como una reacción alérgica o una infección.

Por eso el rigor se extiende también a la gestión de los protocolos de seguridad y los procedimientos de verificación. Antes de cada procedimiento o administración de tratamiento, es esencial comprobar, repetida y sistemáticamente, que todo se ajusta a los requisitos médicos: ya sea la identidad del paciente, la naturaleza del procedimiento previsto o las dosis prescritas. La atención al detalle en estas comprobaciones reduce considerablemente el riesgo de errores y contribuye a mantener la seguridad del paciente al más alto nivel.

Calidad que da forma a la excelencia profesional

El rigor y la atención al detalle conforman la excelencia profesional en oftalmología. No son sólo comportamientos esperados, sino habilidades que se desarrollan y perfeccionan con la experiencia. Los profesionales sanitarios que adoptan esta actitud proactiva y concienzuda en su trabajo son los que más contribuyen a mejorar la calidad de la asistencia y a reducir los riesgos para los pacientes. Cada detalle cuenta, ya sea un ajuste de última hora en la configuración del paciente antes de la intervención quirúrgica, una observación cuidadosa durante una consulta o una comprobación rigurosa del equipo.

En oftalmología, donde la precisión no sólo es una exigencia técnica, sino también un factor determinante en el pronóstico visual del paciente, el rigor y la atención al detalle nunca son excesos, sino imperativos. Son la encarnación de un compromiso profesional con la seguridad, el bienestar y la confianza de los pacientes, y los garantes de una asistencia de calidad en una especialidad en la que el más mínimo error puede tener repercusiones irreversibles.

○   Gestión de la relación paciente-profesional
La gestión de la relación paciente-profesional en oftalmología, como en cualquier especialidad médica, es un aspecto fundamental de la atención al paciente. Sin embargo, es especialmente importante en este campo porque las enfermedades oculares afectan a un sentido esencial, la visión, que influye profundamente en la autonomía, la calidad de vida y el bienestar psicológico de los pacientes. La relación entre el profesional

sanitario y el paciente no se limita a un simple intercambio de servicios médicos. Es un marco en el que la confianza, la comunicación y la empatía son esenciales para garantizar una atención de alta calidad y un cumplimiento óptimo del tratamiento.

Crear un clima de confianza: una base esencial

Uno de los primeros pasos en la gestión de la relación paciente-profesional es crear un clima de confianza. Para muchos pacientes, acudir a la consulta de un especialista en oftalmología puede generar aprensión e incluso ansiedad, sobre todo cuando se trata de patologías que ponen en peligro la visión o de intervenciones quirúrgicas. El miedo a perder la vista o a someterse a una intervención quirúrgica ocular es especialmente agudo, ya que la visión es uno de nuestros sentidos más preciados. Ante estas preocupaciones, es esencial que los profesionales sanitarios, incluidos los auxiliares, oftalmólogos y enfermeros, creen un ambiente tranquilizador y afectuoso desde el primer contacto.

La confianza se construye en gran medida por la calidad de la acogida, el tono utilizado, la forma de transmitir la información y la atención prestada a las preocupaciones del paciente. Todo profesional debe dedicar tiempo a que el paciente se sienta escuchado, comprendido y respetado. Esto empieza con una actitud cálida y profesional, pero se extiende a la escucha activa y la empatía. Un paciente que se siente seguro y confiado está más dispuesto a compartir sus síntomas, temores y expectativas, lo que permite al profesional ajustar mejor el tratamiento.

Comunicación clara y adecuada: la clave del entendimiento

La comunicación desempeña un papel fundamental en la gestión de la relación paciente-profesional. Los pacientes no siempre están familiarizados con términos médicos complejos, sobre todo en oftalmología, donde las explicaciones pueden volverse rápidamente técnicas y difíciles de entender. Por tanto, uno de los principales retos para los profesionales sanitarios es adaptar su discurso, simplificar los términos médicos y asegurarse de que los pacientes comprenden plenamente su situación. Una comunicación eficaz no consiste simplemente en dar información, sino en asegurarse de que los pacientes la asumen y pueden utilizarla para tomar decisiones informadas sobre su salud.

En oftalmología, explicar una enfermedad como el glaucoma, las cataratas o la degeneración macular asociada a la edad (DMAE) puede ser complejo. No sólo hay que describir la enfermedad, sino también explicar el impacto potencial sobre la visión y los posibles tratamientos. En este contexto, la claridad del discurso es esencial. El profesional sanitario debe procurar desglosar la información en etapas comprensibles, utilizar analogías sencillas cuando sea necesario y, sobre todo, comprobar periódicamente que el paciente ha captado lo esencial. Este proceso interactivo es crucial para que el paciente se sienta plenamente implicado en su tratamiento.

Una comunicación clara no se limita a las explicaciones médicas. También incluye información sobre los procedimientos, el curso de los exámenes o la cirugía, y los cuidados postoperatorios. Por ejemplo, un paciente de cataratas debe saber exactamente cómo aplicarse el colirio postoperatorio, por qué es importante y a qué señales de alarma debe estar atento. Una comunicación deficiente en esta fase puede dar lugar a errores, incumplimiento del tratamiento y ansiedad innecesaria para el paciente.

La importancia de la empatía en la relación paciente-profesional

La empatía está en el centro de la gestión de la relación paciente-profesional en oftalmología. Aunque el aspecto técnico de la atención es crucial, el apoyo emocional es igual de decisivo para el bienestar del paciente. Una visión deficiente o una enfermedad ocular progresiva pueden ser fuente de gran frustración, miedo y, a veces, desesperación. La empatía permite a los profesionales sanitarios comprender mejor lo que están viviendo los pacientes, reconocer sus emociones y tenerlas en cuenta en su atención.

En un contexto en el que la visión está amenazada, el profesional debe ir más allá del simple acto médico para mostrarse disponible, tranquilizador y humano. La empatía se manifiesta en pequeños gestos: escuchar sin interrumpir, reconocer la legitimidad de los temores del paciente, tranquilizar sin minimizar sus preocupaciones y ofrecer un apoyo adecuado. Este apoyo puede adoptar muchas formas, desde una explicación al paciente sobre la evolución de un tratamiento hasta una simple palabra de ánimo antes de una operación.

En oftalmología, donde ciertas patologías son crónicas y progresivas, la empatía es tanto más importante cuanto que ayuda a establecer una relación duradera entre el paciente y el equipo asistencial. Los pacientes que padecen glaucoma o DMAE, por ejemplo, a menudo requieren un tratamiento de por vida, con revisiones periódicas y ajustes terapéuticos frecuentes. Una relación basada en la empatía facilita la adherencia al tratamiento y el seguimiento médico a largo plazo.

Gestión de las expectativas y emociones de los pacientes

Otro aspecto fundamental de la gestión de la relación paciente-profesional en oftalmología es la capacidad de gestionar las expectativas y emociones de los pacientes. Muchos pacientes acuden a la consulta con expectativas a veces poco realistas respecto a los resultados de su atención o tratamiento. Por ejemplo, un paciente que espera una recuperación completa tras una operación de cataratas puede sentirse decepcionado al saber que seguirá necesitando gafas para ciertas actividades. Del mismo modo, un paciente con DMAE puede esperar que las inyecciones intravítreas detengan inmediatamente la progresión de su enfermedad, cuando el objetivo principal del tratamiento es estabilizar la visión.

Por lo tanto, es crucial que el profesional sanitario sepa gestionar estas expectativas desde el principio, siendo honesto y transparente a la vez que tranquilizador. Esto requiere una comunicación equilibrada, que no reste importancia a las esperanzas del paciente, sino que las enmarque en una realidad médica. El objetivo es explicar claramente lo que el tratamiento puede hacer y, lo que es igual de importante, lo que no puede hacer, para evitar decepciones y frustraciones posteriores.

Al mismo tiempo, es esencial gestionar las emociones del paciente, sobre todo cuando el diagnóstico es difícil de aceptar. Comunicar a un paciente que padece una enfermedad ocular degenerativa, como glaucoma o retinopatía diabética, requiere una gran sensibilidad. El profesional debe tener tacto y delicadeza, y dar a los pacientes el espacio que necesitan para expresar sus temores y preguntas. La gestión de la relación requiere un apoyo constante, con momentos de escucha activa para ayudar a los pacientes a superar sus emociones y aceptar su situación.

La relación paciente-profesional: trabajar juntos para mejorar el cumplimiento terapéutico

Por último, la gestión de la relación paciente-profesional es un verdadero esfuerzo de colaboración. Para que los pacientes se adhieran plenamente a su tratamiento, es esencial que se sientan implicados en su propio cuidado. Por lo tanto, el profesional debe fomentar esta participación activa proporcionándoles las herramientas que necesitan para comprender su enfermedad y las acciones que deben emprender para mejorar o estabilizar su situación.

La educación terapéutica desempeña aquí un papel fundamental. Explicar a los pacientes por qué necesitan someterse a un tratamiento, qué pueden esperar y qué beneficios pueden obtener contribuye a reforzar su compromiso. Este enfoque colaborativo no sólo ayuda a conseguir mejores resultados clínicos, sino que también aumenta la satisfacción de los pacientes y su sensación de control sobre su propia salud.

Capítulo 2

Anatomía y fisiología del ojo para auxiliares de enfermería

La estructura del ojo

° Anatomía externa (córnea, esclerótica, conjuntiva)
La anatomía externa del ojo, formada principalmente por la córnea, la esclerótica y la conjuntiva, desempeña un papel esencial en la protección del ojo y en la mecánica de la visión. Aunque a veces pasamos por alto estas estructuras externas en nuestra percepción del ojo, son las primeras en interactuar con el entorno y forman la barrera de defensa de este delicado órgano. Cada uno de estos componentes cumple funciones específicas e interconectadas, que permiten al ojo captar la luz, protegerse de las agresiones externas y mantener su forma.

La córnea: la ventana transparente del ojo

La córnea es una estructura transparente en forma de cúpula situada en la parte anterior del ojo. A menudo se describe como la "ventana" del ojo, ya que deja pasar la luz y desempeña un papel vital en el proceso de la visión. Con unos 12 milímetros de diámetro, cubre la parte anterior del globo ocular, por delante del iris y la pupila. A diferencia de otras partes del ojo, la córnea es avascular, es decir, no contiene vasos sanguíneos. Esto mantiene su transparencia, que es esencial para que la luz entre en el ojo sin obstrucciones.

La córnea tiene dos funciones principales. En primer lugar, actúa como barrera protectora contra partículas, polvo, gérmenes y otros agentes externos que pueden penetrar en el ojo y causar infecciones o lesiones. En segundo lugar, desempeña un papel crucial en la refracción de la luz, ayudando a enfocar los rayos luminosos hacia la retina, situada en la parte posterior del ojo. Alrededor del 65-75% del poder refractivo del ojo procede de la córnea, lo que la convierte en una estructura esencial para una visión clara y nítida. Su curvatura específica permite dirigir correctamente la luz hacia el cristalino, que se encarga de enfocarla.

La córnea está formada por cinco capas superpuestas, cada una con una función específica. La capa más externa es el epitelio, que actúa como barrera contra las agresiones físicas y químicas al tiempo que facilita la difusión de oxígeno y nutrientes. El endotelio, por su parte, es la capa más interna y se encarga de mantener la claridad de la córnea regulando el equilibrio hídrico en su interior. Cualquier daño o enfermedad que afecte a la córnea, como una infección, una lesión o un queratocono, puede perjudicar gravemente la visión, por eso su integridad es tan crucial.

La esclerótica: la capa protectora del ojo

La esclerótica es la parte blanca y opaca del ojo que rodea la mayor parte del globo ocular, a excepción de la córnea. Forma una especie de caparazón rígido que protege el interior del ojo de los traumatismos y ayuda a mantener su forma esférica. Al ser la capa más externa y resistente del ojo, la esclerótica también sirve de anclaje a los músculos oculomotores, que permiten al ojo moverse en distintas direcciones.

Compuesta principalmente de tejido conjuntivo denso, la esclerótica tiene una estructura que le confiere una gran resistencia mecánica. Esto le permite actuar como barrera contra las agresiones externas, al tiempo que garantiza que el ojo conserve su forma y su función óptica. Sin embargo, no es totalmente opaca: en algunos lugares, como en la unión con la córnea o en la zona de salida del nervio óptico (la placa cribiforme), puede presentar zonas más finas y delicadas, sobre todo en las personas mayores.

El color blanco de la esclerótica es un indicador de la salud ocular. Una esclerótica sana es blanca y brillante, mientras que una esclerótica amarillenta puede indicar problemas de salud sistémicos, como ictericia, o afecciones oculares inflamatorias, como epiescleritis o escleritis. Estas afecciones pueden causar enrojecimiento, dolor o molestias importantes y requieren atención médica.

La conjuntiva: la fina membrana protectora

La conjuntiva es una fina membrana mucosa transparente que cubre la superficie anterior de la esclerótica y recubre el interior de los párpados. Se divide en dos partes: la conjuntiva bulbar, que cubre la esclerótica, y la conjuntiva palpebral, que recubre los párpados. Esta membrana desempeña una función protectora esencial al lubricar el ojo mediante la producción de moco y pequeñas cantidades de lágrimas, lo que permite que los párpados se deslicen sobre la superficie ocular sin fricción.

Además de facilitar el movimiento de los párpados, la conjuntiva actúa como barrera contra microorganismos y cuerpos extraños. Contiene células inmunitarias, como los linfocitos, que ayudan a combatir las infecciones neutralizando los agentes patógenos antes de que entren en el ojo. En parte gracias a esta función inmunitaria, la conjuntiva puede inflamarse en caso de infección o reacción alérgica, dando lugar a la conjuntivitis, caracterizada por enrojecimiento, picor, lagrimeo y secreción.

La conjuntiva también desempeña un papel en el suministro de nutrientes y oxígeno a las estructuras externas del ojo, en particular la córnea, que no tiene vasos sanguíneos. Así pues, cualquier daño en la conjuntiva, ya sea inflamatorio o traumático, puede repercutir directamente en la salud y la función del ojo en su conjunto.

La interacción entre estas estructuras externas: una sinergia esencial

Estas tres estructuras -la córnea, la esclerótica y la conjuntiva- trabajan en sinergia para proteger el ojo, mantener su integridad estructural y permitir una visión óptima. La córnea, como barrera transparente y refractiva, garantiza que la luz entre en el ojo, mientras que la esclerótica, opaca y resistente, protege el interior del ojo de los impactos y mantiene su forma. La conjuntiva lubrica la superficie del ojo y desempeña una función inmunitaria crucial en la prevención de infecciones.

En conjunto, estas estructuras forman la primera línea de defensa del ojo y contribuyen al buen funcionamiento del sistema visual. La más mínima lesión, inflamación o alteración de una de estas estructuras puede provocar problemas visuales importantes o infecciones graves. Por ello, su integridad es esencial para garantizar una visión nítida y la salud ocular a largo plazo.

∘ Anatomía interna (retina, cristalino, nervio óptico)
La anatomía interna del ojo, formada por la retina, el cristalino y el nervio óptico, constituye el corazón del sistema visual. Estas estructuras internas trabajan en sinergia para captar la luz, transformarla en señales eléctricas y transmitirlas al cerebro, haciendo posible la visión. Cada uno de estos componentes cumple una función específica y esencial en el proceso visual. La integridad y el buen funcionamiento de estos elementos internos son esenciales para mantener una visión clara y precisa, y cualquier alteración de una de estas estructuras puede provocar problemas visuales que pueden llegar a ser graves.

La retina: la película fotosensible del ojo

La retina es una fina capa de tejido nervioso situada en la parte posterior del ojo, que recubre casi toda la pared interna del globo ocular. Desempeña un papel fundamental en el proceso de la visión al captar la luz y transformarla en impulsos eléctricos que el cerebro interpreta para formar imágenes. Esta estructura compleja y sensible se compara a menudo con la película de una cámara, sobre la que se proyecta la imagen. Sin embargo, su función es mucho más sofisticada que esta simple analogía, porque la retina es una auténtica prolongación del sistema nervioso central.

La retina está formada por varias capas de células, pero las más importantes son los fotorreceptores: conos y bastones. Los conos, situados principalmente en la región central de la retina llamada mácula, son los responsables de ver los colores y los detalles finos a plena luz. Gracias a ellos podemos distinguir objetos con gran nitidez, leer o reconocer caras. Los bastones, en cambio, están situados en la periferia de la retina y son esenciales para la visión en condiciones de poca luz, como por la noche. No detectan los colores, pero son extremadamente sensibles a la luz, lo que permite la visión en blanco y negro.

Una región especialmente importante de la retina es la mácula, y más concretamente su parte central, denominada fóvea. Es aquí donde la concentración de conos es mayor, lo que permite una visión central extremadamente precisa. Las patologías que afectan a la retina, como la degeneración macular asociada a la edad (DMAE) o el desprendimiento de retina, pueden alterar esta función, provocando una pérdida visual a veces irreversible.

La retina transforma los fotones de luz en impulsos eléctricos mediante un complejo proceso denominado fototransducción. Estas señales eléctricas se envían al cerebro a través del nervio óptico. Además de fotorreceptores, la retina contiene otros tipos de células que procesan y refinan la información visual antes de que llegue al cerebro. Estas células organizan y preparan las señales para una transmisión rápida y eficaz, garantizando que la visión sea precisa y adaptada al entorno.

El cristalino: la lente dinámica del ojo

El cristalino es una lente biconvexa transparente situada justo detrás del iris y la pupila. Desempeña un papel fundamental en el enfoque de las imágenes en la retina, ajustando su forma para hacer converger los rayos de luz. Esta capacidad de modificar su curvatura para enfocar la luz a diferentes distancias se denomina acomodación. De este modo, el cristalino permite al ojo enfocar objetos de cerca (aumentando su curvatura) o de lejos (aplanándose), como el objetivo de una cámara fotográfica.

El cristalino está formado por fibras proteínicas especiales organizadas de tal manera que garantizan una transparencia total y una curvatura regular. Sin embargo, con el tiempo, estas proteínas pueden romperse y aglutinarse, lo que provoca una pérdida de transparencia. Esta opacificación progresiva se conoce como catarata. Las cataratas son muy frecuentes en las personas mayores y constituyen la principal causa de ceguera reversible en todo el mundo. Afortunadamente, pueden corregirse mediante cirugía, que consiste en sustituir el cristalino opacificado por una lente intraocular artificial, con lo que se recupera la visión.

El cristalino, además de su función acomodativa, actúa en tándem con la córnea para enfocar los rayos de luz sobre la retina. Aunque la córnea proporciona la mayor parte del poder refractivo del ojo, es el cristalino el que ajusta los detalles finales de este enfoque dinámico, que es especialmente importante para los objetos situados a distancias variables.

La acomodación es posible gracias al músculo ciliar, que rodea al cristalino y lo une a éste mediante unos ligamentos denominados zónulas. En función de las necesidades visuales, el músculo ciliar se contrae o se relaja, modificando la forma del cristalino para que pueda enfocar con nitidez. Con la edad, este mecanismo pierde eficacia, lo que da lugar a la presbicia, una dificultad para ver los objetos de cerca que afecta a casi todo el mundo a partir de los cuarenta años.

El nervio óptico: el vínculo entre el ojo y el cerebro

El nervio óptico es la estructura que transmite la información visual de la retina al cerebro. Está formado por más de un millón de fibras nerviosas, todas ellas derivadas de las células ganglionares de la retina. Gracias a este nervio, las señales eléctricas generadas por la retina en respuesta a la luz se dirigen a la corteza visual, en la parte posterior del cerebro, donde se interpretan como imágenes.

El nervio óptico se origina en la parte posterior del ojo, en una zona denominada disco óptico. Se trata de una zona sin fotorreceptores, lo que explica la presencia de un pequeño punto ciego en nuestro campo visual, aunque generalmente no lo percibimos debido a la compensación visual que realizan el otro ojo y el cerebro. Tras abandonar el ojo, el nervio óptico atraviesa diversas estructuras cerebrales y acaba llegando a la corteza visual, donde la información se procesa para formar imágenes coherentes.

Las enfermedades que afectan al nervio óptico, como el glaucoma o la neuropatía óptica, pueden provocar una pérdida de visión progresiva y a menudo irreversible. El glaucoma, por ejemplo, es una enfermedad caracterizada por una presión intraocular elevada que daña progresivamente el nervio óptico, provocando una pérdida del campo visual periférico antes de afectar a la visión central. Otras afecciones, como la neuritis óptica, que puede estar asociada a la esclerosis múltiple, también son responsables de problemas visuales, a menudo en forma de una caída repentina de la visión.

Por tanto, el nervio óptico desempeña un papel crucial en la transmisión de la información visual. Sin él, incluso una retina perfectamente funcional y un cristalino transparente serían inútiles, ya que es el único vínculo entre el ojo y el cerebro. Es a través de esta vía como toma forma el fenómeno de la visión, donde la luz captada por la retina se traduce en un mensaje que nuestro cerebro puede entender.

Interacción coordinada para una visión clara

Estas tres estructuras internas -la retina, el cristalino y el nervio óptico- interactúan estrechamente para permitir una visión fluida y precisa. La luz pasa primero por el cristalino, que ajusta su forma para enfocarla en la retina. Allí, los fotorreceptores transforman los fotones en señales eléctricas, que el nervio óptico envía al cerebro, donde se interpretan en imágenes. Cada una de estas etapas debe estar perfectamente sincronizada para que la visión sea nítida.

Cualquier daño en una de estas estructuras puede alterar este delicado proceso. Ya se trate de una patología de la retina, una opacidad del cristalino o una lesión del nervio óptico, las consecuencias pueden ser graves para la visión. Por ello, la protección y el seguimiento de estas estructuras internas son esenciales en la atención oftalmológica, para mantener una visión sana y preservar la calidad de vida de los pacientes.

Cómo funciona la visión
◦   El proceso visual: de la luz a la imagen cerebral
El proceso visual, de la luz a la imagen cerebral, es un mecanismo fascinante y complejo que transforma los rayos de luz en una percepción clara y detallada de nuestro entorno. Aunque la visión parece sencilla e instantánea, en realidad se basa en una serie de

pasos precisos, en los que intervienen tanto estructuras anatómicas especializadas del ojo como un sofisticado procesamiento neurológico del cerebro. Este proceso comienza en cuanto la luz entra en el ojo y continúa hasta que el cerebro interpreta las señales luminosas y las convierte en imágenes que podemos comprender y utilizar para interactuar con el mundo.

Captar la luz: el papel de la córnea y el cristalino

Todo comienza cuando la luz emitida por una fuente (como el sol o una lámpara) o reflejada por objetos entra en el ojo. La primera estructura que interactúa con estos rayos de luz es la córnea, una membrana transparente situada en la parte anterior del ojo. La córnea desempeña un papel fundamental en la visión, ya que actúa como una lente que refracta (o curva) la luz para empezar a enfocarla. Alrededor del 65-75% de la refracción necesaria para formar una imagen ya se produce en la córnea.

Tras atravesar la córnea, la luz pasa por el iris y la pupila. El iris es la parte coloreada del ojo y la pupila es su abertura central. El tamaño de la pupila se ajusta automáticamente para controlar la cantidad de luz que entra en el ojo, un mecanismo similar al diafragma de una cámara. Con poca luz, la pupila se dilata para dejar entrar más luz, mientras que con mucha luz se contrae para reducir el exceso de luz.

A continuación, la luz pasa a través del cristalino, una lente biconvexa situada justo detrás de la pupila. El cristalino es capaz de modificar su curvatura gracias a la acción del músculo ciliar que lo rodea, lo que le permite enfocar la luz con precisión sobre la retina, sea cual sea la distancia del objeto observado. Este proceso de ajuste se denomina acomodación. Gracias a esta capacidad, podemos ver con claridad tanto los objetos lejanos como los cercanos, cambiando rápidamente el enfoque, igual que una cámara ajusta su objetivo.

Formación de imágenes en la retina

Una vez que la luz ha atravesado el cristalino, continúa por el cuerpo vítreo, una sustancia gelatinosa que rellena el interior del ojo, hasta llegar a la retina, situada en la parte posterior del globo ocular. La retina es una fina capa de tejido nervioso que contiene millones de células especializadas llamadas fotorreceptores, cuyos dos tipos principales son los conos y los bastones. Aquí comienza realmente la transformación de la luz en señal eléctrica.

Los conos, situados principalmente en la región central de la retina, la mácula, son los responsables de ver los colores y los detalles finos con luz brillante. Permiten distinguir objetos con gran nitidez, sobre todo durante actividades como la lectura o la observación de detalles. Los bastones, en cambio, son más numerosos en la periferia de la retina y son más sensibles a la luz tenue. Permiten ver en condiciones de poca luz, pero no perciben los colores.

Cuando la luz incide en estos fotorreceptores, desencadena una compleja reacción química en el interior de las células. Esta reacción convierte la energía luminosa (fotones) en impulsos eléctricos. Esta transformación marca la transición de señal luminosa a señal nerviosa, lista para ser procesada por el cerebro.

La transmisión de la señal visual: del nervio óptico al cerebro

Una vez que los fotorreceptores han convertido la luz en señales eléctricas, estos impulsos son procesados por otros tipos de células de la retina, como las células bipolares y las células ganglionares. Estas últimas son especialmente importantes, ya que sus prolongaciones forman el nervio óptico, la "carretera" por la que la información visual sale del ojo y viaja hasta el cerebro.

El nervio óptico nace en la parte posterior del ojo, en el disco óptico, una pequeña zona sin fotorreceptores que explica la existencia del "punto ciego" en nuestro campo visual. Cada ojo tiene su propio nervio óptico, y los dos nervios ópticos se unen en una estructura llamada quiasma óptico. En este punto de cruce, ciertas fibras nerviosas del ojo derecho cruzan al lado izquierdo del cerebro, y viceversa. Esta organización particular permite al cerebro recibir información visual de ambos ojos, favoreciendo la visión binocular y la percepción de la profundidad.

Tras atravesar el quiasma óptico, las señales eléctricas continúan por las vías ópticas y llegan finalmente a la corteza visual primaria, situada en la parte posterior del cerebro, en la región occipital. Es aquí donde se interpreta la información visual y se transforma en imágenes coherentes.

Procesamiento de imágenes por el cerebro: del impulso a la imagen percibida

La última etapa del proceso visual tiene lugar en el cerebro, donde se analizan, descodifican e interpretan las señales eléctricas enviadas por los ojos. La corteza visual primaria no se limita a recibir pasivamente las señales visuales, sino que las procesa activamente para extraer información crucial como la forma, el tamaño, el color, el movimiento y la distancia de los objetos.

En este procesamiento intervienen distintas partes del cerebro. La corteza visual primaria procesa los aspectos básicos de la imagen, mientras que otras áreas cerebrales especializadas, situadas en los lóbulos occipital y temporal, contribuyen al análisis más complejo. Algunas áreas se ocupan del reconocimiento facial, otras de la detección del movimiento o la forma, y otras de la percepción del color. Este proceso es rápido y altamente coordinado, lo que permite al cerebro reconstituir una imagen coherente y utilizable en una fracción de segundo.

Este trabajo cerebral es crucial para dar sentido a lo que vemos. Por ejemplo, el cerebro combina la información recibida de ambos ojos para crear una imagen tridimensional, lo que nos permite percibir la profundidad y la distancia de los objetos. También utiliza información adicional, como experiencias pasadas o claves ambientales, para interpretar correctamente las escenas visuales. Esta interacción entre la percepción sensorial bruta y el procesamiento cognitivo hace de la visión un fenómeno tanto fisiológico como mental.

Un proceso aparentemente sencillo pero extraordinariamente sofisticado

El proceso visual, aunque aparentemente sencillo e instantáneo, es en realidad uno de los mecanismos más sofisticados del cuerpo humano. No sólo implica la coordinación entre las estructuras oculares y las neuronas de la retina, sino también un complejo procesamiento en el cerebro para crear una imagen completa del mundo circundante. Cada etapa de este proceso, desde la captación de los fotones por la córnea y el cristalino hasta la interpretación de las señales por el córtex visual, es esencial para la percepción visual.

Cualquier alteración en cualquiera de estas fases -ya sea una opacidad del cristalino (catarata), un daño en la retina (como en la degeneración macular asociada a la edad) o un daño en el nervio óptico (como en el glaucoma)- puede perjudicar considerablemente la visión. Por tanto, la buena salud de cada uno de los componentes de este proceso es esencial para garantizar una visión clara y funcional.

       ◦   Los mecanismos de refracción

Los mecanismos de refracción son la base del funcionamiento del ojo y de la visión. La refracción es el fenómeno por el cual los rayos de luz cambian de dirección al pasar de un medio a otro de diferente densidad. En el ojo, este proceso es esencial para enfocar la luz que entra en el ojo y permitir que se forme una imagen clara en la retina. Las estructuras clave que intervienen en este fenómeno son principalmente la córnea y el cristalino, que actúan como lentes para desviar la luz con el fin de obtener una visión clara y precisa.

Refracción en la córnea: la primera etapa del enfoque

La primera estructura que interviene en la refracción de la luz es la córnea, la capa transparente situada en la parte anterior del ojo. La córnea es una lente convexa natural, y su curvatura desvía la trayectoria de los rayos de luz que la atraviesan. Cuando los rayos de luz pasan del aire, un medio menos denso, a la córnea, un medio más denso, se desvían (o refractan) hacia el interior del ojo. Esta primera etapa de refracción es crucial, ya que representa alrededor del 65-75% del poder total de enfoque del ojo.

La córnea, gracias a su forma curvada y a su transparencia, ayuda a reunir los rayos de luz en un punto focal, que luego es ajustado por otras estructuras internas del ojo para ofrecer una imagen clara y nítida. Sin embargo, la curvatura de la córnea es fija, lo que significa que su poder refractivo no puede adaptarse a diferentes distancias. Esta capacidad de adaptación depende del cristalino, que interviene en una segunda fase de refracción.

El papel del cristalino en la refracción dinámica

El cristalino, situado justo detrás de la pupila, es una lente flexible que ajusta el enfoque de la luz después de que ésta haya atravesado la córnea. A diferencia de la córnea, que tiene una curvatura fija, el cristalino puede cambiar su forma para adaptarse a la distancia de los objetos observados. Este proceso, conocido como acomodación, permite al ojo pasar rápidamente de ver objetos lejanos a ver objetos cercanos, ajustando la curvatura del cristalino para que los rayos de luz converjan correctamente en la retina.

Cuando miramos un objeto lejano, los músculos ciliares que rodean el cristalino se relajan, permitiendo que éste se aplane, lo que reduce su capacidad de refracción. De este modo, los rayos de luz paralelos que entran en el ojo se enfocan en la retina. Por el contrario, cuando miramos un objeto cercano, los músculos ciliares se contraen, redondeando el cristalino y aumentando su poder refractivo. Esta modificación permite que los rayos de luz divergentes procedentes del objeto cercano converjan correctamente en la retina.

Esta capacidad de ajustar dinámicamente la refracción de la luz es lo que permite al ojo humano ver con claridad a distintas distancias, ya sea leyendo un libro o contemplando un paisaje lejano. Sin embargo, con la edad, esta capacidad de acomodación disminuye debido a la pérdida de elasticidad del cristalino, fenómeno conocido como presbicia. Las personas con presbicia tienen dificultades para enfocar objetos cercanos y suelen necesitar gafas para leer u otras actividades de cerca.

Errores de refracción y sus efectos en la visión

Si los mecanismos de refracción funcionan de forma óptima, la luz se enfoca perfectamente en la retina, en un punto preciso denominado fóvea, lo que permite una visión clara y nítida. Sin embargo, cuando estos mecanismos se alteran, pueden producirse errores de refracción, que dan lugar a problemas de visión.

Uno de los defectos de refracción más comunes es **la miopía**. En una persona miope, el ojo es demasiado largo o la curvatura de la córnea es demasiado pronunciada, lo que hace que los rayos de luz converjan en un punto situado delante de la retina. Como consecuencia, la visión de los objetos lejanos es borrosa, mientras que la visión de cerca sigue siendo nítida. La miopía suele corregirse con lentes cóncavas (negativas) que desplazan el punto focal hacia la retina.

La hipermetropía, en cambio, se produce cuando el ojo es demasiado corto o la curvatura de la córnea es demasiado débil, lo que hace que los rayos de luz converjan detrás de la retina. En este caso, la visión de los objetos cercanos es borrosa, mientras que la de los lejanos puede ser relativamente clara. Las lentes convexas (positivas) se utilizan para corregir la hipermetropía aumentando la potencia refractiva y llevando el foco de nuevo hacia la retina.

El astigmatismo es el resultado de una curvatura irregular de la córnea o el cristalino. En lugar de ser uniformemente redondeada, la córnea está ligeramente más curvada en una dirección que en otra, lo que provoca una refracción desigual de los rayos luminosos. Como consecuencia, la imagen aparece distorsionada o borrosa, ya sea de objetos cercanos o lejanos. Las lentes tóricas especialmente diseñadas corrigen esta asimetría para restablecer una visión nítida.

Refracción en el proceso de visión aguda

El mecanismo general de refracción es lo que permite que la luz atraviese las distintas estructuras del ojo y se enfoque correctamente en la retina. Cuando la luz llega a la retina, los fotorreceptores (conos y bastones) la convierten en impulsos eléctricos que se transmiten al cerebro a través del nervio óptico. Pero para que estos impulsos sean precisos y la visión sea nítida, los rayos de luz deben estar perfectamente enfocados, lo que depende directamente de la calidad de la refracción.

Para una visión nítida es necesario un buen equilibrio entre la refracción de la córnea, el poder refractivo del cristalino y la adaptación dinámica mediante la acomodación. Si uno de estos componentes se altera, ya sea por malformación congénita, patología o simplemente por los efectos de la edad, la visión puede volverse borrosa o distorsionada, lo que requiere corrección con gafas, lentes de contacto o, en algunos casos, cirugía refractiva.

Soluciones refractivas y cirugía

Existen varias soluciones para corregir los defectos de refracción, dependiendo de la naturaleza y gravedad del defecto visual. Las gafas y las lentes de contacto son los métodos más comunes para ajustar la refracción y recuperar una visión nítida. Sin embargo, algunas personas optan por someterse a cirugía refractiva, **como la cirugía láser LASIK o PRK**, para corregir de forma permanente la forma de la córnea y cambiar el modo en que la luz se refracta en el ojo.

En estos procedimientos, se utiliza un láser para remodelar la córnea, alterando su curvatura para que los rayos de luz se enfoquen correctamente en la retina. Estas técnicas son especialmente eficaces para las personas que padecen miopía, hipermetropía o astigmatismo, y pueden reducir o eliminar la necesidad de llevar gafas o lentes de contacto.

○   Transmisión nerviosa visual

La transmisión nerviosa visual es un sofisticado proceso que transforma la luz captada por el ojo en impulsos nerviosos que se envían al cerebro, donde se interpretan en imágenes. Este mecanismo, basado en una compleja comunicación entre la retina, el nervio óptico y zonas especializadas del cerebro, permite al ser humano percibir con precisión su entorno visual. Aunque este proceso pueda parecer instantáneo, implica una serie de pasos precisos, coordinados y rápidos que nos permiten ver, comprender y reaccionar ante lo que observamos.

Transformar la luz en señales eléctricas: el papel de la retina

El proceso de transmisión del nervio visual comienza en la retina, una fina capa de tejido nervioso situada en la parte posterior del ojo. Cuando la luz entra en el ojo y llega a la retina, es captada por células fotorreceptoras especializadas: conos y bastones. Los conos son responsables de ver los colores y los detalles finos a plena luz, mientras que los bastones nos permiten ver en condiciones de poca luz y son más sensibles a la luz blanca y negra.

Cuando un fotón de luz incide en un fotorreceptor, desencadena una compleja cascada bioquímica conocida como fototransducción. Este proceso transforma la energía luminosa en una señal eléctrica. Mediante esta transformación, los conos y los bastones envían estas señales a otras células de la retina, en particular las células bipolares y ganglionares, que desempeñan un papel clave en la transmisión de esta información al cerebro.

Las células ganglionares de la retina son especialmente importantes en la transmisión nerviosa visual, ya que generan impulsos nerviosos. Estos impulsos eléctricos, o potenciales de acción, transportan la información visual bruta captada por los fotorreceptores. A continuación, se transmiten a través de las prolongaciones de las células ganglionares, que forman el nervio óptico, a los centros visuales del cerebro para su posterior procesamiento.

El nervio óptico: la autopista de la visión

El nervio óptico es el elemento central en la transmisión de señales nerviosas del ojo al cerebro. Está formado por alrededor de un millón de fibras nerviosas que se originan en las células ganglionares de la retina. El nervio sale del ojo a través de una pequeña región llamada disco óptico, situada en la parte posterior de la retina, donde inicia su viaje hacia el cerebro. Es importante señalar que el disco óptico es una zona sin fotorreceptores, lo que explica la existencia de un pequeño "punto ciego" en nuestro campo de visión.

Los nervios ópticos de ambos ojos viajan hasta una estructura llamada quiasma óptico, un punto de cruce en la base del cerebro. Es en este punto donde las fibras nerviosas de cada ojo se redistribuyen parcialmente: las fibras del lado nasal de cada ojo (las que captan las imágenes de la parte externa del campo visual) cruzan al lado opuesto del cerebro, mientras que las fibras del lado temporal (las que captan las imágenes de la parte interna del campo visual) continúan hacia el mismo lado. Esta organización permite al cerebro combinar la información de ambos ojos, un mecanismo esencial para la visión binocular y la percepción de la profundidad.

Tras el quiasma óptico, las fibras nerviosas prosiguen su viaje por las vías ópticas hasta el tálamo, más concretamente en una región denominada cuerpo geniculado lateral. Esta estructura actúa como centro de retransmisión de la información visual, antes de transmitirla a las distintas partes del córtex visual.

Procesamiento en la corteza visual: del impulso eléctrico a la imagen percibida

Una vez que las señales nerviosas han llegado al cuerpo geniculado lateral, se envían a la corteza visual primaria, situada en la parte posterior del cerebro, en el lóbulo occipital. Aquí es donde la información visual en bruto empieza a procesarse para dar significado a las imágenes que vemos. El córtex visual primario, también conocido como área V1, es la primera etapa del procesamiento cortical de la visión. Descompone la información en elementos más simples, como la detección de contornos, formas, orientaciones y contrastes.

Tras este procesamiento inicial, las señales visuales se envían a otras zonas del córtex visual, en concreto a las áreas visuales secundarias, donde la información se refina y enriquece. Algunas de estas áreas especializadas se centran en aspectos concretos de la visión, como el reconocimiento del color, la percepción del movimiento o el reconocimiento de caras y objetos. Este complejo procesamiento permite al cerebro reconstruir una imagen tridimensional coherente del mundo exterior a partir de las señales luminosas recibidas por el ojo.

A continuación, el cerebro combina la información visual de ambos ojos, corrige las pequeñas imperfecciones e integra los datos en un contexto global para formar una percepción clara de nuestro entorno. Este proceso es tan rápido que tenemos la impresión de percibir las imágenes en tiempo real, aunque varias etapas de procesamiento tienen lugar en una fracción de segundo.

Conexiones con otras regiones cerebrales: ajuste y respuesta visual

Además del córtex visual, otras zonas del cerebro intervienen en el procesamiento y la interpretación de la información visual. Por ejemplo, el colículo superior, una estructura del tronco encefálico, desempeña un papel importante en los movimientos reflejos de los ojos y la cabeza en respuesta a estímulos visuales. Esto permite realizar ajustes rápidos en el campo visual para centrarse en objetos en movimiento o elementos novedosos, garantizando que nuestra atención visual se dirija constantemente hacia la información relevante.

Otras conexiones se establecen con el córtex parietal y el córtex temporal, que intervienen en el reconocimiento de objetos, la localización espacial y la memoria visual. Estas interacciones nos permiten procesar las imágenes no sólo desde el punto de vista sensorial, sino también cognitivo, integrando la visión en nuestras acciones, recuerdos y decisiones. Por ejemplo, reconocer un rostro familiar o estimar la distancia a la que se encuentra un objeto de nuestro entorno depende de estas complejas conexiones entre las regiones visuales y otras áreas cerebrales.

Trastornos de la transmisión nerviosa visual

Como cualquier sistema complejo, la transmisión nerviosa visual puede verse afectada por patologías que perturban el proceso a distintos niveles. Por ejemplo, el glaucoma, enfermedad ligada a una presión intraocular excesiva, daña progresivamente las fibras del nervio óptico, lo que provoca una pérdida de visión periférica. Otras enfermedades, como la neuritis óptica, a menudo vinculada a la esclerosis múltiple, afectan directamente al nervio óptico y pueden provocar una pérdida repentina de visión.

Los daños en la corteza visual causados por traumatismos o accidentes cerebrovasculares también pueden alterar la percepción visual. Estas lesiones pueden dar lugar a trastornos específicos, como la incapacidad para reconocer objetos (agnosia visual) o rostros (prosopagnosia), lo que subraya la importancia de las distintas etapas del procesamiento visual en la reconstrucción de la imagen percibida.

Las principales patologías oftalmológicas
   ∘   Lesiones retinianas
Las lesiones retinianas hacen referencia a cualquier daño o alteración que afecte a la retina, una fina capa de tejido nervioso situada en la parte posterior del ojo responsable de captar la luz y transformarla en señales nerviosas que se transmiten al cerebro. Como una de las partes más sensibles y esenciales del sistema visual, la retina es crucial para la visión. Cualquier daño que sufra puede tener graves consecuencias para la calidad de la visión,

desde la distorsión de las imágenes percibidas hasta la pérdida parcial o total de la vista.

Las lesiones retinianas pueden deberse a diversos factores, como enfermedades oculares, traumatismos o afecciones sistémicas como la diabetes. Si no se tratan rápida y adecuadamente, estas lesiones pueden causar daños irreversibles, de ahí la importancia de la detección precoz y el tratamiento rápido.

Desprendimiento de retina: una urgencia oftalmológica

El desprendimiento de retina es una de las lesiones retinianas más graves y constituye una urgencia médica. Se produce cuando la retina se separa de la pared interna del ojo, donde normalmente está adherida, interrumpiendo su suministro de oxígeno y nutrientes. Si la retina permanece en este estado durante demasiado tiempo, las células retinianas pueden sufrir daños irreversibles, lo que conduce a la pérdida permanente de visión.

El desprendimiento de retina puede producirse espontáneamente, a menudo como resultado de un desgarro retiniano que permite que el líquido intraocular se filtre bajo la retina, provocando su desprendimiento. Las personas con mayor riesgo son las que padecen miopía severa, ya que sus ojos tienen una forma más alargada, lo que aumenta la tensión sobre la retina, así como los individuos que han sufrido traumatismos oculares o tienen antecedentes familiares de desprendimiento de retina.

Los síntomas del desprendimiento de retina suelen aparecer de repente. Incluyen destellos de luz en el campo visual, cuerpos flotantes (manchas o líneas que parecen flotar delante de los ojos) y una sombra o cortina negra que avanza por el campo visual. Si un paciente experimenta estos signos, suele ser necesaria una intervención quirúrgica inmediata para recolocar la retina y evitar la pérdida de visión.

Retinopatía diabética: una complicación de la diabetes

La retinopatía diabética es otra forma común de daño retiniano, directamente relacionada con la diabetes. En esta enfermedad, se produce un daño progresivo en los vasos sanguíneos de la retina como consecuencia de unos niveles de azúcar en sangre mal controlados. Con el tiempo, estos vasos pueden volverse frágiles y romperse, provocando fugas de sangre y líquido en la retina, lo que altera su funcionamiento normal.

La retinopatía diabética suele desarrollarse en dos fases. La primera es la retinopatía no proliferativa, en la que los vasos sanguíneos se vuelven permeables, lo que provoca microhemorragias y filtraciones de líquido a la retina. Esto puede provocar un edema macular, una acumulación de líquido en la mácula, la parte de la retina responsable de la visión central. Esto provoca hinchazón y distorsión de la visión, con detalles borrosos.

En la forma más avanzada, denominada retinopatía proliferativa, comienzan a formarse nuevos vasos sanguíneos anormales en la superficie de la retina. Estos vasos son frágiles y pueden romperse con facilidad, provocando hemorragias importantes en el ojo y desprendimiento de retina. Si no se trata, la retinopatía proliferativa puede conducir a la ceguera total.

La retinopatía diabética es una de las principales causas de ceguera evitable en todo el mundo, y puede prevenirse mediante un control riguroso de la diabetes y revisiones oculares periódicas. El tratamiento puede incluir inyecciones intraoculares para reducir el edema macular, o fotocoagulación con láser para sellar los vasos sanguíneos con fugas y evitar la formación de nuevos vasos anormales.

Degeneración macular asociada a la edad (DMAE): causa frecuente de pérdida de visión

La degeneración macular asociada a la edad (DMAE) es una patología de la retina que afecta principalmente a las personas mayores y provoca un deterioro progresivo de la mácula, la parte central de la retina responsable de los detalles finos y la visión central. La DMAE es una de las principales causas de pérdida de visión en personas mayores de 50 años.

Existen dos formas principales de DMAE: seca y húmeda. La DMAE seca, la forma más frecuente, se caracteriza por el adelgazamiento de la mácula con el paso del tiempo y la acumulación de unos depósitos llamados drusas. Esta forma avanza lentamente y conduce a una pérdida progresiva de la visión central, lo que dificulta cada vez más actividades como leer o reconocer caras.

La DMAE húmeda, menos frecuente pero más grave, está causada por la formación de nuevos vasos sanguíneos anormales bajo la retina. Estos vasos pueden dejar escapar sangre y líquido, provocando cicatrices y una rápida destrucción de la mácula. La pérdida de visión en la DMAE húmeda suele ser rápida y requiere una intervención médica inmediata para limitar los daños.

El tratamiento de la DMAE húmeda incluye la inyección de fármacos anti-VEGF (factor de crecimiento endotelial vascular) en el ojo para detener el crecimiento de vasos sanguíneos anormales. Aunque estas inyecciones no curan la enfermedad, pueden estabilizar la visión y, en algunos casos, mejorarla temporalmente.

Otras causas de daño retiniano: traumatismos y otras patologías

Además de enfermedades como la retinopatía diabética o la DMAE, los traumatismos oculares pueden dañar la retina. Un golpe violento en el ojo puede causar desprendimiento de retina, hemorragia retiniana o rotura de retina. Estas lesiones traumáticas requieren una intervención rápida para evitar complicaciones visuales graves.

Las enfermedades inflamatorias o genéticas también pueden afectar a la retina. Por ejemplo, la retinosis pigmentaria es una enfermedad genética rara que provoca una degeneración progresiva de los fotorreceptores, que suele comenzar con una pérdida de la visión nocturna y periférica, antes de afectar a la visión central en una fase más avanzada.

Infecciones como la retinitis herpética o la toxoplasmosis ocular también pueden causar daños en la retina al destruir el tejido retiniano. Estas infecciones pueden causar cicatrices retinianas que afectan permanentemente a la visión, incluso después del tratamiento.

Prevención y tratamiento de las lesiones retinianas

La prevención de las lesiones retinianas depende en gran medida de la detección precoz y el control de los factores de riesgo. Las revisiones periódicas por un oftalmólogo son esenciales, sobre todo para las personas de riesgo, como los diabéticos o los ancianos. El tratamiento de enfermedades sistémicas como la diabetes y la hipertensión también es crucial para prevenir las complicaciones retinianas.

El tratamiento de las lesiones retinianas varía en función de su causa y gravedad. Las técnicas médicas y quirúrgicas modernas, como las inyecciones intraoculares, la fotocoagulación con láser y la vitrectomía, han mejorado considerablemente las opciones de tratamiento de patologías que antes se consideraban ineludibles.

○ Vicios de refracción (miopía, hipermetropía, astigmatismo)

Los defectos de refracción, como la miopía, la hipermetropía y el astigmatismo, son anomalías visuales frecuentes que afectan a la capacidad del ojo para enfocar correctamente la luz en la retina. Estos trastornos están causados por la incapacidad del ojo para refractar (o desviar) la luz adecuadamente, lo que provoca una visión borrosa a distintas distancias. Aunque estas anomalías no suelen ser graves, pueden mermar considerablemente la calidad de vida y a menudo requieren corrección óptica para recuperar una visión nítida. Comprender los mecanismos que subyacen a estos problemas nos permite identificar soluciones correctoras, ya sean temporales, como gafas o lentes de contacto, o más permanentes, como la cirugía refractiva.

Miopía: ver de cerca, pero no de lejos

La miopía es el defecto de refracción más frecuente en el mundo. Se caracteriza por la dificultad para ver con nitidez los objetos lejanos, mientras que los objetos cercanos se perciben con claridad. Esta afección se produce cuando el globo ocular es demasiado largo o la curvatura de la córnea es demasiado pronunciada. Como consecuencia, los rayos de luz que entran en el ojo convergen en un punto situado delante de la retina en lugar de enfocar directamente sobre ella. Este error de enfoque nubla la visión de los objetos lejanos.

La miopía suele diagnosticarse en la infancia o la adolescencia, y tiende a progresar en la edad adulta. Las personas con miopía pueden notar que tienen que entrecerrar los ojos para intentar ver objetos a distancia, como señales de tráfico o pizarras en el colegio, y pueden sufrir dolores de cabeza o fatiga ocular debido al esfuerzo constante por mejorar la nitidez de su visión.

La miopía suele corregirse con gafas o lentes de contacto cóncavas (divergentes), que ayudan a desplazar el punto focal hacia la retina, permitiendo una visión clara de los objetos lejanos. Además, pueden utilizarse técnicas quirúrgicas como LASIK o PRK para modificar la curvatura de la córnea y corregir permanentemente la miopía en pacientes que desean prescindir de la corrección óptica.

Hipermetropía: ver de lejos, pero no de cerca.

La hipermetropía, o visión de lejos, es lo contrario de la miopía. Las personas con hipermetropía pueden ver bien los objetos lejanos, pero tienen dificultades para ver los objetos cercanos. Esto ocurre cuando el globo ocular es demasiado corto o la córnea está insuficientemente curvada, lo que impide que los rayos de luz converjan correctamente en la retina. En lugar de enfocar directamente sobre la retina, la luz converge detrás de ella, provocando una visión borrosa de los objetos cercanos.

En los casos leves de hipermetropía, el ojo puede compensar este error de enfoque mediante la acomodación, un proceso por el que el cristalino cambia para mejorar el enfoque. Sin embargo, este esfuerzo constante puede provocar síntomas como fatiga visual, dolores de cabeza o dificultad para leer o realizar tareas de cerca durante periodos prolongados. Con la edad, esta capacidad de acomodación disminuye de forma natural, lo que explica que la hipermetropía tienda a empeorar con el tiempo.

La corrección de la hipermetropía implica el uso de gafas o lentes de contacto convexas (convergentes), que permiten que los rayos de luz converjan antes, para que lleguen correctamente a la retina. Como en el caso de la miopía, también pueden considerarse opciones quirúrgicas como el LASIK para modificar la forma de la córnea y proporcionar una corrección permanente.

Astigmatismo: visión distorsionada a todas las distancias

El astigmatismo es un trastorno refractivo que se caracteriza por una visión borrosa o distorsionada, sea cual sea la distancia del objeto observado. Este problema se debe a una irregularidad en la curvatura de la córnea o, en algunos casos, del cristalino. En lugar de tener una curvatura uniforme como una esfera, la córnea o el cristalino astigmáticos están más curvados en una dirección que en otra, como la superficie de un balón de rugby. Esta irregularidad provoca una refracción desigual de los rayos de luz, que no convergen en un único punto de la retina, sino en varios, lo que hace que la visión sea borrosa y distorsionada.

Las personas con astigmatismo pueden ver tanto líneas rectas como curvas o imágenes distorsionadas, y también pueden sufrir dolores de cabeza o fatiga ocular, sobre todo al leer o trabajar en la pantalla del ordenador. El astigmatismo suele ir asociado a la miopía o la hipermetropía, y los síntomas pueden variar en función de la gravedad del astigmatismo.

La corrección del astigmatismo requiere gafas o las llamadas lentes de contacto tóricas, especialmente diseñadas para compensar la curvatura irregular de la córnea o el cristalino. Estas lentes tienen una forma especial para refractar la luz de modo que se enfoque correctamente en la retina, corrigiendo así la visión borrosa. También pueden utilizarse opciones quirúrgicas, como el LASIK u otras técnicas de corrección refractiva con láser, para remodelar la córnea y corregir permanentemente el astigmatismo.

Consecuencias y soluciones a los errores de refracción

Aunque los trastornos refractivos no suelen ser enfermedades graves, pueden tener un impacto significativo en la calidad de vida. La visión borrosa, los dolores de cabeza y la fatiga visual constante pueden interferir en actividades cotidianas como leer, conducir o trabajar mucho tiempo con el ordenador. Afortunadamente, estos problemas se detectan fácilmente durante un examen oftalmológico y pueden corregirse eficazmente con gafas, lentes de contacto o cirugía refractiva.

Una de las ventajas de las gafas y las lentes de contacto es que ofrecen una corrección instantánea y reversible de los defectos refractivos. Sin embargo, para las personas que desean una solución más permanente y no dependen de las correcciones ópticas, la cirugía refractiva con láser es una opción cada vez más popular. Las tecnologías modernas, como el LASIK, ofrecen una solución rápida y eficaz para remodelar la córnea y recuperar una visión nítida sin necesidad de ayudas visuales.

  ◦ Glaucoma: un reto para la atención oftalmológica
El glaucoma es una patología ocular compleja que representa un gran reto para la atención oftalmológica, tanto por su naturaleza insidiosa como por los daños irreversibles que puede causar en la visión. La enfermedad afecta al nervio óptico, encargado de transmitir las señales visuales del ojo al cerebro, y es una de las principales causas de ceguera irreversible en todo el mundo. El glaucoma suele desarrollarse gradualmente y sin síntomas perceptibles en sus primeras fases, por lo que su detección y seguimiento son cruciales para prevenir la pérdida de visión. Un tratamiento regular y adecuado es esencial para limitar los daños que puede causar.

Los mecanismos del glaucoma: presión intraocular y degeneración del nervio óptico

El glaucoma se caracteriza por una presión intraocular anormalmente elevada (aunque algunos casos se dan sin presión elevada), que ejerce presión sobre el nervio óptico. Esta presión suele ser el resultado de un mal drenaje del humor acuoso, el líquido que circula por el ojo para nutrir las estructuras internas y mantener estable la presión ocular. Cuando este líquido no drena correctamente, la presión dentro del ojo aumenta, comprimiendo gradualmente el nervio óptico. Esta tensión provoca un deterioro progresivo de las fibras nerviosas, causando daños permanentes.

El nervio óptico está formado por millones de fibras que transportan la información visual de la retina al cerebro. Cuando el glaucoma daña estas fibras, empiezan a perderse zonas del campo visual, normalmente de forma periférica al principio. Este proceso suele ser tan lento y gradual que los afectados no son conscientes de él hasta que la pérdida de visión es significativa. Si no se trata, el deterioro puede conducir a la ceguera total.

El reto del diagnóstico precoz: una enfermedad silenciosa

El principal reto que plantea el glaucoma es su falta de síntomas visibles en las primeras fases de la enfermedad. A diferencia de otras enfermedades oculares que se manifiestan como dolor o molestias oculares, el glaucoma suele denominarse el "ladrón silencioso de la vista". Esto significa que muchos enfermos no se dan cuenta de que tienen glaucoma hasta que han perdido una parte importante de su campo visual. Esta característica hace que el cribado sistemático sea esencial, sobre todo para los grupos de riesgo, como los ancianos, las personas con antecedentes familiares de glaucoma, los pacientes diabéticos y los que padecen miopía grave.

El diagnóstico del glaucoma se basa en una serie de pruebas oftalmológicas específicas, como la medición de la presión intraocular (tonometría), el examen del fondo de ojo del nervio óptico y el análisis del campo visual. La tecnología moderna, como la tomografía de coherencia óptica (OCT), también permite visualizar en detalle las capas de la retina y evaluar la salud del nervio óptico. El diagnóstico precoz, mucho antes de que aparezcan los síntomas, es crucial para frenar la progresión de la enfermedad y evitar la pérdida irreversible de visión.

Control periódico: la clave de la gestión a largo plazo

El seguimiento regular es esencial en el tratamiento del glaucoma, ya que la enfermedad es crónica y evoluciona con el tiempo. El objetivo principal del tratamiento es estabilizar la presión intraocular para ralentizar o incluso detener el daño al nervio óptico, pero no puede reparar el daño ya causado. Es necesario un seguimiento riguroso para controlar la evolución de la enfermedad, ajustar los tratamientos en función de los resultados y prevenir cualquier empeoramiento.

Las opciones de tratamiento suelen incluir la administración diaria de colirios hipotensores, que reducen la producción de humor acuoso o aumentan su drenaje. El cumplimiento del tratamiento es otro reto, ya que estos fármacos deben tomarse a largo plazo, a menudo de por vida, y a los pacientes puede resultarles difícil seguir su tratamiento rigurosamente, sobre todo si no sienten ninguna mejoría inmediata. La implicación de los cuidadores y los profesionales sanitarios es crucial para animar a los pacientes a mantener su tratamiento y controlar la regularidad del uso de colirios.

En algunos casos, pueden ser necesarias intervenciones con láser o cirugía para mejorar el drenaje del humor acuoso y reducir la presión intraocular. Sin embargo, incluso después de la cirugía, el seguimiento a largo plazo sigue siendo esencial, ya que el glaucoma puede seguir progresando.

Las diferentes formas de glaucoma: retos específicos

El glaucoma existe en varias formas, cada una con sus propias particularidades, lo que añade complejidad a su seguimiento y tratamiento. El glaucoma de ángulo abierto, la forma más común, se desarrolla lenta e insidiosamente, mientras que el glaucoma de ángulo cerrado, menos frecuente, suele manifestarse en ataques agudos, con un rápido aumento de la presión intraocular. Este último tipo de glaucoma es una urgencia oftalmológica que requiere una intervención rápida para evitar daños graves e irreversibles en el nervio óptico.

También existen formas secundarias de glaucoma, causadas por otras afecciones oculares como traumatismos, inflamaciones o uso prolongado de corticosteroides. Estas formas pueden ser más difíciles de manejar, ya que requieren el tratamiento tanto de la causa subyacente como del propio glaucoma.

Por último, cabe mencionar el glaucoma de presión normal, en el que los pacientes presentan lesiones del nervio óptico a pesar de una presión intraocular considerada normal. Esta forma de glaucoma plantea un reto particular, ya que sugiere que otros factores distintos de la presión intraocular, como la fragilidad vascular o los trastornos de la perfusión sanguínea, también pueden contribuir al daño del nervio óptico.

Prevención y educación del paciente: un papel clave en el seguimiento

La prevención y la educación de los pacientes desempeñan un papel fundamental en la lucha contra el glaucoma. Dado el carácter asintomático de la enfermedad en sus fases iniciales, es fundamental concienciar al público en general de la importancia de someterse a revisiones periódicas, especialmente las personas de riesgo. Los profesionales sanitarios, incluidos los oftalmólogos y los auxiliares asistenciales, deben animar a los pacientes a someterse a exámenes oftalmológicos completos, que incluyan pruebas de presión intraocular y exámenes del fondo de ojo.

La educación del paciente también es esencial para garantizar un buen cumplimiento del tratamiento. Esto incluye explicaciones claras de la importancia de tomar gotas oftálmicas con regularidad, incluso cuando no hay síntomas visibles, y de la necesidad de acudir a las citas de seguimiento. Los pacientes deben ser conscientes de los riesgos de negligencia y de las consecuencias de una presión intraocular mal controlada. Al establecer una relación de confianza con los pacientes y proporcionarles información precisa sobre el control de la enfermedad, los profesionales sanitarios pueden contribuir a ralentizar la progresión del glaucoma y mantener la visión de los pacientes a largo plazo.

        ◦   Degeneración macular asociada a la edad (DMAE)
La degeneración macular asociada a la edad (DMAE) es una enfermedad ocular crónica que afecta a la mácula, la parte central de la retina responsable de la visión fina y de detalles como leer, escribir y reconocer caras. Es una de las principales causas de pérdida de visión en las personas mayores de todo el mundo. La DMAE no causa ceguera total, ya que no afecta a la visión periférica, pero puede mermar gravemente la calidad de vida al dificultar o incluso imposibilitar las tareas cotidianas. Debido a su naturaleza progresiva, la DMAE representa un verdadero reto para la atención oftalmológica, sobre todo porque actualmente no tiene cura.

Tipos de DMAE: DMAE seca y DMAE húmeda

Existen dos formas principales de DMAE: la forma seca, que es la más común, y la forma húmeda, que es más rara pero también más grave.

La DMAE seca, también conocida como **DMAE** atrófica, representa en torno al 85-90% de los casos. Se caracteriza por una degeneración progresiva de las células retinianas de la mácula, que provoca un adelgazamiento de esta región central de la retina. Este proceso suele ser lento, y los primeros síntomas pueden pasar desapercibidos. La DMAE seca se asocia generalmente a la aparición de depósitos denominados *drusas* bajo la retina, que alteran su correcto funcionamiento. A medida que las células de la retina se deterioran, la visión central se vuelve borrosa y aparecen zonas o manchas oscuras en el campo visual.

La DMAE húmeda o exudativa representa en torno al 10-15% de los casos, pero es responsable de la mayor parte de las pérdidas graves de visión asociadas a esta enfermedad. Se caracteriza por la formación de nuevos vasos sanguíneos anormales bajo la retina, en un proceso conocido como neovascularización. Estos vasos son frágiles y se filtran con facilidad, provocando hemorragias y pérdidas de líquido que dañan rápidamente la retina y producen cicatrices. A diferencia de la forma seca, la DMAE húmeda suele progresar más rápidamente, provocando distorsión de las líneas rectas (metamorfopsia) y pérdida repentina de la visión central.

Factores de riesgo de la DMAE

Aunque la edad es el principal factor de riesgo de la DMAE, hay otros factores que también intervienen en el desarrollo de esta enfermedad. Entre los más comunes se encuentran :

- **Edad**: La DMAE es poco frecuente antes de los 50 años, pero su prevalencia aumenta con la edad, afectando principalmente a personas mayores de 65 años.
- **Antecedentes familiares**: a menudo existe un factor genético en los casos de DMAE, y tener un familiar cercano con la enfermedad aumenta el riesgo de desarrollarla.
- **Tabaquismo**: El tabaquismo es uno de los factores de riesgo modificables más importantes. Fumar duplica el riesgo de desarrollar DMAE debido a su efecto nocivo sobre los vasos sanguíneos de la retina.
- **Exposición a los rayos UV**: La exposición prolongada y sin protección a los rayos ultravioleta (UV) puede contribuir a dañar la retina a largo plazo.
- **Dieta**: Una dieta pobre en nutrientes, sobre todo antioxidantes, vitaminas y ácidos grasos omega-3, puede aumentar el riesgo de DMAE.

Síntomas de la DMAE: pérdida progresiva de la visión central

El principal síntoma de la DMAE es un deterioro de la visión central, esencial para ver detalles finos, mientras que la visión periférica permanece intacta. Los síntomas varían en función de la forma de DMAE y de su estadio de progresión, pero algunos signos comunes son :

- **Visión borrosa**: las personas con DMAE suelen empezar a notar que su visión se vuelve borrosa, sobre todo cuando intentan leer o realizar tareas que requieren una buena visión de cerca.
- **Distorsión de las líneas rectas**: Uno de los síntomas clásicos de la DMAE húmeda es la percepción de las líneas rectas como onduladas o distorsionadas. Este fenómeno, conocido como metamorfopsia, es un indicador precoz de la enfermedad.

- **Puntos oscuros en la visión central**: A medida que la enfermedad avanza, pueden aparecer puntos oscuros o ciegos en el centro del campo visual, lo que dificulta cada vez más actividades como leer o reconocer caras.
- **Dificultad para distinguir los colores**: algunos pacientes pueden tener dificultades para distinguir los tonos de color, sobre todo en las fases avanzadas de la DMAE.

Estos síntomas pueden desarrollarse lentamente en la forma seca, pero suelen aparecer más rápidamente y de forma más pronunciada en la forma húmeda. En todos los casos, la DMAE merma la capacidad para realizar tareas cotidianas que requieren una buena visión central, como conducir, leer o trabajar con pantallas.

Diagnóstico de la DMAE: la importancia de la detección precoz

El diagnóstico precoz de la DMAE es esencial para frenar la progresión de la enfermedad y limitar la pérdida de visión. Las personas de riesgo, en particular los pacientes de edad avanzada y los fumadores, deben someterse a exámenes oftalmológicos periódicos, que incluyan pruebas de detección de la DMAE.

El cribado de la DMAE se basa principalmente en una serie de exámenes oftalmológicos especializados:

- **Examen del fondo de ojo**: esta prueba permite al oftalmólogo examinar la retina, y en particular la mácula, para detectar signos de degeneración, como la presencia de drusas.
- **La rejilla de Amsler**: esta sencilla herramienta permite detectar la distorsión de las líneas rectas, un síntoma precoz de la DMAE húmeda. Si el paciente observa que las líneas aparecen onduladas o distorsionadas, puede indicar la presencia de neovascularización.

- **Tomografía de coherencia óptica (OCT)**: Esta prueba avanzada de imagen de la retina proporciona una visualización detallada de las capas de la retina, lo que ayuda a detectar anomalías sutiles y a evaluar el grosor de la mácula. También puede utilizarse para seguir la evolución de la enfermedad.
- **Angiografía fluoresceínica**: utilizada principalmente para la DMAE húmeda, esta técnica permite visualizar los vasos sanguíneos situados bajo la retina tras la inyección de un colorante especial, con el fin de detectar fugas o neovascularización.

Tratamiento de la DMAE: limitar los daños

Actualmente no existe cura para la DMAE, pero determinadas terapias pueden ayudar a ralentizar la progresión de la enfermedad, sobre todo en la forma húmeda.

No existe un tratamiento específico para **la DMAE seca**. Sin embargo, se ha demostrado que ciertos complementos alimenticios ricos en vitaminas antioxidantes (vitaminas C y E), zinc y luteína, así como ácidos grasos omega-3, pueden frenar la progresión de la enfermedad en sus fases iniciales.

La DMAE húmeda puede tratarse con inyecciones intraoculares de fármacos anti-VEGF (factor de crecimiento endotelial vascular), que bloquean la formación de nuevos vasos sanguíneos anómalos y reducen las pérdidas. Aunque no es una cura, este tratamiento puede estabilizar la visión y, en algunos casos, mejorar temporalmente la visión central. Las inyecciones deben administrarse con regularidad para mantener su efecto.

En algunos casos, también puede utilizarse **la fotocoagulación con láser** o la **terapia fotodinámica** para destruir los vasos sanguíneos anómalos, aunque estos métodos se emplean con menos frecuencia que las inyecciones anti-VEGF.

Vivir con DMAE: adaptación y calidad de vida

Vivir con DMAE puede ser un reto, sobre todo cuando la visión central se ve gravemente afectada. Afortunadamente, ayudas visuales como las lupas electrónicas y los sistemas de aumento pueden ayudar a compensar la pérdida de visión central. Además, la adaptación del entorno doméstico, con una buena iluminación y el uso de contrastes visuales, puede facilitar las actividades cotidianas.

Los pacientes con DMAE necesitan un seguimiento periódico por parte de un oftalmólogo para controlar la evolución de la enfermedad y ajustar los tratamientos en consecuencia. Un enfoque proactivo y una detección precoz son esenciales para preservar la calidad de vida y ralentizar la progresión de esta enfermedad degenerativa.

  ◦   Cataratas: aspectos clínicos y quirúrgicos
Una catarata es una opacificación progresiva del cristalino, la lente natural del ojo, que altera la visión al impedir que la luz pase con claridad a través del ojo. Es una de las principales causas de disminución de la visión en todo el mundo, y afecta sobre todo a las personas mayores, aunque las cataratas también pueden desarrollarse a edades más tempranas debido a factores genéticos, traumáticos o metabólicos. Clínicamente, las cataratas se manifiestan como visión borrosa, aumento de la sensibilidad a la luz y dificultad para distinguir detalles finos. Afortunadamente, el tratamiento de las cataratas es muy eficaz y la cirugía permite recuperar una visión nítida. De hecho, es una de las intervenciones quirúrgicas más frecuentes en el mundo.

Aspectos clínicos de las cataratas

Las cataratas son el resultado de la degradación progresiva de las proteínas del cristalino, que conduce a su opacificación. El cristalino, normalmente transparente, pierde su claridad con el tiempo, impidiendo que la luz entre en el ojo y llegue a la retina. Este proceso provoca visión borrosa, dificultad para percibir los colores y alteraciones de la visión nocturna.

Los síntomas más frecuentes son

- **Visión borrosa o nebulosa**: las personas con cataratas suelen describir su visión como si miraran a través de una ventana sucia o empañada.
- **Fotofobia y deslumbramiento**: Es frecuente el aumento de la sensibilidad a la luz, sobre todo en condiciones de mucha luminosidad. Los faros de los coches o las luces brillantes pueden provocar molestos deslumbramientos.
- **Percepción alterada de los colores**: las cataratas tienden a amarillear la visión, haciendo que los colores sean menos vivos y más difíciles de distinguir. La percepción de los tonos azules se ve especialmente afectada.
- **Dificultad para ver** de **noche**: muchas personas con cataratas experimentan una reducción de su capacidad para ver con claridad en entornos poco iluminados, lo que dificulta la conducción nocturna u otras actividades nocturnas.
- **Visión doble o halos**: algunas personas ven imágenes dobles o halos de luz alrededor de los objetos, sobre todo de las fuentes luminosas.

Aunque las cataratas pueden afectar a un solo ojo, suelen desarrollarse en ambos, aunque a ritmos diferentes. Las cataratas suelen desarrollarse lentamente, progresando a lo largo de varios años, lo que permite a muchas personas adaptarse gradualmente a los cambios en la visión. Sin embargo, una vez que la visión se deteriora lo suficiente como para afectar a actividades cotidianas como leer, conducir o trabajar, es necesaria la cirugía.

Causas y factores de riesgo de las cataratas

Aunque la edad es el principal factor de riesgo de las cataratas, otros factores pueden contribuir a su desarrollo, a veces antes de lo esperado:

- **Envejecimiento**: Con la edad, las proteínas del cristalino se degradan de forma natural, lo que provoca su opacificación gradual.
- **Diabetes**: Las personas con diabetes tienen un mayor riesgo de desarrollar cataratas, debido a los altos niveles de azúcar en sangre que pueden dañar el cristalino.
- **Traumatismo ocular**: Una lesión directa en el ojo puede dañar el cristalino y provocar una catarata, a veces años después de la lesión.
- **Exposición excesiva al sol**: los rayos ultravioleta (UV) del sol son un factor de riesgo bien establecido, ya que una exposición prolongada puede acelerar el envejecimiento del cristalino.
- **Uso prolongado de corticosteroides**: Los medicamentos corticosteroides, especialmente los que se toman a largo plazo, se asocian a un mayor riesgo de desarrollar cataratas.
- **Tabaquismo**: Fumar también es un factor de riesgo, ya que aumenta la probabilidad de sufrir daños prematuros en el cristalino.

Diagnóstico de las cataratas

Las cataratas se diagnostican durante un examen oftalmológico completo. El oftalmólogo utiliza varias herramientas para evaluar la presencia y gravedad de las cataratas, como..:

- **Prueba de agudeza visual**: esta prueba evalúa la distancia a la que el paciente puede ver con claridad. Mide la pérdida de visión causada por las cataratas.

- **Examen con lámpara de hendidura**: Este microscopio especial permite al oftalmólogo examinar de cerca la córnea, el iris, el cristalino y otras estructuras oculares, detectando cualquier opacificación del cristalino.
- **Tonometría**: aunque esta prueba mide principalmente la presión intraocular para evaluar el riesgo de glaucoma, forma parte de una revisión ocular completa de los pacientes con cataratas.
- **Retinografía y OCT**: Estas técnicas de imagen se utilizan para evaluar el estado de la retina, especialmente si se está considerando la cirugía.

Una vez diagnosticada una catarata, y si interfiere con las actividades cotidianas del paciente, se considera la cirugía para restaurar la visión.

Tratamiento de las cataratas: el enfoque quirúrgico

La cirugía es el único tratamiento eficaz para las cataratas, ya que no existen medicamentos ni tratamientos no invasivos para restaurar la transparencia del cristalino. La decisión de someterse a una intervención quirúrgica depende principalmente del grado de deterioro visual y de la repercusión de este deterioro en la calidad de vida del paciente. En general, cuando las cataratas interfieren en actividades importantes como conducir, leer o trabajar, la cirugía se hace necesaria.

La cirugía de cataratas es un procedimiento rápido, seguro y con una tasa de éxito muy alta. Consiste en extirpar el cristalino opaco y sustituirlo por una lente intraocular (LIO) artificial transparente. Existen varias técnicas quirúrgicas, pero la más común es **la facoemulsificación**.

Durante la **facoemulsificación**, se hace una pequeña incisión en la superficie del ojo y se introduce una sonda de ultrasonidos para romper el cristalino opaco en pequeños trozos, que luego se aspiran. Una vez extraído el cristalino, se inserta en su lugar una lente intraocular plegable. Esta lente se despliega dentro del ojo y realiza la misma función de enfoque que el cristalino natural. Esta intervención suele realizarse con anestesia local, y el paciente puede irse a casa el mismo día.

La cirugía extracapsular es otra técnica, menos utilizada hoy en día. Consiste en extraer el cristalino de una sola pieza tras realizar una incisión mayor en el ojo, y colocar a continuación la lente intraocular. Este método se utiliza principalmente en casos de cataratas avanzadas o muy duras.

Las modernas lentes intraoculares (LIO) también ofrecen opciones interesantes. Además de restaurar la visión nítida, algunas lentes corrigen defectos refractivos como la miopía, la hipermetropía e incluso el astigmatismo. También existen lentes multifocales, que permiten a los pacientes ver a distintas distancias sin necesidad de gafas tras la intervención.

Recuperación tras la cirugía de cataratas

La recuperación de la cirugía de cataratas suele ser rápida. La mayoría de los pacientes notan una mejora de la visión en las primeras horas o días tras la operación. Sin embargo, el periodo de curación completa puede durar varias semanas, durante las cuales el ojo cicatriza y la lente intraocular se adapta a su entorno.

Durante este periodo, el paciente debe seguir ciertas precauciones, como :

- **Utilice colirios antibióticos y antiinflamatorios** para prevenir la infección y reducir la inflamación.
- Evite esfuerzos físicos intensos, ambientes polvorientos o actividades que puedan exponer el ojo al riesgo de traumatismos.
- Utilice protección ocular, especialmente al dormir, para evitar cualquier roce involuntario.

Aunque las complicaciones son raras, pueden incluir infección, inflamación excesiva o, en algunos casos, opacificación secundaria de la cápsula del cristalino (capsulotomía posterior), que puede tratarse con un simple láser para recuperar la visión.

Capítulo 3

El día a día de un auxiliar de cuidados en un servicio de oftalmología

La organización de un servicio de oftalmología
  ◦   Los diferentes tipos de servicios (consultas, quirófanos, urgencias)

Los servicios de oftalmología son diversos y se adaptan a las diferentes necesidades de los pacientes, desde simples consultas rutinarias hasta procedimientos quirúrgicos y el tratamiento de urgencias oculares. Cada tipo de servicio desempeña un papel específico en la atención a los pacientes, abarcando una amplia gama de patologías oculares, desde afecciones benignas hasta situaciones de urgencia que requieren una intervención rápida. La organización de estos servicios es esencial para proporcionar una atención óptima y garantizar una gestión adecuada en cada etapa del proceso de atención oftalmológica.

Consultas oftalmológicas: un servicio de diagnóstico y seguimiento

Las consultas de oftalmología son el principal punto de entrada para la mayoría de los pacientes. Sirven para detectar, diagnosticar y controlar enfermedades oculares. Durante una consulta, los pacientes pueden ser atendidos por problemas tan diversos como visión reducida, dolor ocular, trastornos refractivos (miopía, hipermetropía, astigmatismo), inflamación o infecciones oculares, o para una revisión ocular rutinaria.

Uno de los principales objetivos de las consultas oftalmológicas es **detectar** precozmente las enfermedades oculares. Afecciones como el glaucoma, la degeneración macular asociada a la edad (DMAE) y la retinopatía diabética no suelen presentar síntomas en las primeras fases, pero un diagnóstico precoz puede ralentizar o controlar la progresión de estas enfermedades. Para evaluar la salud de las estructuras internas del ojo se realizan pruebas específicas, como la medición de la presión intraocular (para el glaucoma), la tomografía de coherencia óptica (OCT) o el examen del fondo de ojo.

Las consultas son también una oportunidad para **ajustar los tratamientos** de enfermedades crónicas. Por ejemplo, los pacientes con glaucoma requieren un seguimiento periódico para ajustar los colirios hipotensores y comprobar la estabilidad de la presión intraocular. Las consultas también sirven para **prescribir y ajustar las correcciones ópticas** de los trastornos refractivos, prescribiendo gafas o lentes de contacto adaptadas a las necesidades visuales de los pacientes.

Quirófanos: donde se practica la cirugía

Los quirófanos de oftalmología se dedican a realizar intervenciones quirúrgicas, que pueden ser programadas o llevarse a cabo de urgencia, según el caso. La cirugía desempeña un papel fundamental en el tratamiento de muchas enfermedades oculares, en particular las que pueden afectar irreversiblemente a la visión si no se tratan, como las cataratas, el glaucoma y ciertos trastornos de la retina.

Una de las intervenciones más frecuentes es **la cirugía de cataratas**, que consiste en extraer el cristalino opaco y sustituirlo por una lente intraocular. Esta operación se realiza generalmente con anestesia local y requiere una organización meticulosa del quirófano para garantizar la esterilidad, la precisión y la rapidez. Gracias a los avances tecnológicos, la mayoría de los pacientes recuperan una visión clara al día siguiente de la intervención.

Los quirófanos también se utilizan para otros procedimientos importantes, como **la cirugía del glaucoma**, cuyo objetivo es reducir la presión intraocular mediante técnicas como la trabeculectomía o la inserción de dispositivos de drenaje. La cirugía de la retina, como la **vitrectomía** (para desprendimientos de retina o hemorragias importantes), también requiere un entorno quirúrgico sofisticado.

Además de las operaciones mayores, en estas unidades se realizan muchas **cirugías refractivas** (como LASIK o PRK) para corregir defectos visuales como la miopía, la hipermetropía o el astigmatismo. Estos procedimientos, aunque más sencillos, requieren equipos láser precisos y personal especializado para garantizar unos resultados óptimos.

Urgencias oftalmológicas: respuesta rápida a situaciones críticas

Los servicios de urgencias oftalmológicas son esenciales para la atención de pacientes que requieren atención inmediata, a menudo como consecuencia de situaciones graves que pueden provocar daños irreversibles si no se tratan con rapidez. Dichas urgencias pueden surgir como consecuencia de traumatismos, infecciones graves, enfermedades agudas o complicaciones postoperatorias.

Las patologías más frecuentes en las urgencias oftalmológicas son :

- **El desprendimiento de retina** es una urgencia absoluta, ya que puede conducir rápidamente a una pérdida irreversible de visión si no se vuelve a fijar la retina. Los síntomas incluyen destellos de luz, cuerpos flotantes y pérdida repentina de visión, lo que indica la necesidad de una intervención quirúrgica rápida.
- **El glaucoma agudo de ángulo cerrado** se caracteriza por un aumento repentino de la presión intraocular, que provoca dolor intenso, visión borrosa y náuseas. Sin un tratamiento de urgencia para reducir la presión, el nervio óptico puede sufrir daños irreversibles.
- **Las lesiones oculares**, desde heridas penetrantes a contusiones, suelen requerir tratamiento inmediato para evitar daños graves en las estructuras internas del ojo, como la córnea, la retina o el cristalino.

- **Las infecciones graves**, como la queratitis herpética o los abscesos corneales, pueden provocar la pérdida de visión si no se tratan rápidamente con antibióticos o antivirales específicos.

Los servicios de urgencias oftalmológicas deben estar equipados para realizar rápidamente exámenes en profundidad, como medir la presión intraocular, realizar ecografías para detectar desprendimientos de retina o tomar muestras para identificar infecciones. El personal de estos servicios está formado para reaccionar con rapidez y organizar intervenciones quirúrgicas de urgencia en caso necesario.

Servicios complementarios: un itinerario asistencial sin fisuras para los pacientes

Estos distintos tipos de servicios, ya sean consultas rutinarias, quirófanos o servicios de urgencias, son complementarios y están interconectados. Un paciente puede ser derivado de un servicio a otro en función de la evolución de su estado. Por ejemplo, un paciente al que se le diagnostican cataratas durante una consulta será derivado a quirófano para ser operado, y luego volverá a la consulta para el seguimiento postoperatorio. Del mismo modo, un paciente que presente una urgencia, como un desprendimiento de retina, recibirá atención inmediata en urgencias y será objeto de un estrecho seguimiento en consulta para garantizar el éxito de la intervención quirúrgica y la recuperación visual.

Esta coordinación entre departamentos es esencial para garantizar una asistencia rápida y de calidad. El seguimiento de los pacientes, la continuidad de los cuidados y la especialización de los distintos departamentos nos permiten responder a todas las necesidades de los pacientes, desde la simple corrección visual hasta las situaciones más complejas que requieren cirugía o cuidados de urgencia.

○ Equipos multidisciplinares: funciones e interacciones (oftalmólogos, enfermeros, ortoptistas)

Los equipos oftalmológicos multidisciplinares desempeñan un papel esencial en la atención integral y eficaz de los pacientes. Estos equipos están formados por varios profesionales sanitarios, cada uno con competencias específicas y complementarias. La interacción entre los distintos miembros, como oftalmólogos, enfermeras, ortoptistas y, en ocasiones, otros especialistas, es crucial para garantizar una vía de atención fluida y adaptada a las necesidades de los pacientes. El trabajo conjunto de estos equipos garantiza un diagnóstico preciso, un tratamiento adecuado y un seguimiento óptimo de los pacientes que padecen enfermedades oculares.

El papel del oftalmólogo: el especialista central en la atención oftalmológica

El oftalmólogo es el núcleo del equipo oftalmológico multidisciplinar. Como médico especializado en patologías oculares, es responsable del diagnóstico y el tratamiento médico y quirúrgico de las afecciones que afectan al ojo y sus anejos. Su profunda formación médica y su conocimiento de las técnicas quirúrgicas le convierten en el principal punto de referencia de la vía oftalmológica.

El oftalmólogo interviene en todas las fases del tratamiento. Durante las **consultas**, realiza un examen completo de los ojos del paciente, utilizando herramientas especializadas como el biomicroscopio (lámpara de hendidura) para evaluar la superficie ocular, la retina y otras estructuras del ojo. Se encarga de prescribir los tratamientos adecuados, ya sean colirios, gafas, lentes de contacto o tratamientos médicos más complejos para afecciones como el glaucoma, la retinopatía diabética o la degeneración macular asociada a la edad (DMAE).

Desde el punto de vista quirúrgico, el oftalmólogo lleva a cabo una amplia gama de operaciones, desde **la cirugía de cataratas** hasta operaciones más complejas **como la vitrectomía** o la **cirugía del glaucoma**. También se encarga de atender urgencias oftalmológicas que requieren una intervención rápida, como desprendimientos de retina o lesiones oculares traumáticas.

Aunque el oftalmólogo ocupa una posición central en el tratamiento de las patologías oculares, su labor no sería tan eficaz sin la colaboración de los demás miembros del equipo multidisciplinar, que le ayudan en la evaluación, el seguimiento y el apoyo a los pacientes.

El papel del personal de enfermería: un apoyo clave en la atención oftalmológica y quirúrgica

Las enfermeras desempeñan un papel fundamental en el cuidado de los pacientes oftalmológicos, sobre todo en lo que se refiere a la preparación del paciente, el seguimiento postoperatorio y la educación de los pacientes sobre su tratamiento. Tanto en la consulta como en el quirófano, a menudo son el primer punto de contacto para los pacientes, proporcionando un vínculo crucial entre el equipo médico y los pacientes.

Durante las **consultas**, las enfermeras realizan diversas tareas esenciales, como **preparar a los pacientes para** las exploraciones, medir la presión intraocular y administrar colirios dilatadores o anestésicos para facilitar las exploraciones realizadas por el oftalmólogo. También ayudan a explicar a los pacientes los tratamientos prescritos, informándoles sobre el uso correcto de colirios o lentes de contacto y concienciándoles sobre las buenas prácticas para cuidar de su salud ocular.

En los **quirófanos**, los enfermeros de quirófano desempeñan un papel esencial en la preparación del quirófano, la esterilización del instrumental y la instalación de dispositivos médicos. Asisten al oftalmólogo durante la operación, ya sea de cataratas, cirugía refractiva u operaciones más complejas. Tras la operación, velan por el bienestar del paciente, controlan los signos de posibles complicaciones y proporcionan los primeros cuidados postoperatorios.

Las enfermeras especializadas en oftalmología también desempeñan un papel clave en el apoyo a los pacientes que padecen enfermedades crónicas como el glaucoma o la DMAE. Realizan un seguimiento regular y participan en la educación terapéutica de los pacientes, ayudándoles a comprender su enfermedad y a seguir el tratamiento a largo plazo.

El papel de los ortópticos: experiencia en rehabilitación y evaluación funcional

Los ortópticos desempeñan un papel esencial en los equipos oftalmológicos multidisciplinares, especializándose **en la detección**, **evaluación** y **rehabilitación de los trastornos de la visión** binocular. Su campo de especialización incluye los trastornos motores oculares (estrabismo), los desequilibrios entre los dos ojos, los trastornos de la acomodación y las anomalías de la visión estereoscópica.

Los ortópticos suelen **colaborar estrechamente con los oftalmólogos** para realizar evaluaciones visuales en profundidad, necesarias para diagnosticar anomalías funcionales o preparar determinadas intervenciones quirúrgicas, sobre todo en caso de estrabismo o cirugía oculomotora. Realizan exámenes complementarios, como la medición de los ángulos de estrabismo, pruebas de convergencia y acomodación, y ayudan a detectar la ambliopía en los niños.

Además de su función de diagnóstico, los ortópticos ofrecen **sesiones de reeducación visual** a pacientes que sufren trastornos oculomotores o déficits visuales binoculares. Por ejemplo, trabajan con niños que padecen estrabismo o ambliopía, proponiéndoles ejercicios específicos para mejorar su visión y restablecer una buena coordinación entre los dos ojos. También trabajan con adultos para mejorar la visión binocular o aliviar los problemas de convergencia.

En algunos casos, los ortoptistas también participan en la adaptación de ayudas visuales para pacientes con **baja visión**, ayudándoles a optimizar su visión residual con dispositivos como lupas o sistemas telescópicos.

Interacción y complementariedad de funciones en el equipo multidisciplinar

El buen funcionamiento de un equipo multidisciplinar depende de una **interacción fluida y una comunicación constante** entre los distintos profesionales. El oftalmólogo, el personal de enfermería y los ortoptistas deben colaborar eficazmente para garantizar que cada paciente reciba una atención integral e individualizada.

El oftalmólogo se basa en los exámenes y evaluaciones realizados por los ortoptistas para afinar su diagnóstico y definir un plan de tratamiento adecuado. Las enfermeras actúan como enlace entre el oftalmólogo y el paciente, explicando los tratamientos y preparando a los pacientes para las operaciones o exámenes. Este trabajo en equipo permite al oftalmólogo concentrarse en los aspectos más técnicos y médicos del tratamiento, mientras que los ortópticos y las enfermeras se encargan del seguimiento y el apoyo personalizado del paciente.

Estas interacciones son aún más importantes en el tratamiento de **enfermedades crónicas** como el glaucoma o la DMAE, en las que el seguimiento periódico y la educación del paciente desempeñan un papel decisivo para frenar la progresión de la enfermedad. Los enfermeros garantizan el cumplimiento del tratamiento, mientras que los ortoptistas ayudan a ajustar las ayudas visuales y ofrecen ejercicios de reeducación.

○   Gestión de equipos y preparación de salas

La gestión del equipo y la preparación de las salas en oftalmología son elementos esenciales para garantizar que la atención al paciente se desarrolle sin problemas, de forma segura y eficaz. La preparación meticulosa de las salas y el buen mantenimiento de los equipos son esenciales para el éxito de las consultas, los exámenes diagnósticos y los procedimientos quirúrgicos. Esta organización se basa en una coordinación rigurosa entre los distintos miembros del personal, y se presta especial atención al mantenimiento, la esterilización y la instalación de los equipos específicos utilizados en oftalmología.

Gestionar los equipos: mantener su buen funcionamiento

Los equipos utilizados en oftalmología son variados y a menudo muy sofisticados. Abarcan desde aparatos básicos de diagnóstico, como refractómetros y lámparas de hendidura, hasta máquinas más avanzadas, como láseres para cirugía refractiva o dispositivos de imagen retiniana. La gestión de estos equipos implica no sólo utilizarlos correctamente, sino también garantizar su mantenimiento, actualización y calibración periódicos para garantizar una precisión óptima.

Mantenimiento y calibración de equipos

El mantenimiento de los equipos oftalmológicos es esencial para garantizar su correcto funcionamiento y evitar cualquier avería que pueda comprometer la calidad de la asistencia. Todos los equipos deben someterse a revisiones periódicas para garantizar que funcionan correctamente y no suponen ningún riesgo para el paciente. Esto incluye la comprobación de las piezas móviles, la calibración de los sistemas ópticos y la actualización del software en el caso de los dispositivos digitales o conectados.

Por ejemplo, los equipos **de tonometría** utilizados para medir la presión intraocular requieren una calibración precisa para ofrecer mediciones fiables. Del mismo modo, **los láseres utilizados para la cirugía refractiva** o el tratamiento del glaucoma deben mantenerse cuidadosamente para garantizar su precisión y seguridad. Los errores de calibración pueden dar lugar a diagnósticos erróneos o complicaciones postoperatorias, lo que subraya la importancia de una gestión rigurosa de estos equipos.

Esterilización del instrumental quirúrgico

En oftalmología, donde se realizan muchas operaciones en las delicadas estructuras del ojo, **la esterilización del instrumental** es crucial para prevenir las infecciones postoperatorias. Los instrumentos quirúrgicos utilizados en el quirófano, como pinzas, tijeras microscópicas y dispositivos de implantación de lentes intraoculares, deben desinfectarse y esterilizarse después de cada uso.

El proceso de esterilización consta de varias etapas: limpieza inicial del instrumental para eliminar los restos visibles, seguida de una desinfección a fondo y, por último, esterilización a alta temperatura o con productos químicos específicos. La esterilización debe llevarse a cabo siguiendo protocolos estrictos para garantizar la eliminación de cualquier riesgo de infección. Los autoclaves, aparatos especializados en la esterilización a alta presión, se utilizan habitualmente en los quirófanos de oftalmología para garantizar la esterilización completa del instrumental.

Además de los instrumentos, las superficies y equipos compartidos, como los microscopios quirúrgicos y las unidades de facoemulsificación (utilizadas para la cirugía de cataratas), deben desinfectarse antes de cada operación. Esto es especialmente importante en el caso de cirugías sucesivas, en las que se requiere un alto grado de vigilancia para evitar infecciones cruzadas entre pacientes.

Preparación de la sala: un reto para la seguridad y la fluidez

La preparación de consultas y quirófanos es una etapa clave para garantizar no sólo la eficacia de la asistencia, sino también la seguridad de pacientes y profesionales sanitarios. Cada sala debe prepararse cuidadosamente antes de la llegada de los pacientes, con una disposición óptima de los equipos y prestando especial atención a los protocolos de seguridad e higiene.

Preparación de las salas de consulta

En las consultas, la preparación consiste en comprobar que todo el **equipo de diagnóstico** funciona correctamente y está listo para su uso. Esto incluye la instalación de refractómetros, lámparas de hendidura y tonómetros, así como la comprobación del suministro de consumibles, como portaobjetos para microscopios o puntas para tonómetros.

La disposición de **la** consulta también debe **facilitar el examen del paciente**, permitiendo al profesional acceder fácilmente al equipo necesario sin perder tiempo. Los instrumentos deben estar al alcance de la mano, y productos como colirios y dilatadores pupilares deben estar listos para su uso para evitar interrupciones innecesarias durante la exploración. Además, **las medidas de higiene**, como la desinfección de las superficies de contacto y el equipo entre cada paciente, son esenciales para evitar la propagación de infecciones.

Preparación de los quirófanos

La preparación de los quirófanos en oftalmología es un proceso más complejo, que requiere una coordinación rigurosa entre los equipos. Antes de cada operación, hay que **esterilizar completamente** la sala y preparar cuidadosamente todo el material quirúrgico en función del tipo de intervención prevista. Por ejemplo, para la cirugía de cataratas, hay que calibrar el dispositivo de facoemulsificación y esterilizar y disponer los instrumentos de microcirugía, como pinzas y cánulas, para facilitar el trabajo del cirujano.

Los microscopios quirúrgicos, esenciales para la cirugía ocular, deben ajustarse y comprobarse para garantizar una visión óptima de las estructuras oculares. La esterilización de los instrumentos, la instalación de los equipos y la comprobación de los sistemas ópticos ayudan a evitar cualquier complicación durante la operación.

La organización y disposición de los instrumentos también son cruciales para garantizar el buen desarrollo de las operaciones. Los instrumentos deben estar preparados en el orden en que se van a utilizar, y los consumibles, como las lentes intraoculares (LIO) para la cirugía de cataratas o los gases para los procedimientos de retina, deben estar listos para su uso.

Gestión de emergencias en el quirófano

La dirección del quirófano también debe anticiparse a posibles **emergencias oculares**, en las que una preparación rápida es crucial. En estas situaciones, el personal debe estar listo para reaccionar rápidamente, con una sala preparada para procedimientos de emergencia como la reparación de un desprendimiento de retina o el tratamiento de una perforación ocular. La disponibilidad inmediata de los instrumentos y equipos necesarios es esencial para maximizar las posibilidades de éxito en estos casos críticos.

La importancia de la formación y la coordinación del personal

La gestión de los equipos y la preparación de las salas requieren **una formación continua** del personal, en particular de las enfermeras especializadas y los técnicos que asisten al oftalmólogo. Un conocimiento profundo de los equipos y de los protocolos de higiene es esencial para garantizar un entorno seguro para los pacientes y el personal médico.

El personal debe recibir formación sobre el uso de nuevos equipos, la manipulación de dispositivos delicados, como láseres o sistemas de facoemulsificación, y la esterilización de instrumentos. Si se introducen nuevos equipos o tecnologías en el departamento, debe impartirse formación específica para garantizar que se utilizan de forma correcta y segura.

La coordinación entre los miembros del equipo también es esencial para garantizar una transición fluida entre las distintas fases de la asistencia. Antes de cada operación, se celebra una reunión de preparación para comprobar que se dispone de todo el material necesario y que se siguen los procedimientos de seguridad. Esta coordinación garantiza que cada miembro del equipo, desde la enfermera de quirófano hasta el oftalmólogo, sepa exactamente cuál es su papel durante la operación.

El papel del auxiliar de enfermería durante las consultas
   ° Acoger y preparar a los pacientes

La acogida y la preparación de los pacientes oftalmológicos son etapas fundamentales que influyen no sólo en el buen funcionamiento de la asistencia, sino también en la experiencia global del paciente. Estas etapas comienzan cuando el paciente llega a la clínica y continúan hasta las consultas, los exámenes diagnósticos y los procedimientos quirúrgicos. Una acogida bien organizada, una preparación meticulosa y una comunicación clara entre los profesionales sanitarios y los pacientes son esenciales para establecer un clima de confianza, reducir la ansiedad y garantizar una atención eficaz.

La importancia de la acogida: crear un clima de confianza y serenidad

La bienvenida a los pacientes es la primera interacción que tienen con el personal del hospital, y es en este momento cuando se producen las primeras impresiones, que a menudo son decisivas para la atención posterior. La acogida debe ser a la vez cálida y profesional, para que los pacientes se sientan escuchados y atendidos desde el primer momento. El papel del equipo de recepción no es sólo orientar a los pacientes, sino también responder a sus preguntas iniciales y ayudarles a instalarse en un entorno médico que a veces puede parecer intimidatorio, sobre todo para quienes acuden para someterse a una intervención quirúrgica o a un examen importante.

Una buena recepción depende de varios factores:

- **Escucha activa y empatía**: Algunos pacientes llegan ansiosos o preocupados, sobre todo en caso de patologías graves o cuando se prevé una operación. Es esencial que el equipo de recepción esté formado para escuchar y gestionar las emociones del paciente, ofreciendo respuestas tranquilizadoras y explicando claramente el curso del tratamiento.
- **Gestión administrativa fluida**: El proceso administrativo debe ser rápido y estar bien organizado, ya se trate de comprobar historiales médicos, gestionar trámites del seguro o programar citas posteriores. Un proceso administrativo fluido permite a los pacientes concentrarse en su atención sin verse interrumpidos por procedimientos complejos.
- **Derivación**: en función del tipo de asistencia prevista (consulta, examen complementario o intervención

quirúrgica), es importante que los pacientes sean derivados adecuadamente a los distintos departamentos del hospital. En caso necesario, se ofrece apoyo personalizado para ayudar a los pacientes a orientarse en el hospital o la clínica.

Preparar a los pacientes para las consultas: apoyo personalizado

La preparación de los pacientes antes de una consulta oftalmológica o una exploración diagnóstica es un paso clave para garantizar la calidad y la eficacia de la evaluación clínica. Incluye tanto aspectos técnicos, como la preparación física de los pacientes, como aspectos relacionales, como la explicación de los procedimientos y los objetivos del examen.

Preparación física y técnica

Antes de cualquier consulta o examen oftalmológico, deben comprobarse determinados parámetros y tomarse medidas específicas para facilitar la evaluación clínica:

- **Medición de la agudeza visual**: En muchas consultas, la enfermera o el ortopeda empiezan midiendo la agudeza visual del paciente con una tabla de Snellen. Esto se utiliza para cuantificar la capacidad del paciente para ver de lejos o de cerca, y para detectar cualquier cambio con respecto a consultas anteriores.
- **Medición de la presión intraocular**: La presión intraocular se mide con un tonómetro como parte de las consultas de detección o seguimiento del glaucoma. Como preparación, se instilan gotas anestésicas en los ojos del paciente para reducir las molestias durante la medición.
- **Dilatación de la pupila**: para determinadas exploraciones, como el fondo de ojo o la tomografía de coherencia óptica (OCT), es necesario dilatar la pupila para permitir una visualización completa de la retina. Por lo tanto, el

personal sanitario debe administrar gotas midriáticas y explicar al paciente que su visión de cerca será borrosa durante unas horas después del examen, recordándole que no debe conducir durante este periodo.

Explicación y comunicación con el paciente

Una parte esencial de la preparación de los pacientes consiste en explicarles las pruebas a las que van a someterse, dándoles información clara y comprensible sobre cómo se llevarán a cabo y respondiendo a cualquier pregunta que puedan tener. Es importante que el paciente comprenda los objetivos de cada etapa del diagnóstico o tratamiento, lo que contribuirá a reducir su ansiedad y le permitirá desempeñar un papel activo en su propio cuidado.

Por ejemplo, antes de una consulta rutinaria, puede ser útil explicar al paciente que la medición de la agudeza visual y la presión intraocular son pasos rutinarios para evaluar la salud del ojo. En el caso de exámenes más complejos, como la OCT o la angiografía, explicar las distintas fases del examen y las posibles sensaciones (deslumbramiento, molestias temporales) ayuda a tranquilizar al paciente.

Preparar a los pacientes para la cirugía: un proceso riguroso

La preparación de un paciente para una intervención quirúrgica, como una operación de cataratas o una vitrectomía, es un paso especialmente importante. Su objetivo es garantizar que el paciente esté física y psicológicamente preparado para la operación y que comprenda perfectamente los pormenores del procedimiento.

Preparación médica

Antes de una operación, son necesarias varias etapas de preparación médica:

- **Examen preoperatorio**: Antes de cualquier intervención quirúrgica, los pacientes deben someterse a un examen preoperatorio completo para evaluar su estado general de salud y su capacidad para soportar el procedimiento. Esto suele incluir una evaluación de la salud ocular, así como un historial médico para identificar posibles factores de riesgo, como hipertensión o diabetes.
- **Administración de colirios preoperatorios**: en algunas intervenciones quirúrgicas, como la cirugía de cataratas, se administran colirios antibióticos y antiinflamatorios antes de la operación para prevenir infecciones y minimizar la inflamación postoperatoria. A menudo se dilatan las pupilas antes de la operación para facilitar el acceso al cristalino o a las estructuras internas del ojo.
- **Preparación para la anestesia**: Si se ha previsto anestesia local, se administrarán gotas anestésicas al paciente y, en algunos casos, puede administrarse una sedación suave para reducir la ansiedad. Es esencial comprobar que el paciente está en ayunas antes de cualquier sedación.

Apoyo psicológico y explicación de la intervención

Antes de cualquier intervención quirúrgica, el paciente debe estar perfectamente informado de las diferentes etapas del procedimiento, los riesgos potenciales y los resultados esperados. También es importante responder a todas sus preguntas para disipar sus temores.

Una conversación preoperatoria con el oftalmólogo proporciona una explicación clara de lo que va a ocurrir durante la operación, especificando la duración del procedimiento, el curso de la anestesia y los cuidados postoperatorios que deben seguirse. Una explicación detallada y accesible de lo que ocurrirá después de la operación (recuperación, toma de medicación, precauciones que deben tomarse) permite a los pacientes estar mejor preparados, lo que favorece una mayor cooperación y reduce su ansiedad.

Seguimiento y preparación tras la intervención

Tras una operación, preparar a los pacientes para su vuelta a casa es igual de importante. El personal de enfermería debe dar instrucciones claras sobre los cuidados postoperatorios, incluido el uso de colirios antibióticos y antiinflamatorios, así como las precauciones que deben tomarse (evitar frotarse los ojos, proteger el ojo al dormir).

También debe informarse a los pacientes de los síntomas a los que deben estar atentos tras la operación, como dolor intenso o enrojecimiento excesivo, que podrían indicar una complicación y requerir un rápido regreso al hospital. Una buena preparación postoperatoria ayuda a minimizar los riesgos y a garantizar una recuperación óptima.

◦ Recopilación de información preliminar (antecedentes, síntomas)

La recopilación de información preliminar, incluidos los antecedentes médicos y los síntomas, es una etapa crucial en cualquier consulta oftalmológica. Ayuda a sentar las bases del diagnóstico y a orientar los exámenes y el tratamiento posteriores. En oftalmología, donde las enfermedades pueden progresar lentamente o reflejar trastornos sistémicos, es esencial comprender bien los antecedentes y los síntomas del paciente para establecer un plan de atención adecuado. Este proceso requiere una interacción cuidadosa entre el profesional sanitario y el paciente, que combine la escucha activa, el interrogatorio preciso y la recogida rigurosa de datos.

La historia clínica: clave para conocer los antecedentes del paciente

La historia clínica es una valiosa fuente de información para el oftalmólogo, ya que permite comprender mejor los antecedentes del paciente y cualquier predisposición a padecer enfermedades oculares. Esta información incluye los antecedentes personales y familiares, así como los tratamientos actuales, ya que muchas afecciones generales, como la diabetes o la hipertensión, repercuten directamente en la salud ocular.

Historial oftalmológico personal

La primera etapa de la anamnesis se refiere a **los antecedentes oculares personales del paciente**. Es esencial saber si el paciente ha padecido alguna patología ocular, como glaucoma, cataratas, degeneración macular asociada a la edad (DMAE) o inflamaciones oculares repetidas (uveítis, queratitis). El hecho de que el paciente ya se haya sometido a una intervención quirúrgica, como cirugía refractiva, desprendimiento de retina o cirugía de cataratas, influye directamente en la forma en que el especialista abordará los síntomas actuales y los posibles tratamientos.

Un paciente con antecedentes de cirugía de glaucoma, por ejemplo, requerirá un control más estricto de la presión intraocular, mientras que un paciente sometido a cirugía refractiva puede presentar síntomas visuales específicos, como halos nocturnos o mayor sensibilidad a la luz.

Historial médico general

El historial médico general es igualmente importante, ya que muchas patologías sistémicas afectan directamente a la visión. Por ejemplo, la diabetes es una de las principales causas de retinopatía diabética, una complicación que puede provocar la pérdida de visión si no se trata a tiempo. Del mismo modo, la hipertensión arterial puede dañar los vasos retinianos, aumentando el riesgo de accidentes vasculares retinianos o retinopatía hipertensiva.

El interrogatorio debe incluir también **los tratamientos farmacológicos actuales**, ya que algunos medicamentos pueden tener efectos secundarios oculares. Los corticosteroides, por ejemplo, aumentan el riesgo de cataratas y glaucoma, mientras que los tratamientos contra el cáncer pueden causar sequedad ocular o neuropatía óptica. El conocimiento de los tratamientos anteriores y actuales nos ayuda a comprender mejor el contexto en el que aparecen los síntomas y a evitar interacciones indeseables con nuevos fármacos.

Historia familiar

Los antecedentes familiares revelan a menudo una predisposición genética a ciertas enfermedades oculares. El glaucoma y la DMAE, así como afecciones hereditarias como la retinosis pigmentaria, a veces son hereditarias. Preguntar al paciente sobre la existencia de casos familiares de enfermedades oculares puede ayudar a anticipar la detección de ciertas patologías y a adoptar medidas preventivas. De este modo, los oftalmólogos pueden estar más atentos y ofrecer exámenes más regulares para detectar la aparición precoz de estas enfermedades.

Síntomas: un análisis detallado para orientar el diagnóstico

Además de la historia clínica, la descripción de los **síntomas** por parte del paciente es esencial para afinar el diagnóstico. Un interrogatorio cuidadoso permite identificar la naturaleza de los problemas visuales, su intensidad, su evolución y su impacto en la calidad de vida del paciente. Los síntomas oculares pueden ser muy variados, desde la simple molestia visual al dolor, pasando por la pérdida de visión progresiva o repentina.

Síntomas visuales específicos

El oftalmólogo debe preguntar al paciente con precisión sobre la naturaleza de sus **síntomas visuales**:

- Visión **borrosa**: ¿El paciente tiene visión borrosa? ¿Es constante o intermitente? ¿Afecta a la visión de cerca, a la de lejos o a ambas? Las respuestas a estas preguntas pueden ayudar a diferenciar entre un defecto refractivo (miopía, hipermetropía, astigmatismo) y una afección más grave, como una catarata o un edema macular.
- **Distorsión de la imagen**: la presencia de metamorfopsia, es decir, la percepción distorsionada de las líneas rectas (que aparecen onduladas), puede ser un signo de degeneración macular asociada a la edad (DMAE) o de edema macular.
- Cuerpos flotantes **o destellos** de **luz**: La percepción de cuerpos flotantes o destellos de luz suele ser un signo de trastornos vítreos o retinianos, en particular desprendimiento de vítreo posterior o desprendimiento de retina. Estos síntomas deben tratarse rápidamente.
- **Visión doble**: la diplopía, o visión doble, puede deberse a trastornos oculomotores, estrabismo o lesiones neurológicas. Este síntoma debe investigarse a fondo para identificar la causa subyacente.

Síntomas funcionales y subjetivos

Además de los síntomas puramente visuales, es fundamental tener en cuenta los síntomas **funcionales** y **subjetivos** que experimenta el paciente:

- **Dolor ocular**: un dolor intenso puede revelar patologías graves como glaucoma agudo de ángulo cerrado, uveítis o queratitis grave. La localización del dolor (alrededor del ojo, dentro del ojo) y su naturaleza (ardor, hormigueo, presión) orientan el diagnóstico.

- **Ojos secos**: La sensación de ojos secos, a menudo acompañada de picor, enrojecimiento o molestias a la luz, puede ser un signo de síndrome de ojo seco, blefaritis o daños en la superficie ocular.
- **Fotofobia**: La sensibilidad excesiva a la luz, o fotofobia, puede indicar inflamación ocular, como uveítis, o estar asociada a queratitis o glaucoma.

Evolución de los síntomas a lo largo del tiempo

También es esencial comprender cómo **evolucionan los síntomas a lo largo del tiempo**. ¿Los síntomas aparecieron de repente o de forma gradual? Los síntomas visuales progresivos, como los de las cataratas o la DMAE, suelen desarrollarse lentamente a lo largo de meses o años. Por el contrario, la pérdida repentina de visión puede ser un signo de accidente vascular retiniano o desprendimiento de retina que requiera una intervención urgente.

También es importante tener en cuenta los factores que desencadenan o agravan los síntomas. Por ejemplo, los síntomas visuales que empeoran con luz tenue pueden indicar una catarata, mientras que la visión borrosa que se produce sobre todo tras actividades prolongadas de cerca podría revelar un trastorno de la acomodación o astigmatismo.

La importancia de la escucha activa y del interrogatorio estructurado

La recogida de información preliminar debe ir acompañada de una **escucha atenta** por parte del profesional sanitario. Dejar que el paciente hable libremente de sus síntomas, sin interrumpirle demasiado deprisa, puede revelar a veces información esencial. El interrogatorio estructurado, con preguntas específicas, ayuda a orientar la conversación y a profundizar en los aspectos relevantes para el diagnóstico.

El paciente debe sentirse **comprendido y tomado en serio**. Una relación de confianza entre el profesional y el paciente facilita la comunicación y permite a los pacientes describir con precisión sus síntomas, incluso los que pueden parecer menores.

- ○ Asistencia en exámenes complementarios (tonometría, refractometría, OCT, etc.)

Los exámenes complementarios en oftalmología, como la tonometría, la refractometría y la tomografía de coherencia óptica (OCT), desempeñan un papel clave en la evaluación precisa de la salud ocular y el diagnóstico de patologías. Estos exámenes técnicos proporcionan datos objetivos y cuantitativos sobre el estado de las distintas estructuras del ojo, desde la presión intraocular hasta la anatomía de la retina. El acompañamiento del paciente durante estos exámenes es esencial para garantizar resultados fiables y un confort óptimo. Los profesionales sanitarios, como enfermeras especializadas, ortópticos y técnicos, están formados para guiar a los pacientes durante estas exploraciones, garantizar su buen desarrollo y colaborar estrechamente con los oftalmólogos.

Tonometría: medición de la presión intraocular

La tonometría es una prueba esencial para detectar y controlar el glaucoma, ya que mide la presión intraocular (PIO). Una PIO elevada es un importante factor de riesgo de glaucoma, que puede provocar daños irreversibles en el nervio óptico y una pérdida progresiva de visión. La medición de la presión intraocular es, por tanto, una prueba rutinaria pero precisa, que requiere la cooperación del paciente y el apoyo adecuado.

Existen varios métodos de tonometría, pero los más comunes son:

- **Tonometría de aplanación** (método Goldmann): consiste en aplicar un pequeño cono sobre la córnea tras instilar un colirio anestésico y un colorante fluorescente. Esta prueba, realizada con una lámpara de hendidura, mide directamente la presión ejercida sobre la córnea para evaluar la PIO.

- **Tonometría** de soplo de **aire**: Este método no invasivo utiliza un chorro de aire sobre la superficie de la córnea. La reacción de la córnea a este aire se mide para calcular la presión intraocular.

El papel de la enfermera o del ortopeda es crucial a la hora de preparar al paciente para este examen. Esto incluye explicar el procedimiento al paciente, sobre todo si se utilizan gotas anestésicas para los ojos, y tranquilizar a aquellos que se muestren aprensivos ante el contacto con los ojos o el chorro de aire. Una buena comunicación es esencial para que el paciente se relaje, permanezca quieto y coopere, garantizando así mediciones precisas.

Refractometría: evaluación de los defectos visuales

La refractometría es un examen básico que mide la capacidad del ojo para refractar la luz, es decir, para enfocar correctamente los rayos luminosos en la retina. Se utiliza para detectar defectos de refracción como miopía, hipermetropía o astigmatismo, y para prescribir gafas o lentes de contacto.

El examen se realiza con **un refractómetro automático**, un aparato que proyecta haces de luz en el ojo y mide cómo las estructuras oculares modifican esos haces. El paciente mira a través del aparato, a menudo a una imagen borrosa, mientras la máquina ajusta automáticamente las mediciones.

La enfermera o el ortopeda deben explicar al paciente que lo único que tiene que hacer es concentrarse en la imagen que se muestra y permanecer quieto para obtener resultados precisos. A veces, **la refractometría subjetiva** sigue a esta fase automática. A continuación, el profesional coloca al paciente detrás de un aparato llamado foróptero, donde se prueban distintas correcciones ópticas preguntándole qué lente le permite ver con mayor claridad. Esto permite afinar la corrección visual.

OCT: tomografía de coherencia óptica

La tomografía de coherencia óptica (OCT) es una técnica de imagen avanzada que proporciona cortes transversales de las estructuras oculares, en particular de la retina y el nervio óptico. Este examen es esencial para evaluar patologías como la degeneración macular asociada a la edad (DMAE), la retinopatía diabética y el glaucoma, ya que permite analizar con gran precisión las distintas capas de la retina.

La OCT es un examen rápido y no invasivo. Utiliza ondas de luz para captar imágenes detalladas del ojo, similares a imágenes transversales de la retina, lo que permite visualizar anomalías microscópicas. Antes del examen, a veces es necesario dilatar las pupilas del paciente con colirios para optimizar la visibilidad de la retina.

Acompañar al paciente es crucial para obtener imágenes de calidad. El ortopeda o la enfermera dan instrucciones al paciente para que permanezca muy quieto y mire fijamente a un punto de luz mientras la máquina explora el ojo. Una preparación cuidadosa, asegurándose de que el paciente esté cómodo y relajado, ayuda a reducir el movimiento y a obtener imágenes claras y utilizables.

Biometría: medición de la longitud axial del ojo

La biometría es otra técnica importante, sobre todo en la preparación de la cirugía de cataratas. Mide la longitud axial del ojo, es decir, la distancia entre la córnea y la retina, así como la curvatura de la córnea. Estas mediciones son cruciales para calcular la potencia de la lente intraocular (LIO) que se implantará durante la cirugía de cataratas.

La biometría puede realizarse mediante ultrasonidos (biometría ultrasónica) o interferometría óptica (biometría óptica). La biometría óptica es la más habitual y utiliza ondas de luz para medir distancias dentro del ojo sin contacto directo con él, lo que mejora la comodidad del paciente.

El papel de la enfermera o del ortopeda consiste en **guiar al paciente** durante el examen, explicándole que es importante que permanezca quieto y se centre en el punto de luz para obtener mediciones precisas. Una buena cooperación y un apoyo atento son esenciales, especialmente en el caso de pacientes ancianos o ansiosos.

Campos visuales: análisis de la visión periférica

El campo visual es un examen fundamental para el diagnóstico y el seguimiento de patologías que afectan al nervio óptico, como el glaucoma, o de trastornos neurológicos. Se utiliza para evaluar la capacidad del paciente para percibir objetos situados en la periferia de su visión, así como la presencia de cualquier punto ciego (escotomas).

La prueba del campo visual se realiza en una máquina específica, en la que el paciente fija la mirada en un punto central e informa de la percepción de pequeños estímulos luminosos que aparecen en su campo visual periférico. El objetivo es trazar un mapa de las zonas de visión que están preservadas y de aquellas en las que la visión está deteriorada.

El papel del ortopeda consiste en explicar al paciente cómo funciona la prueba, insistiendo en la importancia de permanecer concentrado en el punto central. El ortopeda debe tranquilizar al paciente y asegurarse de que comprende perfectamente la prueba, ya que la fiabilidad de los resultados depende de la cooperación y la atención del paciente.

Otros exámenes oftalmológicos estándar

*   **Angiografía retiniana con fluoresceína**: esta prueba se utiliza para visualizar los vasos sanguíneos de la retina y diagnosticar patologías como la retinopatía diabética o la DMAE. Se inyecta un colorante fluorescente en una vena del brazo y se toman fotografías a medida que el colorante circula por los vasos de la retina. La enfermera debe preparar bien al paciente, explicándole las sensaciones asociadas a la inyección y vigilando cualquier reacción alérgica.

*   **Paquimetría corneal**: Esta prueba mide el espesor de la córnea, y es esencial para el cribado del glaucoma o antes de la cirugía refractiva. Se realiza mediante una sonda de ultrasonidos colocada suavemente sobre la córnea, y hay que tranquilizar al paciente asegurándole que el examen es indoloro.

Cuidados básicos específicos en oftalmología

○   Limpieza ocular y gestión rutinaria del cuidado de los ojos

La limpieza de los ojos y los cuidados oftalmológicos rutinarios son prácticas esenciales para mantener una buena salud ocular, prevenir infecciones y tratar dolencias menores. Estos cuidados, a menudo percibidos como sencillos, requieren en realidad cierto rigor, sobre todo para evitar agravar problemas existentes o introducir agentes infecciosos en el ojo. Ya sea para aliviar pequeñas irritaciones, controlar la sequedad ocular o tratar afecciones como la conjuntivitis, la limpieza y el cuidado de los ojos requieren un enfoque adaptado, gestos precisos y productos adecuados.

La importancia de limpiarse los ojos

La limpieza ocular suele recomendarse por varias razones: para eliminar impurezas, secreciones o cuerpos extraños, para aliviar la irritación o para preparar el ojo para la aplicación de tratamientos oculares como colirios o pomadas. También es importante para los pacientes postoperados, tras intervenciones quirúrgicas como la cirugía de cataratas o refractiva, en las que mantener una higiene ocular rigurosa es esencial para prevenir infecciones y facilitar la cicatrización.

En todos los casos, la limpieza debe realizarse con cuidado, ya que el ojo es una estructura extremadamente sensible y vulnerable a las infecciones.

Técnicas de limpieza ocular

Para limpiar los ojos con eficacia, es importante utilizar técnicas adecuadas y productos estériles. Estos son los pasos clave para una limpieza ocular adecuada:

1. **Lavarse las manos**: Antes de tocarse los ojos o aplicarse cualquier producto oftálmico, es fundamental lavarse bien las manos con agua y jabón. Así se evita la transmisión de bacterias o partículas irritantes.

2. **Utilización de suero fisiológico**: El suero fisiológico (solución salina estéril) suele recomendarse para limpiar los ojos. Puede utilizarse para enjuagar el ojo si hay polvo, partículas o secreciones. El suero debe aplicarse mediante una compresa estéril o directamente en gotas en el ojo. Las soluciones salinas monodosis son especialmente útiles para evitar la contaminación.

3. **Aplicación de compresas**: Si el ojo está irritado o tiene secreciones pegajosas, pueden aplicarse suavemente sobre los párpados compresas estériles empapadas en solución salina fisiológica para ablandar y eliminar las secreciones. Es esencial limpiar siempre el ojo desde el interior (ángulo interno) hacia el exterior (ángulo externo), para no arrastrar impurezas de nuevo al conducto lagrimal.

4. **Frecuencia de limpieza**: En casos de infección o irritación grave, puede ser necesario limpiar los ojos varias veces al día. En los casos más leves, para mantener una buena higiene ocular se recomienda una limpieza regular según las necesidades, o diaria en los pacientes de riesgo (como los que padecen sequedad ocular o blefaritis).

5. **Higiene de los párpados**: Los bordes de los párpados, donde se encuentran las glándulas de Meibomius (glándulas que segregan los lípidos de la película lagrimal), deben limpiarse regularmente, sobre todo en caso de blefaritis u orzuelos. Pueden utilizarse toallitas oculares estériles o compresas empapadas en suero fisiológico para limpiar suavemente los párpados y las pestañas.

Gestión de la atención oftalmológica rutinaria

Además de limpiar los ojos, es esencial gestionar los cuidados oculares rutinarios, ya sea tratar la sequedad ocular, administrar colirios o tratar dolencias menores como la conjuntivitis.

Ojos secos

El ojo seco es una afección frecuente, a menudo debida a una producción insuficiente de lágrimas o a una mala calidad de las mismas. Los síntomas son ardor, picor, visión borrosa y malestar general. El tratamiento del ojo seco consta de varios pasos:

- **Uso de lágrimas artificiales**: Las lágrimas artificiales, disponibles en farmacias en forma de colirio, son un tratamiento básico para aliviar la sequedad ocular. Ayudan a hidratar y lubricar la superficie del ojo, proporcionando un alivio inmediato. Es aconsejable utilizar productos sin conservantes, sobre todo en pacientes que requieren un uso frecuente o prolongado.

- **Higiene de los párpados**: La higiene regular de los párpados, sobre todo en casos de disfunción de las glándulas de Meibomio, puede mejorar la calidad de las lágrimas. Pueden aplicarse compresas calientes para licuar las secreciones de las glándulas, facilitando así su función.

- **Adaptación ambiental**: Reducir la exposición a factores agravantes como las pantallas de ordenador, el aire seco o el aire acondicionado también puede mejorar los síntomas del ojo seco. A menudo se recomienda parpadear con más frecuencia y utilizar un humidificador en ambientes secos.

Conjuntivitis: tratamiento de la infección ocular

La conjuntivitis, inflamación de la conjuntiva (membrana transparente que recubre la parte blanca del ojo y el interior de los párpados), es una de las enfermedades oculares más frecuentes. Puede ser de origen vírico, bacteriano o alérgico.

- **Conjuntivitis bacteriana**: Se manifiesta con secreciones purulentas, ojos pegajosos al despertar y enrojecimiento ocular. El tratamiento se basa en la aplicación de colirios o pomadas antibióticas prescritas por el oftalmólogo. La limpieza frecuente de los ojos con compresas estériles y suero fisiológico es esencial para eliminar las secreciones.

- **Conjuntivitis vírica**: A menudo asociada a infecciones de las vías respiratorias superiores, la conjuntivitis vírica provoca enrojecimiento y secreciones claras. El tratamiento es principalmente sintomático, con el uso de lágrimas artificiales para aliviar la irritación y la limpieza regular de los ojos para eliminar las secreciones.

- **Conjuntivitis alérgica**: se caracteriza por picor intenso, ojos rojos y llorosos. El tratamiento incluye antihistamínicos en forma de colirios o comprimidos, así como medidas preventivas para limitar la exposición a los alérgenos (polvo, polen, pelo de animales). También pueden aplicarse compresas frías para aliviar las molestias.

Aplicación de colirios y pomadas

La administración correcta de colirios y pomadas es esencial para un tratamiento eficaz. He aquí los pasos para una aplicación óptima:

1. **Preparación**: Lávese bien las manos antes de aplicar colirios o pomadas para evitar contaminar el ojo o el producto.

2. **Aplicación del colirio**: El paciente inclina la cabeza hacia atrás y tira suavemente del párpado inferior hacia abajo para crear una pequeña bolsa. A continuación, se aplica una gota de colirio en esta bolsa, sin tocar el ojo con el frasco para evitar la contaminación. A continuación, el paciente debe cerrar los ojos suavemente durante un

minuto, evitando parpadear rápidamente para permitir que el colirio se difunda uniformemente.

3. **Aplicación de pomadas**: La pomada debe aplicarse en pequeñas cantidades (una tira de aproximadamente 1 cm) en el mismo bolsillo formado bajo el párpado inferior. El paciente debe cerrar los ojos durante unos minutos para permitir que la pomada se extienda. La visión puede ser ligeramente borrosa tras la aplicación, pero mejora rápidamente.

4. **Cumplimiento de las dosis**: Es fundamental cumplir las dosis prescritas y no interrumpir el tratamiento, aunque los síntomas mejoren rápidamente.

  ◦ Gestión de colirios y pomadas oftálmicas

La administración de colirios y pomadas oculares es un componente crucial del cuidado de los ojos. Estos medicamentos, muy utilizados para tratar diversas patologías oculares que van desde el simple ojo seco hasta infecciones e inflamaciones más graves, deben administrarse con rigor para garantizar su eficacia y evitar complicaciones. El uso correcto de estos productos se basa en una serie de gestos precisos y un conocimiento profundo de los tratamientos. Tanto si se trata de un tratamiento a largo plazo, como el glaucoma, como de un tratamiento más ocasional, como una infección ocular, la administración rigurosa de colirios y pomadas es esencial para garantizar una recuperación rápida y sin complicaciones.

La importancia de la correcta administración de colirios y pomadas oftálmicas

La administración correcta de colirios y pomadas oftálmicas garantiza que se aplique la cantidad correcta de medicamento en la superficie ocular y que el tratamiento llegue eficazmente a su

125

objetivo. La administración incorrecta de estos medicamentos puede dar lugar a complicaciones como la infraadministración (que reduce la eficacia del tratamiento) o la contaminación del producto (que puede causar infecciones).

Los colirios y pomadas oftálmicas se utilizan para tratar diversas afecciones, como :

- **Infecciones bacterianas o víricas**: para combatir infecciones como la conjuntivitis bacteriana o la queratitis herpética se recetan colirios antibióticos y antivirales.
- **Inflamaciones**: Los colirios antiinflamatorios o esteroideos se utilizan para tratar la inflamación del ojo, como la uveítis o la queratitis.
- **Glaucoma**: Los colirios hipotensores, que reducen la presión intraocular, son esenciales en el tratamiento del glaucoma, una enfermedad crónica que, si no se trata, puede conducir a la ceguera.
- **Sequedad ocular**: Las lágrimas artificiales o los geles lubricantes son muy utilizados para aliviar la sequedad ocular, una afección que afecta a muchas personas, sobre todo a las que trabajan delante de pantallas o viven en ambientes secos.

Las etapas de la administración de colirios: una rutina que hay que respetar

La administración de colirios debe seguir una serie de pasos específicos para garantizar que el producto se aplica correctamente, que la dosis es óptima y que se evita el riesgo de infección.

1. **Lavarse las manos**: Antes de cualquier manipulación, es esencial lavarse bien las manos con agua y jabón para evitar introducir gérmenes en el ojo, un órgano sensible y propenso a las infecciones.

126

2. **Preparación del colirio**: Es esencial comprobar la fecha de caducidad del colirio antes de utilizarlo. Si el frasco lleva abierto más de 28 días, no debe utilizarse, ya que aumenta el riesgo de contaminación. También es aconsejable calentar ligeramente el frasco entre las manos, ya que los colirios fríos pueden causar molestias al aplicarlos.

3. **Colocación del paciente**: El paciente debe estar sentado o de pie con la cabeza ligeramente inclinada hacia atrás. El cuidador o el paciente deben tirar suavemente del párpado inferior hacia abajo para crear una pequeña bolsa en la que colocar el colirio.

4. **Instilación del colirio**: Es importante mantener el frasco a unos centímetros del ojo, sin tocar nunca el ojo o las pestañas con la punta, para evitar la contaminación. Una o dos gotas suelen ser suficientes, y se recomienda cerrar suavemente los párpados después de la instilación, sin parpadear con fuerza, para permitir que el medicamento se distribuya uniformemente por la superficie ocular.

5. **Oclusión del punto lagrimal**: Para los pacientes que deben utilizar colirios hipotensores o colirios que contengan corticoides, se recomienda comprimir suavemente el ángulo interno del ojo durante uno o dos minutos. Esta técnica, conocida como oclusión del punto lagrimal, impide que los colirios se filtren en el conducto lagrimal, limitando así la absorción sistémica de la medicación y reduciendo los posibles efectos secundarios.

6. **Espaciamiento entre gotas** : Cuando se van a administrar varios colirios, es fundamental esperar al menos cinco minutos entre cada gota para permitir que la primera haga efecto y evitar que las gotas se diluyan entre sí.

Pasos en la administración de pomadas oftálmicas

Las pomadas oftálmicas se utilizan a menudo como complemento de los colirios, en particular para prolongar el efecto del tratamiento, debido a su consistencia más espesa. También están indicadas para pacientes que sufren sequedad ocular grave o en cuidados postoperatorios, ya que proporcionan una lubricación prolongada de la superficie ocular.

1. **Lavado de manos**: Al igual que con la administración de colirios, es esencial lavarse bien las manos antes de manipular la pomada.

2. **Aplicación de la pomada**: El paciente o el cuidador deben tirar suavemente del párpado inferior para crear una pequeña bolsa. Debe aplicarse una pequeña tira de pomada, normalmente de 1 a 1,5 cm, en el interior de este bolsillo. Es importante asegurarse de que la punta del tubo de pomada no toque el ojo ni las pestañas para evitar la contaminación.

3. **Extensión de la pomada**: Una vez aplicada la pomada, se aconseja a los pacientes que cierren los ojos suavemente durante uno o dos minutos. Esto permite que la pomada se extienda uniformemente por la superficie del ojo. Es normal que la visión se nuble temporalmente tras la aplicación de la pomada, pero este efecto desaparece rápidamente.

4. **Frecuencia de administración**: Debido a su consistencia más espesa, las pomadas no suelen tener que aplicarse con tanta frecuencia como los colirios. A menudo se prescriben para su uso al final del día o antes de acostarse, ya que pueden alterar la visión.

Precauciones para evitar errores y contaminación

La gestión de colirios y pomadas debe ser rigurosa para evitar errores de administración o contaminación de los productos.

- **No tocar el ojo con el frasco** o **el tubo**: Tocar accidentalmente la superficie ocular con la punta del frasco o del tubo puede introducir bacterias en el medicamento, aumentando el riesgo de infección. Por lo tanto, es esencial mantener una distancia segura del ojo durante la aplicación.

- **Conservación adecuada de los medicamentos** : Los colirios y pomadas deben conservarse en un lugar fresco y seco, protegidos de la luz directa. Algunos colirios deben conservarse en frigorífico. Es esencial cerrar bien el frasco o el tubo después de cada uso para evitar la contaminación.

- **Respetar las fechas de caducidad**: Debe prestarse especial atención a las fechas de caducidad y a las recomendaciones sobre el tiempo que debe utilizarse un producto una vez abierto. Un producto caducado o utilizado más allá del periodo recomendado presenta un mayor riesgo de contaminación bacteriana y puede perder su eficacia.

- **Uso adecuado según la indicación**: Cada colirio o pomada tiene una indicación específica. Es importante no intercambiar colirios entre ojos (si sólo un ojo está infectado, por ejemplo) o entre varios pacientes, incluso dentro de la misma familia, para evitar la transmisión de infecciones.

La importancia del cumplimiento en la gestión del tratamiento

El cumplimiento terapéutico, es decir, la capacidad del paciente para seguir correctamente su tratamiento, es un aspecto crucial del manejo de colirios y pomadas oftálmicas. Especialmente en el caso de enfermedades crónicas como el glaucoma, un cumplimiento deficiente puede tener graves consecuencias, como la progresión de la enfermedad y la pérdida irreversible de visión.

Por ello, es importante que los pacientes comprendan la importancia de seguir escrupulosamente la pauta posológica prescrita. El personal médico debe dedicar tiempo a explicar los pasos que hay que seguir para administrar gotas y pomadas oftálmicas, los posibles efectos secundarios y la importancia de mantener una higiene rigurosa. A los pacientes de edad avanzada o con dificultades motrices se les pueden proporcionar ayudas especiales, como portafrascos para facilitar la aplicación de las gotas.

○　　La importancia de esterilizar el material

La esterilización de los equipos es un elemento fundamental de la atención médica, sobre todo en especialidades delicadas como la oftalmología, donde los instrumentos entran frecuentemente en contacto directo con estructuras frágiles y vulnerables como los ojos. La importancia de este procedimiento radica en su capacidad para eliminar microorganismos potencialmente peligrosos, como bacterias, virus y hongos, que pueden causar infecciones graves. En un contexto en el que la integridad de la atención oftalmológica es primordial para preservar la salud visual de los pacientes, una mala esterilización del material podría provocar complicaciones gravesdesde , inflamaciones oculares hasta la pérdida irreversible de la visión.

El objetivo de la esterilización: prevenir las infecciones

El principal objetivo de la esterilización del instrumental médico es **prevenir las infecciones nosocomiales** (infecciones contraídas en el entorno médico). Durante los procedimientos oftalmológicos, ya sean intervenciones quirúrgicas o exámenes más rutinarios, el equipo suele entrar en contacto directo con el ojo y sus estructuras internas, lo que lo convierte en un entorno propicio para la propagación de gérmenes si no se toman las precauciones necesarias.

En la **cirugía de cataratas**, por ejemplo, se extrae el cristalino opaco y se sustituye por una lente intraocular. Este tipo de operación, aunque habitual y muy eficaz, implica el uso de instrumentos quirúrgicos que están en contacto directo con el interior del ojo. Si estos instrumentos no están perfectamente esterilizados, pueden entrar patógenos en el ojo y causar infecciones graves, como la **endoftalmitis** (infección dentro del ojo), que es una complicación grave que puede llevar a la pérdida de visión.

La esterilización también es esencial en procedimientos menos invasivos, como las inyecciones intraoculares para el tratamiento de la degeneración macular asociada a la edad (DMAE). Como la aguja atraviesa la superficie ocular, debe estar libre de gérmenes para evitar que entren bacterias en el ojo.

Las etapas de la esterilización: un procedimiento riguroso y sistemático

El proceso de esterilización es una operación meticulosa y metódica que debe llevarse a cabo siguiendo protocolos rigurosos para garantizar la seguridad del paciente. Cada etapa es importante, desde la limpieza inicial de los instrumentos hasta su esterilización propiamente dicha.

Instrumentos de prelimpieza

Antes de la esterilización, es imprescindible **limpiar** el instrumental para eliminar cualquier residuo biológico, como tejidos, sangre o secreciones oculares. Este paso es crucial, ya que la materia orgánica puede proteger a los microorganismos del proceso de esterilización. Por lo tanto, es esencial la limpieza mecánica o manual con soluciones detergentes especializadas. A menudo, los instrumentos se colocan en cubas de ultrasonidos, que utilizan vibraciones ultrasónicas para eliminar los residuos.

Desinfección

Tras la limpieza, a menudo se procede a la desinfección para reducir la carga microbiana de los instrumentos. Se utilizan soluciones desinfectantes, como productos a base de cloro o alcohol, para eliminar la mayoría de los microorganismos antes de pasar a la esterilización completa.

Esterilización propiamente dicha

Los equipos oftalmológicos suelen esterilizarse **en autoclave**, un aparato que utiliza vapor a alta temperatura y bajo presión para destruir los microorganismos. Este método es muy eficaz para esterilizar instrumentos metálicos como pinzas o tijeras utilizadas en cirugía. La alta temperatura, combinada con la presión, destruye todas las formas de vida microbiana, incluidas las esporas bacterianas, que son especialmente resistentes.

Se pueden utilizar otros métodos de esterilización, sobre todo para instrumentos que no soportan altas temperaturas. Entre ellos se encuentran **la esterilización por óxido de etileno**, un gas que destruye los microorganismos a bajas temperaturas, o **la esterilización por rayos gamma**, utilizada para materiales sensibles como las lentes intraoculares.

Una vez finalizada la esterilización, los instrumentos deben manipularse con cuidado para evitar que se vuelvan a contaminar. Suelen conservarse **en envases estériles** hasta su utilización.

Los riesgos de una esterilización incorrecta

Los riesgos asociados a una esterilización inadecuada del material oftálmico son numerosos y graves. La principal complicación es la aparición de infecciones oculares, que pueden producirse inmediatamente después de una operación o a veces varios días después. Estas infecciones pueden manifestarse en forma de ojos rojos, dolor intenso, secreción purulenta y pérdida repentina de visión.

La endoftalmitis, mencionada anteriormente, es una de las infecciones más temidas en oftalmología. Se produce cuando se desarrolla una infección en el interior del ojo tras una intervención quirúrgica o una inyección. Sin un tratamiento rápido, esta infección puede provocar daños irreversibles en el globo ocular, incluida la pérdida total de visión.

Además de las infecciones agudas, una mala esterilización también puede provocar la aparición de **queratitis infecciosas**, que afectan a la córnea. Estas infecciones, que suelen ser dolorosas, pueden provocar cicatrices en la córnea y requerir tratamiento con antibióticos potentes o incluso un trasplante de córnea en los casos graves.

La contaminación cruzada es otro riesgo grave. Si los instrumentos no se esterilizan correctamente, los microorganismos pueden pasar de un paciente a otro, lo que aumenta la propagación de la infección.

El papel de la formación y el rigor del personal médico

La esterilización de los equipos no puede ser eficaz sin una formación adecuada y un rigor constante por parte del personal médico. Las enfermeras de quirófano, los técnicos y todos los que manipulan instrumentos quirúrgicos deben seguir **protocolos estrictos** para garantizar que se respeta cada paso.

También es crucial que el personal esté formado para reconocer los signos de un equipo mal esterilizado o potencialmente contaminado. Esto incluye el control de los indicadores de esterilización utilizados en los autoclaves, que muestran que se ha seguido el ciclo de esterilización, y la comprobación de la integridad de los paquetes estériles antes de cada procedimiento.

Los retos económicos y éticos de la esterilización

Una buena gestión de la esterilización de los equipos también tiene implicaciones económicas. Las infecciones hospitalarias causadas por una esterilización deficiente generan costes adicionales considerables, relacionados con tratamientos prolongados, estancias hospitalarias adicionales y, en ocasiones, intervenciones quirúrgicas suplementarias para reparar los daños causados por la infección.

Desde un punto de vista ético, todo profesional sanitario tiene la responsabilidad de garantizar una asistencia segura. Los pacientes confían su visión a los equipos médicos y esperan, con razón, que se haga todo lo posible por evitar complicaciones evitables. La esterilización rigurosa de los equipos refleja este compromiso con una asistencia segura, de alta calidad y respetuosa con la salud de los pacientes.

Capítulo 4

El camillero en el quirófano oftalmológico

Las principales intervenciones quirúrgicas en oftalmología

° Cirugía de cataratas

La cirugía de cataratas es uno de los procedimientos oftalmológicos más realizados en el mundo y representa un verdadero avance en el tratamiento de la pérdida de visión relacionada con la edad. Consiste en extraer el cristalino opaco del ojo y sustituirlo por una lente intraocular artificial, con lo que se recupera la claridad visual. Aunque en la actualidad esta operación se considera una cirugía rutinaria con un alto índice de éxito, requiere una precisión extrema, tecnología punta y una preparación rigurosa para garantizar los mejores resultados. Las cataratas son la principal causa de ceguera reversible en el mundo, y esta operación ofrece una solución eficaz y duradera.

¿Qué es una catarata?

Las cataratas se caracterizan por una **opacificación** progresiva **del cristalino**, la lente natural del interior del ojo cuya función es enfocar la luz sobre la retina. En las personas que padecen cataratas, este cristalino, que inicialmente es transparente, se vuelve gradualmente opaco, bloqueando parcialmente la luz y provocando una visión borrosa y distorsionada y, a veces, cambios en la percepción de los colores.

Esta opacificación está relacionada con la edad en la mayoría de los casos, pero también puede acelerarse por otros factores como :

- **Antecedentes de traumatismo ocular**
- **Diabetes**
- **Exposición prolongada a los rayos UV**
- **Uso prolongado de corticosteroides**

Aunque los síntomas iniciales de las cataratas pueden ser leves, la pérdida de visión empeora con el tiempo, dificultando cada vez más actividades como leer, conducir o reconocer caras. Una vez que la catarata es lo suficientemente incapacitante como para interferir en la calidad de vida diaria, se hace necesaria la cirugía.

Indicación y preparación para la cirugía de cataratas

La decisión de someterse a una operación de cataratas se basa en **una** serie de factores, principalmente **la repercusión de la catarata en** la **visión funcional del** paciente. A diferencia de otras intervenciones quirúrgicas, la cirugía de cataratas no es una urgencia. Suele programarse cuando la visión se deteriora lo suficiente como para interferir en las actividades cotidianas del paciente.

Evaluación preoperatoria

Antes de la intervención, se realiza un **chequeo preoperatorio completo** para evaluar el estado general del ojo e identificar cualquier otra patología ocular que pudiera influir en el curso de la cirugía o en los resultados postoperatorios. Esta evaluación incluye :

- **Una prueba de agudeza visual**
- **Tomografía de coherencia óptica (OCT)** para visualizar el estado de la retina
- **Biometría ocular**, para calcular la potencia de la lente intraocular (LIO) que se implantará para sustituir al cristalino opaco.

La biometría es un examen crucial, ya que la lente intraocular debe adaptarse tanto a las necesidades del paciente (para corregir posibles defectos visuales, como la miopía o el astigmatismo) como a las características anatómicas del ojo.

El paciente también recibe instrucciones sobre cómo prepararse para la operación, incluido el uso de **colirios antibióticos** antes del procedimiento para minimizar el riesgo de infección.

El procedimiento de la cirugía de cataratas

La cirugía de cataratas suele realizarse **en régimen ambulatorio** y con **anestesia local**, lo que significa que el paciente está despierto, pero el ojo se adormece con colirios anestésicos. La operación dura entre 15 y 30 minutos por término medio.

La técnica más común y moderna para eliminar las cataratas es **la facoemulsificación**. Este procedimiento utiliza ultrasonidos para fragmentar y aspirar el cristalino nublado, antes de sustituirlo por una lente intraocular artificial.

Principales etapas de la cirugía

1. **Incisión corneal**: Se practica una pequeña incisión, generalmente de 2 a 3 milímetros, en el borde de la córnea. Esta incisión es lo suficientemente pequeña como para no requerir puntos de sutura en la mayoría de los casos, ya que se cierra de forma natural tras la operación.

2. **Apertura de la cápsula del cristalino**: el cirujano realiza una abertura circular en la cápsula que rodea el cristalino para acceder a la parte opacificada.

3. **Facoemulsificación**: Se introduce una sonda de ultrasonidos en el ojo a través de la incisión para romper el cristalino en pequeñas partículas. A continuación, estas partículas se aspiran fuera del ojo, dejando intacta la cápsula del cristalino.

4. **Implantación de la lente intraocular (LIO)**: se inserta una lente artificial en la cápsula vacía donde antes estaba el cristalino natural. La lente se pliega al introducirla y luego se despliega en el interior del ojo. La LIO permanece en su lugar de forma permanente y no requiere ningún mantenimiento especial.

5. **Cierre de la incisión**: Como la incisión es pequeña, se cierra sola y generalmente no requiere suturas.

Tipos de lentes intraoculares (LIO)

Existen varios tipos de lentes intraoculares, cada uno adaptado a las necesidades visuales específicas de los pacientes:

- **Lentes monofocales**: corrigen la visión de lejos, pero suelen requerir gafas para la visión de cerca.
- **Lentes multifocales**: corrigen tanto la visión de cerca como la de lejos, reduciendo la necesidad de gafas tras la operación.
- **Lentes tóricas**: están diseñadas para corregir el astigmatismo, además de corregir la visión de cerca o de lejos.

La elección de la lente dependerá de las expectativas y el estilo de vida del paciente, que se comentarán con el oftalmólogo antes de la operación.

Recuperación y cuidados postoperatorios

Tras la operación, el paciente puede volver a casa el mismo día. El ojo suele protegerse con una concha protectora, que el paciente deberá llevar durante unos días, sobre todo mientras duerme, para evitar cualquier contacto o roce accidental con el ojo.

Durante las primeras horas después de la operación, la visión puede ser ligeramente borrosa o distorsionada, pero mejora rápidamente en los días siguientes. Se recetan colirios antiinflamatorios y antibióticos para prevenir la inflamación y la infección. Estas gotas deben aplicarse regularmente durante varias semanas.

Los cuidados postoperatorios también incluyen algunas precauciones:

- **Evite esfuerzos físicos extenuantes** y actividades que puedan exponer el ojo a traumatismos o polvo.
- **No frote el ojo** ni aplique presión en la zona operada.
- **Siga las instrucciones de uso del colirio** y acuda a las citas de seguimiento para comprobar cómo evoluciona la cicatrización.

Resultados y ventajas de la cirugía de cataratas

La cirugía de cataratas ofrece resultados impresionantes **con una tasa de éxito muy** alta. En la mayoría de los casos, los pacientes recuperan una visión clara y nítida a los pocos días de la operación. La recuperación completa suele tardar unas semanas, pero las mejoras visuales suelen ser rápidas y duraderas.

Para muchos pacientes, esta operación les permite recuperar la visión funcional que habían tenido mermada durante varios meses o años, y mejora considerablemente su calidad de vida. A menudo se recupera la capacidad para conducir, leer y participar en actividades cotidianas, y algunos pacientes descubren que ya no necesitan gafas para determinadas actividades, en función de la lente intraocular elegida.

Posibles complicaciones y tratamiento

Como cualquier intervención quirúrgica, la cirugía de cataratas conlleva el **riesgo de complicaciones**, aunque éstas son poco frecuentes. Estas complicaciones pueden incluir:

- **Infección ocular** (endoftalmitis)
- **Inflamación prolongada**
- **Desprendimiento de retina**
- **Opacificación secundaria de la cápsula** (que puede aparecer unos meses después de la operación y se trata con una simple sesión de láser para recuperar la visión).

La mayoría de estas complicaciones pueden tratarse con éxito si se detectan a tiempo, lo que subraya la importancia de las **consultas de seguimiento**.

○ Procedimientos de corrección refractiva (Lasik, PRK)

Los procedimientos de corrección refractiva como LASIK (queratomileusis in situ asistida por láser) y PRK (queratectomía fotorrefractiva) son técnicas quirúrgicas diseñadas para corregir defectos refractivos como la miopía, la hipermetropía y el astigmatismo. Estos procedimientos, basados en el uso de láseres, remodelan la córnea para mejorar el enfoque de los rayos de luz en la retina. Ofrecen a los pacientes una alternativa duradera a las gafas y lentes de contacto, con el objetivo principal de recuperar una visión nítida sin corrección óptica externa. LASIK y PRK han revolucionado el campo de la cirugía refractiva por su eficacia, seguridad y rapidez de resultados.

Vicios de refracción: miopía, hipermetropía y astigmatismo

Los defectos de refracción son anomalías en la forma en que el ojo enfoca la luz en la retina, lo que provoca visión borrosa. Estos defectos ópticos se deben a una forma anormal de la córnea o a una longitud inadecuada del ojo.

- **Miopía**: Las personas miopes pueden ver claramente de cerca, pero tienen dificultades para ver objetos lejanos. Este defecto se produce cuando el globo ocular es demasiado largo o la curvatura de la córnea es demasiado pronunciada, lo que hace que la luz se enfoque delante de la retina en vez de directamente sobre ella.
- **Hipermetropía**: La hipermetropía se caracteriza por una visión clara a distancia, pero borrosa de cerca. En este caso, el globo ocular es demasiado corto o la córnea

demasiado plana, lo que hace que los rayos de luz converjan detrás de la retina.

- **Astigmatismo**: Este defecto está causado por una irregularidad en la curvatura de la córnea, que provoca visión borrosa tanto de cerca como de lejos. En lugar de tener una curvatura uniforme, la córnea tiene una forma más elíptica, lo que provoca un enfoque distorsionado de la luz en la retina.

Cirugía refractiva: principios generales

La cirugía refractiva pretende corregir estas anomalías modificando la forma de la córnea, la parte transparente del ojo situada delante del iris y el cristalino. **El láser excimer** se utiliza para remodelar las capas superficiales de la córnea con gran precisión. Este procedimiento corrige la forma en que la luz entra en el ojo y se centra en la retina, mejorando la visión sin necesidad de gafas ni lentes de contacto.

Las dos técnicas más comunes para corregir la visión mediante láser **son LASIK** y **PRK**. Cada uno de estos métodos tiene sus particularidades, ventajas e indicaciones específicas en función de las características individuales de los pacientes.

LASIK (queratomileusis in situ asistida por láser)

El LASIK es una de las técnicas de cirugía refractiva más populares y practicadas en el mundo. Es especialmente apreciada por su carácter **rápido y mínimamente invasivo** y por la **recuperación visual casi inmediata** que ofrece.

El procedimiento LASIK

El procedimiento LASIK consta de varias fases:

1. **Creación del colgajo corneal**: La primera etapa del LASIK consiste en crear un pequeño colgajo en el espesor de la córnea. Este colgajo, de aproximadamente 100 a 120 micras de grosor, se levanta utilizando un microqueratomo mecánico o un láser de femtosegundo. El colgajo permanece unido a la córnea por una fina bisagra.

2. **Reesculpir la córnea con el** láser excimer: Una vez levantado el colgajo, el cirujano utiliza un láser excimer para volver a esculpir la capa subyacente de la córnea. El láser elimina una capa muy fina de tejido corneal con gran precisión, en función de la corrección que requiera la miopía, la hipermetropía o el astigmatismo del paciente.

3. **Reinstalación del colgajo corneal**: Tras remodelar la córnea, el colgajo se recoloca en su posición original, donde se fija sin necesidad de suturas. La cicatrización es rápida, ya que el colgajo protege la parte tratada de la córnea.

Beneficios y recuperación tras LASIK

LASIK ofrece una serie de ventajas:

- **Rápida recuperación**: La mayoría de los pacientes notan una mejoría de la visión a las pocas horas de la intervención, y la visión sigue mejorando en los días siguientes. La reanudación de las actividades cotidianas, incluida la conducción, suele ser posible al día siguiente.
- **Comodidad postoperatoria**: el LASIK causa pocas molestias después de la operación. El colgajo corneal minimiza el dolor y las molestias oculares.

- **Resultados estables**: los resultados del LASIK suelen ser estables a largo plazo, y la mayoría de los pacientes consiguen una visión 10/10 o casi perfecta.

Sin embargo, esta técnica no es adecuada para todos los pacientes. Algunos individuos con una córnea demasiado fina, anomalías corneales o antecedentes de enfermedades oculares no son buenos candidatos para LASIK.

PRK (queratectomía fotorrefractiva)

La PRK es otra técnica de cirugía refractiva con láser y, aunque es algo más antigua que el LASIK, sigue utilizándose ampliamente, sobre todo en pacientes que no pueden someterse a LASIK debido a la delgadez de su córnea u otras características anatómicas.

El proceso PRK

La PRK difiere de la LASIK en la forma en que se aplica el láser a la córnea:

1. **Eliminación del epitelio**: a diferencia del LASIK, la PRK no requiere la creación de un colgajo corneal. En su lugar, el cirujano elimina el epitelio, la fina capa protectora de la superficie de la córnea, mecánicamente o con un láser excimer.

2. **Remodelación de la córnea con** láser excimer: Una vez eliminado el epitelio, se utiliza el láser excimer para remodelar la superficie corneal, del mismo modo que con el LASIK. El láser elimina una fina capa de tejido corneal para corregir el defecto refractivo del paciente.

3. **Cicatrización y protección**: Una vez finalizado el tratamiento, se coloca una lente de contacto terapéutica sobre la córnea para proteger el ojo y favorecer la

cicatrización del epitelio. Esta lente se mantiene durante unos días, hasta que el epitelio vuelve a crecer.

Beneficios y recuperación tras la PRK

- **Adecuada para córneas finas**: la PRK se suele recomendar a pacientes cuyas córneas son demasiado finas para LASIK o a aquellos con riesgo de complicaciones relacionadas con la creación del colgajo corneal.
- **Resultados similares a LASIK**: A largo plazo, los resultados visuales obtenidos con PRK son similares a los de LASIK, con altos índices de satisfacción de los pacientes.

Sin embargo, **la recuperación visual tras la PRK** lleva más tiempo. La cicatrización del epitelio puede tardar varios días, y la visión puede permanecer borrosa o fluctuar durante una o dos semanas. Los pacientes también pueden experimentar molestias o incluso dolor ocular de leve a moderado durante la fase de cicatrización.

Comparación entre LASIK y PRK

Aunque tanto LASIK como PRK pretenden mejorar la visión corrigiendo los errores refractivos, estas técnicas difieren en su enfoque y recuperación.

- **Recuperación visual**: La recuperación visual es más rápida con LASIK, con una visión clara al día siguiente de la operación. La PRK, en cambio, requiere más paciencia, y la cicatrización tarda varios días o incluso semanas.
- **Comodidad postoperatoria**: el LASIK suele ser menos incómodo, gracias a la conservación del colgajo corneal. La PRK puede asociarse a más molestias durante el periodo de cicatrización, debido a la exposición de la córnea al aire hasta que el epitelio vuelve a crecer.

- **Indicaciones**: El LASIK suele preferirse cuando la córnea del paciente es suficientemente gruesa, mientras que la PRK es más adecuada para pacientes con córneas finas o anomalías corneales.

Riesgos y posibles complicaciones

Aunque LASIK y PRK son técnicas seguras y probadas, existen **riesgos potenciales** asociados a cualquier procedimiento quirúrgico. Entre las posibles complicaciones se incluyen:

- **Sequedad ocular**: LASIK y PRK pueden provocar una reducción temporal de la producción de lágrimas, con la consiguiente sequedad ocular. Este fenómeno suele ser transitorio, pero a veces puede persistir en determinados pacientes.
- **Alteraciones de la visión nocturna**: algunos pacientes pueden experimentar halos de luz o visión borrosa por la noche, sobre todo después del LASIK. Estos síntomas tienden a disminuir con el tiempo.
- **Corrección insuficiente o excesiva**: en raras ocasiones, la corrección visual obtenida puede no ser perfecta, lo que hace necesario un retoque quirúrgico para ajustar el resultado.

  ○ Tratamiento quirúrgico del glaucoma

El tratamiento quirúrgico del glaucoma es un paso crucial en la gestión de esta enfermedad ocular crónica que, si no se trata, puede conducir a una pérdida irreversible de la visión. El glaucoma se caracteriza principalmente por un aumento de la presión intraocular (PIO), que daña progresivamente el nervio óptico. Aunque el tratamiento de primera línea suele ser médico, con el uso de colirios hipotensores, a veces es necesaria la cirugía para controlar la presión ocular cuando los tratamientos farmacológicos ya no son suficientes. Existen varios enfoques quirúrgicos para tratar el glaucoma, cada uno adaptado a la gravedad de la enfermedad y a la respuesta individual del paciente.

Glaucoma: una enfermedad insidiosa

El glaucoma es una de las principales causas de ceguera en todo el mundo. Existen varias formas de glaucoma, pero las más comunes son el glaucoma de ángulo abierto y el glaucoma de ángulo cerrado. En ambos casos, el mecanismo de la enfermedad se basa en un desequilibrio entre la producción y la evacuación del humor acuoso, el líquido transparente que nutre el ojo y mantiene estable su presión interna. Cuando este líquido no se evacua correctamente, aumenta la presión en el interior del ojo, comprimiendo el nervio óptico y dañando progresivamente las fibras nerviosas encargadas de transmitir las señales visuales al cerebro.

El glaucoma de ángulo abierto suele ser asintomático en sus fases iniciales, lo que lo convierte en un "ladrón silencioso de la vista", ya que puede progresar durante años antes de que la pérdida de visión sea perceptible. En una fase avanzada, el daño al nervio óptico es irreversible, razón por la cual la detección precoz y el tratamiento adecuado son tan importantes para prevenir el deterioro grave de la visión.

Cuando la cirugía es necesaria en el tratamiento del glaucoma

El tratamiento quirúrgico del glaucoma se plantea cuando los colirios y otros tratamientos farmacológicos no consiguen controlar suficientemente la presión intraocular. En algunos pacientes, el uso de colirios hipotensores puede perder eficacia con el tiempo, mientras que en otros, los efectos secundarios limitan su uso a largo plazo.

El principal objetivo de la cirugía del glaucoma es **reducir la presión intraocular** facilitando la evacuación del humor acuoso o reduciendo su producción. Existen varias técnicas quirúrgicas, y la elección del método depende de varios factores, como la forma del glaucoma, la respuesta a tratamientos anteriores y las características anatómicas del ojo.

Las principales técnicas quirúrgicas para el glaucoma

Trabeculectomía: la técnica clásica

La trabeculectomía es una de las intervenciones más frecuentes en el tratamiento del glaucoma. Su objetivo es crear una nueva vía para la evacuación del humor acuoso evitando el sistema de drenaje natural del ojo, que suele ser disfuncional en el glaucoma de ángulo abierto.

Procedimiento de trabeculectomía :

1. El cirujano hace una pequeña incisión en la esclerótica, la pared blanca del ojo.
2. A continuación, crea una pequeña válvula, denominada "colgajo", a través de la cual el humor acuoso puede drenar hacia una bolsa de filtración situada bajo la conjuntiva (la membrana transparente que recubre la esclerótica). Esta bolsa, o burbuja de filtración, se forma bajo el párpado superior y es invisible desde el exterior.
3. La presión intraocular disminuye a medida que el humor acuoso escapa gradualmente del ojo a través de este nuevo canal.

Ventajas e inconvenientes:

- **Ventajas**: La trabeculectomía es eficaz para reducir la presión intraocular, sobre todo en pacientes con glaucoma avanzado o difícil de controlar. Proporciona una reducción significativa y duradera de la presión.

- **Desventajas**: Como cualquier intervención quirúrgica, la trabeculectomía conlleva riesgos, como infección, inflamación e hipotonía (presión intraocular baja). Se requieren cuidados postoperatorios rigurosos para vigilar el desarrollo de la burbuja de filtración y prevenir complicaciones.

Dispositivos de drenaje: tubos e implantes

Cuando la trabeculectomía es inadecuada o insuficiente, o en pacientes con alto riesgo de complicaciones, pueden utilizarse dispositivos de drenaje, también conocidos como **implantes de drenaje**. Estos dispositivos están diseñados para crear una vía alternativa de salida del humor acuoso, regulando así la presión intraocular.

Procedimiento de aplicación :

1. El cirujano coloca un pequeño tubo de silicona en la cámara anterior del ojo (la zona entre la córnea y el iris).
2. El tubo está conectado a una pequeña placa situada bajo la conjuntiva, por donde sale el líquido antes de ser reabsorbido por los tejidos circundantes.

Tipos de implantes : Los más corrientes son los implantes de tipo **Ahmed** o **Baerveldt**. Varían en cuanto a diseño y mecanismo de drenaje, pero el objetivo sigue siendo el mismo: desviar el humor acuoso para evitar que aumente la presión intraocular.

Ventajas e inconvenientes:

- **Ventajas**: Estos dispositivos son especialmente eficaces en casos de glaucoma refractario o secundario, en los que han fracasado otros tratamientos. Ofrecen una solución a largo plazo para regular la presión intraocular.
- **Desventajas**: La implantación de un tubo presenta riesgos postoperatorios, como el desplazamiento del implante, la

erosión del tubo y la infección. Es necesario un seguimiento estrecho para garantizar que el dispositivo funciona correctamente y que el ojo responde bien al implante.

Trabeculoplastia láser: un enfoque no invasivo

Para algunos pacientes, sobre todo los que padecen glaucoma de ángulo abierto, una alternativa menos invasiva a la cirugía tradicional es **la trabeculoplastia láser**. Esta técnica utiliza un láser para mejorar el drenaje del humor acuoso a través del trabéculo, la zona del ojo por donde normalmente drena el humor acuoso.

Procedimiento de trabeculoplastia :

1. El láser se dirige al trabéculo, donde crea pequeñas quemaduras microscópicas que provocan la contracción y el estiramiento de los tejidos, aumentando la permeabilidad del trabéculo para permitir una mejor salida del humor acuoso.
2. La intervención suele ser rápida, indolora y ambulatoria, con anestesia local.

Ventajas e inconvenientes:

- **Ventajas**: La trabeculoplastia es un procedimiento relativamente sencillo y no invasivo, con un tiempo de recuperación rápido y poco riesgo de complicaciones importantes. Puede reducir significativamente la presión intraocular en algunos pacientes, retrasando la necesidad de una cirugía más extensa.
- **Desventajas**: Los efectos de la trabeculoplastia pueden ser temporales, y algunos pacientes requieren tratamientos repetidos para mantener la presión a un nivel controlado.

Nuevas técnicas quirúrgicas: cirugía mínimamente invasiva del glaucoma (MIGS)

En los últimos años han surgido nuevas técnicas mínimamente invasivas, conocidas como **MIGS (Minimally Invasive Glaucoma Surgery)**, que ofrecen soluciones menos invasivas con un perfil de riesgo reducido.

Las técnicas MIGS incluyen el uso de dispositivos como el **iStent** o el **Xen Gel Stent**, diminutos implantes colocados en el sistema de drenaje natural del ojo para facilitar la evacuación del humor acuoso. Estos procedimientos suelen realizarse junto con la cirugía de cataratas, y ofrecen ventajas en términos de recuperación rápida y mayor seguridad que los métodos tradicionales.

Seguimiento postoperatorio y resultados quirúrgicos

Sea cual sea la técnica utilizada, el éxito de la cirugía del glaucoma depende en gran medida de **un seguimiento postoperatorio riguroso**. En las semanas siguientes a la operación, es necesario realizar consultas periódicas para controlar la presión intraocular, la evolución de la cicatrización y la aparición de posibles complicaciones.

Por lo general, los pacientes deben utilizar **colirios antiinflamatorios y antibióticos** para favorecer la cicatrización y prevenir infecciones. En algunos casos, pueden ser necesarios más ajustes, como reabrir el canal de drenaje si se cierra parcialmente o añadir tratamientos médicos adicionales.

En cuanto a los resultados, la mayoría de los pacientes consiguen estabilizar su presión intraocular a un nivel aceptable, reduciendo así el riesgo de progresión del glaucoma. Sin embargo, el seguimiento a largo plazo es esencial, ya que el glaucoma sigue siendo una enfermedad crónica y progresiva.

○ Trasplantes de córnea

Los trasplantes de córnea, también conocidos como **queratoplastia**, son importantes procedimientos quirúrgicos oftalmológicos diseñados para sustituir una córnea dañada por una córnea sana de un donante. La córnea, la fina capa transparente situada en la parte anterior del ojo, desempeña un papel crucial en la visión al permitir que la luz entre en el ojo y se enfoque correctamente en la retina. Cuando se daña o se vuelve opaca, puede provocar visión borrosa, distorsionada o incluso la pérdida total de la visión. Por ello, el trasplante de córnea suele ser la única opción para recuperar la vista en pacientes que sufren patologías corneales avanzadas.

Indicaciones para un trasplante de córnea

El trasplante de córnea está indicado en varias situaciones, principalmente cuando la córnea está demasiado dañada o es demasiado irregular para permitir una buena visión y los tratamientos conservadores, como colirios o lentes de contacto especiales, ya no son eficaces.

Entre las afecciones que pueden requerir un trasplante de córnea se incluyen:

- **Queratocono**: Se trata de una enfermedad degenerativa en la que la córnea se adelgaza gradualmente y adquiere una forma cónica irregular, lo que provoca una visión muy distorsionada.
- **Opacificación corneal**: puede ser consecuencia de una infección grave (como la queratitis herpética), una lesión o complicaciones tras una intervención quirúrgica. En estos casos, la córnea se vuelve opaca, impidiendo que la luz pase correctamente.
- **Distrofias corneales**: Ciertas enfermedades hereditarias, como la distrofia de Fuchs, afectan a las capas internas de la córnea, provocando una acumulación de líquido e

hinchazón de la córnea, lo que da lugar a una visión borrosa y dolorosa.

- **Traumatismos**: Las lesiones oculares graves, ya sean causadas por objetos penetrantes o sustancias químicas, pueden dañar irreparablemente la córnea y requerir un injerto para recuperar la visión.

En muchos casos, un trasplante de córnea puede devolver una visión clara y funcional. Sin embargo, la decisión de proceder a un trasplante se toma tras una evaluación exhaustiva del oftalmólogo, teniendo en cuenta el estado general del ojo, otras estructuras oculares y las posibilidades de éxito de la operación.

Los distintos tipos de trasplante de córnea

Existen varios tipos de injerto corneal, adaptados a las distintas patologías y a la gravedad de la enfermedad corneal. Las principales diferencias entre estas técnicas son la cantidad de tejido corneal sustituido y la capa específica de la córnea a la que se dirige.

Queratoplastia transfixiante (PK) o injerto corneal de espesor total

La queratoplastia transfixiante, también conocida como **injerto penetrante**, es el método más antiguo y tradicional. Consiste en extirpar **todo el** espesor de **la córnea dañada** y sustituirla por una córnea donante sana. Este tipo de injerto se utiliza cuando todas las capas de la córnea están afectadas, ya sea como consecuencia de un traumatismo, una infección o una enfermedad degenerativa.

Procedimiento de queratoplastia transfixiante :

1. El cirujano corta un círculo en la córnea del paciente, normalmente en el centro, y extrae una sección de la córnea dañada.

2. A continuación, se ajusta cuidadosamente una sección de córnea sana, tomada de un donante, y se sutura en su lugar con puntos extremadamente finos.

Ventajas e inconvenientes:

- **Ventajas**: Este tipo de injerto puede utilizarse para tratar patologías que afectan a todo el espesor de la córnea y ofrece excelentes resultados visuales a largo plazo.
- **Desventajas**: La recuperación de la queratoplastia transfixiante puede ser larga, a menudo de varios meses, ya que el ojo necesita cicatrizar adecuadamente. Las suturas suelen retirarse gradualmente a lo largo de varios meses. Además, como el injerto implica la sustitución de toda la córnea, el riesgo de rechazo es mayor que con otros tipos de injerto.

Queratoplastia lamelar anterior (ALK/DALK)

En algunos casos, sólo se ve afectada la parte anterior de la córnea. **La queratoplastia lamelar anterior profunda (DALK)** es una técnica que consiste en extirpar únicamente las capas superficiales e intermedias de la córnea, preservando las capas más profundas, como la membrana de Descemet y el endotelio, que son estructuras esenciales para regular los fluidos del ojo.

Procedimiento DALK :

1. El cirujano retira las capas dañadas de la córnea hasta una profundidad precisa.
2. A continuación, la zona extirpada se sustituye por un injerto de córnea sana procedente de un donante, que se coloca y sutura en su lugar.

Ventajas e inconvenientes:

- **Ventajas**: La DALK tiene un menor riesgo de rechazo que la queratoplastia transfixiante, porque se conservan las capas más profundas de la córnea. Además, el tiempo de recuperación suele ser más corto y la estructura del ojo permanece más estable.

- **Desventajas**: La técnica es más compleja y requiere una gran precisión quirúrgica. Si la operación no consigue preservar las capas profundas, puede convertirse en una queratoplastia transfixiante.

Queratoplastia endotelial (DMEK, DSAEK)

Cuando sólo está dañada la capa interna de la córnea (el endotelio), como en los casos de distrofia de Fuchs, se prefiere **la queratoplastia endotelial**. Esta técnica permite sustituir únicamente el endotelio y la membrana de Descemet, conservando las capas superficiales de la córnea.

Existen dos tipos principales de queratoplastia endotelial:

- **DSAEK (Queratoplastia** Endotelial **Automatizada con Descemet Stripping)**: El cirujano retira el endotelio dañado y una fina capa de estroma, y a continuación inserta un injerto que contiene endotelio sano y una pequeña capa de estroma.
- **DMEK (queratoplastia endotelial con membrana de Descemet)**: Esta técnica es aún más precisa y consiste en injertar únicamente la membrana de Descemet y el endotelio. El injerto es extremadamente fino y no contiene ninguna otra capa de tejido corneal.

Ventajas e inconvenientes:

- **Ventajas**: La queratoplastia endotelial permite una recuperación visual más rápida que la queratoplastia transfixiante, ya que sólo se sustituye una pequeña parte de la córnea. El riesgo de rechazo también es mucho menor. Además, los pacientes suelen recuperar una visión clara en pocas semanas, lo que es más rápido que con otros tipos de trasplante.

- **Desventajas**: El injerto endotelial es más técnico y delicado, ya que requiere una manipulación cuidadosa del injerto, que es extremadamente fino y frágil.

El proceso de trasplante: preparación y recuperación

Antes del trasplante, se realiza una evaluación completa del ojo del paciente, que incluye exámenes para medir el grosor y la transparencia de la córnea y el estado general de las demás estructuras oculares. El trasplante también requiere un donante de córnea, que suele tomarse post mortem de un donante compatible. Las córneas se examinan cuidadosamente para garantizar su calidad antes del trasplante.

Recuperación postoperatoria

La recuperación tras un trasplante de córnea depende del tipo de trasplante realizado. Por lo general, los pacientes deben utilizar **colirios antiinflamatorios y antibióticos** durante varias semanas o meses para favorecer la cicatrización y prevenir infecciones. Las visitas periódicas de seguimiento son esenciales para vigilar la cicatrización y comprobar la integridad del injerto.

En los injertos de espesor total (TG), la cicatrización es más lenta y las suturas se retiran gradualmente a lo largo de un periodo de seis a doce meses. Los pacientes también pueden necesitar gafas o lentes de contacto para corregir la visión residual borrosa, ligada al astigmatismo inducido por las suturas.

Riesgos y complicaciones

Aunque el trasplante de córnea suele ser un procedimiento satisfactorio, conlleva ciertos riesgos:

- **Rechazo del injerto**: se produce cuando el sistema inmunitario del paciente reconoce el injerto como tejido extraño e intenta atacarlo. Los signos de rechazo incluyen enrojecimiento, dolor ocular, visión borrosa o aumento de la sensibilidad a la luz. En muchos casos, el rechazo puede tratarse con colirios inmunosupresores, pero puede ser necesario un nuevo trasplante si persiste el rechazo.

- **Infecciones**: Como en cualquier intervención quirúrgica, existe riesgo de infección, pero éste se reduce al mínimo mediante el uso de colirios antibióticos postoperatorios.
- **Astigmatismo**: Tras un trasplante de córnea, los pacientes pueden desarrollar astigmatismo, que requiere corrección óptica.

Resultados y éxito a largo plazo

Los resultados de los trasplantes de córnea suelen ser excelentes, con una tasa de éxito muy elevada. Muchos pacientes recuperan una visión clara y funcional tras la operación, aunque algunos pueden seguir necesitando correcciones ópticas para afinar su visión. Gracias a los avances en las técnicas quirúrgicas y los tratamientos postoperatorios, los trasplantes de córnea permiten ahora a muchas personas con patologías corneales graves recuperar una calidad de vida visual óptima.

Preparación preoperatoria
  ° Preparación del paciente para la cirugía (higiene ocular, ansiolisis)

La preparación del paciente para la cirugía ocular es un paso crucial para maximizar las posibilidades de éxito de la operación y reducir al mismo tiempo el riesgo de complicaciones. Esta fase preoperatoria incluye tanto medidas higiénicas rigurosas como estrategias para controlar la ansiedad del paciente, que suele estar presente antes de la cirugía, sobre todo cuando se trata de los ojos, un órgano sensible y vital para la calidad de vida. Una preparación cuidadosa no sólo favorece una cirugía sin complicaciones, sino también una recuperación postoperatoria más rápida y cómoda.

La importancia de la higiene ocular preoperatoria

La higiene ocular es un aspecto esencial de la preparación de un paciente para una intervención quirúrgica. El ojo, al ser una estructura especialmente propensa a las infecciones, debe limpiarse y desinfectarse cuidadosamente para minimizar el riesgo de complicaciones postoperatorias, como la endoftalmitis, una infección grave que puede causar daños irreversibles.

Limpieza ocular

La limpieza de la zona periocular, incluidos los párpados, las pestañas y la piel circundante, es un paso esencial antes de cualquier cirugía ocular. Este procedimiento elimina impurezas, secreciones oculares, restos de maquillaje y microorganismos que puedan entrar en el ojo durante la operación.

Estas son las medidas de limpieza más utilizadas:

- **Limpieza de párpados y pestañas**: A menudo se pide a los pacientes que se laven bien la cara con una solución suave o jabón antiséptico antes de acudir a la clínica el día de la intervención. Los párpados y las pestañas deben estar limpios de maquillaje, sebo y suciedad acumulada, ya que estos residuos pueden aumentar el riesgo de infección.
- **Toallitas estériles**: En algunos casos, se utilizan toallitas oculares especiales que contienen soluciones antisépticas para limpiar a fondo la zona periocular. El personal médico suele realizar esta limpieza justo antes de la operación para asegurarse de que la zona está libre de cualquier contaminante.
- **Colirio antiséptico**: antes de una intervención quirúrgica, se suele instilar en el ojo un colirio antiséptico con povidona yodada para reducir la carga bacteriana de la superficie ocular. Este procedimiento sencillo pero eficaz es una medida preventiva esencial contra la infección.

Prevención de infecciones

Para minimizar aún más el riesgo de infección postoperatoria, se recomienda que los pacientes dejen de utilizar lentes de contacto varios días antes de la cirugía, especialmente en casos de cirugía refractiva o trasplante de córnea. Las lentes de contacto pueden causar microirritación de la superficie ocular, aumentando el riesgo de inflamación o infección durante y después de la cirugía. Además, a algunos pacientes se les pueden administrar colirios antibióticos profilácticos unos días antes de la cirugía para prevenir cualquier infección relacionada con la flora microbiana natural del ojo.

Manejo de la ansiedad preoperatoria: ansiolisis

La ansiedad es una reacción común en los pacientes antes de una intervención quirúrgica ocular, y gestionarla eficazmente es esencial para garantizar la comodidad y la cooperación del paciente durante el procedimiento. Dado que el ojo es una zona extremadamente sensible, la mera idea de someterse a una intervención quirúrgica puede asustar al paciente, sobre todo porque estas intervenciones suelen realizarse con anestesia local, por lo que el paciente permanece despierto durante todo el procedimiento.

La importancia del apoyo psicológico

La primera herramienta para controlar la ansiedad **es un apoyo psicológico** de calidad. Es esencial que el personal médico dedique tiempo a explicar al paciente cómo se llevará a cabo la operación de forma clara y tranquilizadora. Cuanto más sepa el paciente lo que va a pasar, menos incertidumbre y ansiedad sentirá.

Las consultas preoperatorias son un momento ideal para establecer esta confianza. El oftalmólogo debe explicar con detalle :

- **El transcurso de la operación**: Explica las fases de la operación, incluida la preparación, la anestesia, el momento de la operación y el postoperatorio.
- **Sensaciones esperadas**: Informar al paciente sobre las sensaciones que puede experimentar durante la operación (ligera presión, luces brillantes, pero sin dolor gracias a la anestesia local) ayuda a reducir la aprensión.
- **Tasas de éxito** y riesgos: Hablar de los beneficios esperados de la cirugía, mencionando al mismo tiempo los posibles riesgos, ayuda a los pacientes a evaluar mejor la situación y a sentirse implicados en su cuidado.

Uso de ansiolíticos

Para los pacientes con ansiedad marcada, puede considerarse el uso de **ansiolíticos**. Estos fármacos se prescriben en forma de comprimidos o se administran por vía intravenosa justo antes de la intervención quirúrgica para ayudar a relajar al paciente sin dormirlo por completo. Los ansiolíticos de uso común, como las benzodiacepinas (por ejemplo, diazepam o lorazepam), inducen un estado de relajación al tiempo que permiten al paciente permanecer despierto y seguir las instrucciones del cirujano.

Es importante ajustar la dosis de ansiolíticos en función del nivel de ansiedad del paciente y de su historial médico. La sedación ligera permite que el paciente permanezca consciente y lo suficientemente relajado para tolerar las luces brillantes del microscopio quirúrgico y la presencia de instrumentos quirúrgicos alrededor del ojo.

Anestesia local y sedación consciente

La mayoría de las operaciones oculares, como la cirugía de cataratas o los procedimientos de corrección refractiva, se realizan con **anestesia** local, mediante colirios anestésicos o una inyección local para adormecer el ojo. Esta anestesia garantiza que el paciente no sienta dolor durante la operación y se mantenga alerta y colaborador.

Para mejorar la comodidad del paciente y evitar movimientos bruscos que puedan comprometer la seguridad de la intervención, puede utilizarse **una sedación** consciente como complemento de la anestesia local. Esta ligera sedación permite que el paciente se sienta relajado y a veces ligeramente somnoliento, pero capaz de responder a las sencillas instrucciones del cirujano.

Medidas preoperatorias específicas según la cirugía

Algunos procedimientos oculares requieren preparaciones específicas adicionales.

- **Para la cirugía refractiva (LASIK, PRK)**: se aconseja a los pacientes que dejen de usar sus lentes de contacto blandas una o dos semanas antes de la operación, ya que las lentes pueden alterar temporalmente la forma de la córnea, afectando a la precisión de las mediciones preoperatorias.

- **Para la cirugía de cataratas**: se puede pedir a los pacientes que no coman ni beban durante varias horas antes de la operación, especialmente si se ha previsto sedación intravenosa. También es esencial comentar cualquier medicación que el paciente tome regularmente, en particular los anticoagulantes, que pueden tener que ajustarse antes de la intervención.

- **Para los trasplantes de córnea**: además de las medidas habituales, pueden realizarse otras pruebas para comprobar la compatibilidad del injerto y asegurarse de que el ojo del paciente está preparado para recibirlo.

◦ Gestión del material e instrumental quirúrgico

La gestión de los equipos e instrumentos quirúrgicos en oftalmología es un proceso esencial que desempeña un papel fundamental en el éxito de las operaciones. Desde procedimientos complejos, como la cirugía de cataratas y los trasplantes de córnea, hasta intervenciones más rutinarias, como la corrección refractiva, una gestión meticulosa del instrumental y los equipos garantiza la seguridad del paciente, una atención eficaz y una cirugía precisa. Cada paso, desde la preparación de los instrumentos hasta su mantenimiento después del uso, es crucial para minimizar el riesgo de infección y optimizar el proceso quirúrgico.

La importancia de la gestión de equipos en oftalmología

En un campo en el que la precisión es primordial, los equipos e instrumentos quirúrgicos oftalmológicos deben cumplir normas estrictas de rendimiento, seguridad y esterilización. Las intervenciones en estructuras tan delicadas como el ojo exigen una preparación meticulosa y un mantenimiento riguroso de los instrumentos, porque el más mínimo fallo puede provocar complicaciones graves, como infecciones, lesiones o pérdida de visión.

El equipo oftalmológico incluye dispositivos tecnológicos de vanguardia, como láseres para la corrección refractiva y microscopios quirúrgicos, así como instrumentos quirúrgicos más tradicionales, como pinzas, tijeras microscópicas y cánulas. La buena gestión de estos instrumentos no sólo depende de su esterilización, sino también de un conocimiento profundo de su funcionamiento y manejo.

Preparación del material quirúrgico antes de la intervención

Antes de cualquier operación quirúrgica, es esencial preparar cuidadosamente el instrumental y el equipo para garantizar que todo esté listo y en perfecto estado de funcionamiento. Esta fase suele ser responsabilidad de un equipo especializado, normalmente formado por enfermeras especializadas o técnicos de quirófano.

Comprobación y calibración de equipos

El primer paso en la preparación es comprobar que todo el equipo electrónico y óptico necesario para la operación está en buen estado de funcionamiento. Esto incluye equipos como :

- **Microscopios quirúrgicos**: Estos aparatos permiten al cirujano visualizar el ojo con extrema precisión durante la operación. Deben calibrarse correctamente antes de cada intervención para garantizar una imagen nítida y sin distorsiones. Una calibración incorrecta podría provocar errores quirúrgicos.
- **Láseres**: ya sea para LASIK, cirugía refractiva o tratamientos como la trabeculoplastia láser para el glaucoma, los láseres deben probarse y ajustarse en función de las necesidades específicas de la operación. La precisión en la potencia y el enfoque del rayo láser es esencial para un tratamiento eficaz.
- **Facoemulsificadores**: Estos dispositivos se utilizan para fragmentar y aspirar el cristalino durante la cirugía de cataratas. Su funcionamiento debe comprobarse antes de cada uso, sobre todo en lo que respecta a la potencia de los ultrasonidos y la aspiración.

Esterilización del instrumental quirúrgico

La esterilización es la etapa más crítica en la preparación del instrumental quirúrgico. En oftalmología, donde las operaciones suelen ser delicadas y tener lugar en entornos reducidos y estériles, la más mínima contaminación puede provocar infecciones graves como la endoftalmitis.

El proceso de esterilización comienza con una limpieza a fondo del instrumental para eliminar cualquier residuo o partícula orgánica. Tras la limpieza, los instrumentos se desinfectan y esterilizan, normalmente en un **autoclave**, un aparato que utiliza vapor a alta presión para eliminar todos los microorganismos, incluidas las esporas.

Las etapas clave de la esterilización incluyen :

- **Limpieza inicial**: los instrumentos deben limpiarse a fondo con soluciones detergentes y, en algunos casos, introducirse en cubas de ultrasonidos para eliminar los residuos. Esta etapa es crucial para una esterilización eficaz.
- **Esterilización por autoclave**: A continuación, los instrumentos se colocan en envases estériles y se someten a esterilización a alta temperatura y presión en un autoclave. Los instrumentos sensibles que no soportan altas temperaturas pueden esterilizarse con óxido de etileno o radiación.
- **Control de indicadores**: a menudo se utilizan indicadores específicos para garantizar que la esterilización se ha completado con éxito. Estos indicadores químicos o biológicos cambian de color para confirmar que los instrumentos han alcanzado las condiciones necesarias para una esterilización completa.

Preparación de sets quirúrgicos

Una vez esterilizados, los instrumentos se colocan cuidadosamente en bandejas quirúrgicas según el tipo de operación prevista. Cada operación requiere un instrumental específico. Por ejemplo, la cirugía de cataratas requiere cánulas para inyección y aspiración, pinzas microscópicas y un dispositivo de facoemulsificación, mientras que un trasplante de córnea requiere tijeras especiales para cortar el injerto.

Estos juegos se preparan antes de la operación para que cada instrumento esté al alcance del cirujano cuando lo necesite. Esto garantiza una operación fluida y minimiza las interrupciones, lo que es especialmente importante en operaciones delicadas como las del ojo.

Gestión del equipo durante la operación

Durante la operación, la gestión de los instrumentos y el equipo es un trabajo de equipo que requiere una coordinación perfecta entre el cirujano y el personal de quirófano.

Papel del personal de enfermería y de los técnicos

Las enfermeras de quirófano desempeñan un papel esencial en la gestión de los instrumentos durante la cirugía. Deben asegurarse de que cada instrumento utilizado permanece estéril y se suministra al cirujano a tiempo. También son responsables de controlar los equipos electrónicos para garantizar que funcionan correctamente durante toda la operación. Por ejemplo, durante la cirugía de cataratas, regulan la succión del facoemulsificador o ajustan el microscopio en función de las necesidades del cirujano.

Equipos de control y consumibles

La supervisión en tiempo real de equipos como facoemulsificadores, láseres o microscopios quirúrgicos es esencial para garantizar el buen funcionamiento de la operación. En caso de avería o mal funcionamiento, el personal técnico debe estar preparado para intervenir rápidamente para ajustar o sustituir los equipos defectuosos.

Los consumibles utilizados durante la cirugía, como los líquidos de irrigación o las lentes intraoculares (para la cirugía de cataratas), también deben prepararse con antelación y estar disponibles en diversas variantes, en función de las necesidades particulares de cada paciente.

Cuidado y mantenimiento del equipo después de la operación

La gestión del material quirúrgico no termina después de la operación. Una vez finalizada la operación, es esencial limpiar, desinfectar y mantener cuidadosamente el instrumental para garantizar su longevidad y rendimiento en futuras operaciones.

Limpieza y desinfección tras la operación

Después de cada operación, los instrumentos utilizados se introducen inmediatamente en soluciones desinfectantes para evitar que los residuos orgánicos se sequen. A continuación, se someten al proceso de limpieza y esterilización descrito anteriormente. Los equipos electrónicos y los dispositivos no invasivos, como microscopios y láseres, se limpian con toallitas desinfectantes adecuadas para evitar cualquier riesgo de contaminación cruzada.

Mantenimiento preventivo de los equipos

El mantenimiento preventivo de los equipos quirúrgicos es esencial para evitar averías imprevistas y garantizar un funcionamiento óptimo. Los microscopios, láseres, facoemulsificadores y otros dispositivos oftalmológicos deben revisarse periódicamente. Esto incluye calibrar los sistemas ópticos, comprobar los componentes mecánicos y actualizar el software de los dispositivos electrónicos.

Un control riguroso del estado de cada instrumento contribuye a prolongar su vida útil y a garantizar que el rendimiento de los equipos se mantenga constante, proporcionando una seguridad óptima a los pacientes.

○   Cumplimiento de los protocolos de esterilidad

El cumplimiento de los protocolos de esterilidad es un requisito fundamental en el entorno médico, especialmente en cirugía oftalmológica, donde las operaciones en estructuras tan delicadas como el ojo exigen un rigor extremo. El cumplimiento de estos protocolos tiene por objeto prevenir las infecciones postoperatorias, que pueden tener graves consecuencias, como la endoftalmitis, una infección intraocular que puede provocar la pérdida de visión. Estos protocolos abarcan todas las fases del proceso quirúrgico, desde la preparación del paciente y la formación del personal hasta la gestión del instrumental y el equipo. El más mínimo fallo en la aplicación de estas normas puede comprometer la seguridad del paciente y afectar al éxito de la operación.

¿Por qué son esenciales los protocolos de esterilidad en oftalmología?

En oftalmología, la esterilidad reviste especial importancia porque las intervenciones quirúrgicas suelen realizarse en estructuras delgadas y expuestas, como la córnea, el cristalino o la retina. Estos tejidos son extremadamente sensibles y vulnerables a las infecciones. La más mínima contaminación por microorganismos puede dar lugar a complicaciones graves, desde inflamaciones hasta infecciones graves como conjuntivitis bacteriana, queratitis o endoftalmitis.

El cumplimiento de los protocolos de esterilidad ayuda a minimizar estos riesgos. Estos protocolos, que incluyen normas estrictas de desinfección y esterilización, gestión del instrumental y preparación del personal y los pacientes, garantizan que el entorno quirúrgico sea lo más estéril posible. Es imprescindible seguir rigurosamente todos los pasos, ya que incluso una contaminación microscópica puede tener consecuencias importantes.

Etapas clave en el cumplimiento de los protocolos de esterilidad

El cumplimiento de los protocolos de esterilidad en cirugía oftalmológica implica un enfoque global que abarca varios aspectos: la preparación del paciente, la esterilización del instrumental, la gestión del equipo y la aplicación de medidas estrictas para limitar la contaminación durante la operación.

Preparación del paciente y del quirófano

El primer paso para garantizar la esterilidad es preparar adecuadamente al paciente y el quirófano. El paciente, al igual que el entorno en el que tendrá lugar la operación, debe prepararse cuidadosamente para evitar que se introduzcan bacterias o microorganismos en el ojo.

- **Preparación del paciente**: El paciente debe limpiarse y desinfectarse antes del procedimiento, especialmente la zona periocular. A menudo se recomienda lavar la cara con una solución antiséptica, y los párpados y las pestañas deben desinfectarse con toallitas estériles impregnadas de soluciones desinfectantes (como povidona yodada). Este paso es esencial, ya que los párpados y las pestañas son zonas donde pueden proliferar las bacterias. Además, a menudo se instilan colirios antisépticos para reducir la carga bacteriana en la superficie del ojo.

- **Preparación del quirófano**: El quirófano debe esterilizarse antes de la operación. Todo el material no desechable debe desinfectarse cuidadosamente, mientras que los instrumentos quirúrgicos, una vez esterilizados, se colocan en bandejas estériles y se manipulan con guantes estériles. La sala debe mantenerse a una temperatura y humedad controladas para limitar la proliferación bacteriana.

Esterilización del instrumental quirúrgico

Uno de los pilares del cumplimiento de los protocolos de esterilidad en cirugía es la **esterilización del instrumental quirúrgico**. Estos instrumentos, que están en contacto directo con las estructuras internas del ojo, deben estar libres de cualquier contaminación para evitar infecciones.

- **Limpieza del instrumental** : Antes de cualquier esterilización, los instrumentos deben limpiarse cuidadosamente para eliminar cualquier rastro de materia orgánica, como tejidos o sangre, que podría proteger a las bacterias de la acción esterilizadora. A menudo, los instrumentos se sumergen en cubas de ultrasonidos que contienen soluciones de limpieza especiales para eliminar los residuos.

- **Procedimiento de esterilización**: El método de esterilización más común es el **autoclave**, que esteriliza los instrumentos utilizando vapor a alta presión y temperatura. Este método es extremadamente eficaz para eliminar todos los microorganismos, incluidas las esporas bacterianas, que son especialmente resistentes. A veces se utilizan otros métodos, como la esterilización por óxido de etileno o rayos gamma, para materiales sensibles al calor.

- **Control de la esterilización**: a menudo se incluyen indicadores de esterilidad en los paquetes estériles para garantizar que los instrumentos se han expuesto a condiciones de esterilización adecuadas. Estos indicadores, ya sean químicos o biológicos, garantizan que el proceso de esterilización ha sido totalmente eficaz.

Respeto de las barreras estériles durante la cirugía

Una vez preparados el instrumental y el quirófano, es fundamental mantener las barreras estériles durante toda la operación. Esto incluye normas estrictas para la manipulación del instrumental, la gestión de los equipos operativos y el respeto de las distancias con las zonas no estériles.

- **Ropa estéril**: Todos los miembros del equipo quirúrgico deben llevar ropa estéril, incluidos guantes, mascarillas, batas y cubrecabezas. Estas prendas reducen la dispersión de microorganismos de la piel o las vías respiratorias.

- **Manipulación del instrumental** : Los instrumentos estériles sólo deben ser manipulados por personal que lleve ropa estéril. Se tiene especial cuidado al manipular fórceps, tijeras y otros dispositivos, para asegurarse de que nunca tocan una superficie no estéril. Los instrumentos que no se utilizan durante la operación se colocan en bandejas estériles cubiertas para evitar su contaminación.

- **Limitar los movimientos en la sala**: Para limitar la dispersión de bacterias en el aire, hay que limitar los movimientos alrededor de la mesa de operaciones. Cuanto menor sea el número de movimientos, menor será el riesgo de alterar las barreras estériles.

Gestión de consumibles de un solo uso y residuos

Los consumibles de un solo uso, como jeringuillas, agujas y hojas de bisturí, deben gestionarse cuidadosamente para evitar la contaminación cruzada. Estos artículos se utilizan una sola vez y deben desecharse en contenedores específicos después de su uso. Los residuos biológicos o contaminados, incluidos los materiales utilizados durante la cirugía, deben eliminarse de acuerdo con los protocolos de gestión de residuos médicos, para garantizar la seguridad del equipo quirúrgico y de los demás pacientes.

Formación y rigor del personal médico

El cumplimiento de los protocolos de esterilidad no puede garantizarse sin **una formación rigurosa** del personal médico. Todos los miembros del equipo quirúrgico, desde los cirujanos hasta el personal de enfermería, deben recibir formación periódica sobre técnicas de esterilización, manipulación de instrumentos y medidas de prevención de infecciones.

La aplicación de **procedimientos normalizados** y su repetición rigurosa son cruciales para mantener altos niveles de esterilidad. También es importante que el personal esté formado para reconocer y corregir cualquier infracción de las barreras estériles. Las auditorías periódicas, los recordatorios de protocolos y las actualizaciones sobre buenas prácticas ayudan a mantener una vigilancia constante.

Riesgos de incumplimiento de los protocolos de esterilidad

El incumplimiento de los protocolos de esterilidad puede tener graves consecuencias para los pacientes. Una de las complicaciones más temidas en oftalmología **es la endoftalmitis**, una infección del interior del ojo que puede producirse tras una intervención quirúrgica. Esta grave infección puede provocar daños irreversibles en el globo ocular, incluida la pérdida de visión, si no se trata rápidamente.

Además de las infecciones oculares, el incumplimiento de los protocolos de esterilidad puede aumentar el riesgo de **rechazo** en el caso de los trasplantes de córnea, o provocar una inflamación grave que retrase la cicatrización y afecte a la recuperación visual del paciente.

Asistencia durante la operación
   ◦   Asistencia directa al equipo quirúrgico

La asistencia directa al equipo quirúrgico es un elemento fundamental para el buen desarrollo de las intervenciones quirúrgicas, especialmente en un campo tan preciso y delicado como la oftalmología. Los asistentes quirúrgicos, ya sean enfermeros de quirófano, técnicos especializados u otros miembros del personal de enfermería, desempeñan un papel clave para apoyar al cirujano y garantizar que la operación se desarrolle en las mejores condiciones posibles. Su presencia y su actuación permiten al cirujano concentrarse plenamente en el acto quirúrgico, al tiempo que garantizan que el instrumental, el equipo y las necesidades inmediatas se atienden de forma fluida y coordinada.

Apoyo esencial en la preparación del quirófano

Incluso antes de que comience la operación, el asistente quirúrgico contribuye a la **preparación meticulosa del quirófano**, asegurándose de que todo esté en su sitio para que la operación se desarrolle en un entorno óptimo.

Preparación de instrumentos y equipos

Una de las principales responsabilidades de los auxiliares es garantizar que todo el instrumental y el equipo quirúrgico necesarios para la operación estén disponibles, sean funcionales y, sobre todo, estén esterilizados. Esto incluye:

- **Comprobación del instrumental quirúrgico**: pinzas, tijeras, sondas y otros dispositivos específicos de la cirugía ocular deben estar correctamente dispuestos en bandejas estériles, respetando rigurosos protocolos de esterilización.
- **Preparación de dispositivos electrónicos**: En oftalmología, dispositivos como los facoemulsificadores (utilizados para la cirugía de cataratas), los láseres y los microscopios quirúrgicos son esenciales. El asistente debe comprobar su calibración y correcto funcionamiento antes de la operación, en colaboración con el equipo técnico si es necesario.
- **Organización de la mesa de operaciones**: Los instrumentos deben estar dispuestos de forma ordenada y accesible, según el orden en que vayan a utilizarse durante la operación. Esta previsión ahorra un tiempo precioso y evita interrupciones.

Mantenimiento de la esterilidad

El asistente quirúrgico también desempeña un papel crucial en el **mantenimiento de las condiciones de esterilidad**. Se asegura de que todo lo que entra en contacto con el campo quirúrgico, incluidos los instrumentos y productos utilizados, cumpla las estrictas normas de esterilidad. Cualquier contaminación accidental debe notificarse y corregirse rápidamente para evitar el riesgo de infección.

Asistencia activa durante la operación

Una vez iniciada la intervención quirúrgica, el asistente quirúrgico asume un papel **proactivo**, proporcionando al cirujano los instrumentos que necesita a medida que avanza la operación y garantizando **una gestión dinámica de los procedimientos**.

Anticiparse a las necesidades del cirujano

Una de las aptitudes más importantes del asistente quirúrgico es la capacidad de **anticiparse** a las **necesidades** del cirujano. Un buen conocimiento de las etapas de la intervención permite al asistente entregar el instrumental necesario para cada fase de la operación sin tener que esperar a una petición explícita. Esta anticipación es crucial en momentos en los que cada segundo cuenta y en los que una interrupción podría provocar complicaciones o prolongar innecesariamente la operación.

- **Preparar y entregar el instrumental**: Durante la intervención, el asistente debe estar atento a todos los gestos e indicaciones del cirujano. Entrega los instrumentos de forma estéril, asegurándose de que están listos para su uso (limpios, ajustados o activados si es necesario).
- **Gestión del material fungible**: Además del instrumental, el asistente es responsable del uso de material fungible como compresas, soluciones de irrigación, productos anestésicos y colirios. También debe asegurarse de que siempre haya suficiente material listo para su uso, sobre todo en caso de hemorragia o de cambio de protocolo durante el procedimiento.

Mantener la visibilidad y la hemostasia

Uno de los aspectos más importantes de la asistencia quirúrgica en oftalmología es **mantener un campo operativo despejado**. Esto significa garantizar que el cirujano siempre tenga **una visión clara** de la zona que se está operando, lo cual es esencial para operaciones tan delicadas.

- **Aspiración de fluidos**: los fluidos producidos durante la operación, como la sangre o los líquidos utilizados para irrigar el ojo, deben aspirarse regularmente para mantener limpia la zona operatoria. El asistente se encarga de gestionar la aspiración en tiempo real, a menudo de forma sincronizada con los movimientos del cirujano.
- **Uso de dispositivos de irrigación**: En cirugía ocular, especialmente durante procedimientos como la facoemulsificación, la irrigación es crucial para mantener estable la presión intraocular y evitar la sequedad corneal. El asistente debe supervisar y regular estos dispositivos a medida que avanza el procedimiento.

Respuesta rápida a los imprevistos

Aunque las intervenciones quirúrgicas se planifican cuidadosamente, en cualquier momento pueden surgir imprevistos. El asistente quirúrgico debe ser capaz de **reaccionar con rapidez** ante estas situaciones, ya se trate de una complicación técnica, como un fallo del equipo, o de una contingencia médica, como una hemorragia excesiva.

- **Gestión de emergencias**: Si surge una complicación, el auxiliar suele ser la primera persona que interviene para estabilizar la situación, proporcionando el equipo o las soluciones necesarias, como ajustar los instrumentos de succión, aplicar compresas o utilizar productos hemostáticos.
- **Comunicación eficaz con el equipo**: en una situación de emergencia, es esencial que exista una comunicación clara

y eficaz entre el cirujano y el asistente. El asistente también debe trabajar con otros miembros del equipo (anestesistas, técnicos, enfermeras) para garantizar que las necesidades del cirujano se tengan en cuenta de inmediato.

Después de la operación: gestión de instrumentos y muestras

El papel del asistente no termina al final de la operación. Una vez terminada la operación, es responsable de una serie de importantes tareas **postoperatorias**.

Gestión del instrumental después de la operación

Tras la operación, el asistente es responsable de **limpiar y desinfectar** el instrumental utilizado. Estos deben manipularse con cuidado, siguiendo estrictos procedimientos de descontaminación para evitar infecciones cruzadas entre pacientes.

- **Limpieza previa**: los instrumentos se limpian primero de residuos visibles (sangre, tejido) sumergiéndolos en soluciones limpiadoras o utilizando técnicas ultrasónicas.
- **Preparación para la esterilización**: A continuación, se preparan para pasar por el proceso de esterilización (normalmente en autoclave). El asistente debe asegurarse de que todo el instrumental utilizado está correctamente procesado y listo para su uso posterior.

Control de muestras y recogida de datos

En algunos casos, durante la operación pueden tomarse muestras biológicas (como fragmentos de tejido) para su posterior análisis. El auxiliar suele encargarse **de gestionar estas muestras**, asegurándose de que se identifican correctamente y se envían al laboratorio en las mejores condiciones posibles.

Además, la **recogida de datos** relativos a la operación, como información sobre el instrumental utilizado, las dosis de medicación administradas y los incidentes que hayan podido producirse, forma parte de las responsabilidades posquirúrgicas del asistente. Esta información es crucial para asegurar un seguimiento riguroso del paciente y garantizar la trazabilidad de los procedimientos médicos.

    ◦   Control de los parámetros del paciente (posición, comodidad)

La monitorización de los parámetros del paciente, incluidas la posición y la comodidad, es un aspecto esencial de la gestión operatoria, sobre todo en los procedimientos oftalmológicos, en los que la precisión de los gestos quirúrgicos depende en gran medida de la estabilidad del paciente. Además de controlar las funciones vitales, como la frecuencia cardiaca y la tensión arterial, el personal de enfermería debe asegurarse de que el paciente esté cómodo e inmóvil durante toda la operación. Una atención meticulosa a estos parámetros no sólo asegura que la cirugía se desarrolle sin contratiempos, sino que también garantiza la seguridad y el bienestar del paciente, reduciendo así el riesgo de complicaciones postoperatorias.

La importancia de la posición del paciente durante la cirugía

En cirugía ocular, **la colocación óptima** del paciente es esencial para que el cirujano pueda trabajar con precisión. Una mala colocación no sólo puede dificultar el acceso a las estructuras oculares, sino también provocar movimientos involuntarios que podrían comprometer la operación. En oftalmología, donde cada milímetro cuenta, es crucial que el paciente esté correctamente colocado desde el principio y permanezca inmóvil durante todo el procedimiento.

Posicionamiento inicial

Antes de la operación, el paciente se coloca en la mesa de operaciones en una posición específica, dependiendo del tipo de operación. La posición más habitual para la cirugía oftalmológica es **decúbito supino**, con la cabeza apoyada e inclinada ligeramente hacia atrás para facilitar el acceso al ojo.

- **Alineación con el microscopio quirúrgico**: Una de las primeras tareas del personal de enfermería es asegurarse de que la cabeza del paciente esté correctamente alineada con el microscopio utilizado por el cirujano. El paciente no debe tener que moverse durante la operación. Una vez encontrada la posición ideal, se utilizan soportes acolchados para la cabeza o dispositivos específicos para mantener esta posición estable.
- **Uso de cojines y accesorios**: Para garantizar un confort óptimo, pueden colocarse cojines ergonómicos bajo el cuello o las rodillas del paciente. Estos dispositivos ayudan a prevenir el dolor causado por la posición prolongada y evitan los movimientos reflejos.

Estabilización durante la cirugía

Una vez colocado, es fundamental que el paciente permanezca quieto. Incluso un ligero movimiento involuntario de la cabeza o el cuerpo podría complicar la operación o provocar errores, sobre todo en operaciones delicadas como la facoemulsificación para cataratas o los procedimientos de trasplante de córnea.

- **Fijación blanda**: para evitar que el paciente mueva la cabeza de forma inesperada, pueden utilizarse dispositivos de **estabilización blanda**. El objetivo no es forzar al paciente, sino proporcionarle un soporte tranquilizador que le permita permanecer inmóvil sin sentirse constreñido.
- **Instrucciones y comunicación**: Las enfermeras también desempeñan un papel clave a la hora de explicar al

paciente la importancia de permanecer quieto durante la intervención. Los pacientes suelen estar despiertos durante las operaciones con anestesia local, y una buena comunicación ayuda a garantizar que entienden las instrucciones que deben seguir, como no moverse, respirar con calma y relajarse.

La comodidad del paciente: un factor determinante

La comodidad del paciente está directamente relacionada con su capacidad para permanecer quieto y tolerar la duración de la operación sin molestias. En cirugía oftalmológica, donde algunas operaciones pueden durar una hora o más, es esencial que el paciente esté cómodo para evitar movimientos involuntarios debidos a la incomodidad o la fatiga.

Controlar el dolor y el malestar físico

Aunque la mayoría de las intervenciones oculares se **realizan con anestesia local**, pueden producirse molestias debido a una colocación prolongada o a una ansiedad persistente. Por ello, el personal asistencial debe estar atento y reaccionar para garantizar la comodidad del paciente durante todo el procedimiento.

- **Anestesia local eficaz**: antes de la operación, se administran gotas oculares anestésicas o inyecciones locales para adormecer el ojo. El paciente no debe sentir ningún dolor ocular durante la operación. Si el paciente nota alguna molestia, puede ser necesario ajustar la anestesia. Una monitorización cuidadosa puede detectar signos de incomodidad antes de que se conviertan en dolor.
- **Sedación ligera**: En algunos casos, se utiliza **una sedación** ligera además de la anestesia local para relajar al paciente y reducir la ansiedad. Esto también ayuda a minimizar los movimientos reflejos causados por el estrés o la ansiedad.

- **Control continuo de la comodidad física**: El personal de enfermería debe comprobar periódicamente que el paciente se encuentra cómodo y sin molestias posturales (como dolor de espalda, cuello o articulaciones). Si es necesario realizar ajustes durante la operación, deben hacerse con rapidez y cuidado, sin interrumpir el trabajo del cirujano.

Controlar la ansiedad

La ansiedad es un factor frecuente, sobre todo durante la cirugía ocular, en la que el paciente, aunque esté bajo anestesia local, permanece consciente y puede sentirse impresionado por la proximidad de los instrumentos y las luces brillantes del microscopio. Esta ansiedad puede provocar agitación o movimientos involuntarios.

- **Diálogo tranquilizador** : Una comunicación permanente y tranquilizadora entre el personal de enfermería y el paciente ayuda a disipar los temores. Una información precisa sobre el desarrollo de la operación, combinada con una voz tranquila y alentadora, contribuye a reducir el estrés del paciente.
- **Sedación consciente** : Como ya se ha mencionado, puede administrarse sedación consciente antes de la intervención. Esto ayuda a calmar a los pacientes ansiosos, dejándolos despiertos y cooperativos. Esta técnica controla eficazmente la ansiedad al tiempo que mantiene una interacción mínima con el paciente para garantizar que permanezca cómodo.

Control de los parámetros vitales

Además de la posición y el confort, **la monitorización de los parámetros vitales** del paciente es un aspecto fundamental del manejo intraoperatorio. Incluso en las operaciones con anestesia local, es importante controlar las constantes vitales para detectar cualquier problema potencial.

Control de la frecuencia cardiaca y la tensión arterial

Durante toda la operación, el personal médico controla continuamente **la frecuencia cardíaca**, la **tensión arterial** y la **saturación de oxígeno del** paciente. Estos parámetros garantizan que el paciente tolera bien la intervención y que su estado general permanece estable. Cualquier anomalía en estos parámetros, como una taquicardia debida al estrés o una hipotensión debida a la sedación, debe corregirse rápidamente.

Reactividad en caso de complicaciones

Aunque son poco frecuentes, pueden producirse complicaciones durante la operación, ya sea por una reacción a la anestesia o por problemas de salud subyacentes del paciente. El personal asistencial debe estar preparado para reaccionar con rapidez, ajustando la sedación o administrando los cuidados adecuados si aparecen signos de malestar.

- Preparación y paso de instrumentos a la demanda

La preparación y el paso de los instrumentos durante una intervención quirúrgica son tareas esenciales que requieren una gran precisión y una coordinación perfecta entre el cirujano y el equipo de apoyo, en particular la enfermera de quirófano o el asistente quirúrgico. En cirugía oftalmológica, donde cada gesto cuenta y la precisión es crucial, una gestión eficaz del instrumental garantiza no sólo el buen desarrollo de la operación, sino también la seguridad y el confort del paciente. Esta fase requiere un conocimiento perfecto de los instrumentos, una organización rigurosa y la capacidad de anticiparse a las necesidades del cirujano, para que pueda concentrarse plenamente en la operación.

Preparación del instrumental antes de la cirugía

El primer paso consiste en **preparar todo el instrumental** necesario para la operación, mucho antes de que ésta comience. Cada intervención quirúrgica, ya sea cirugía de cataratas, corrección refractiva o trasplante de córnea, requiere instrumentos específicos. Estos instrumentos deben seleccionarse, organizarse y comprobarse para garantizar que estén listos para su uso en todo momento durante la operación.

Organización del quirófano

Uno de los primeros aspectos de la preparación es disponer los instrumentos de forma organizada en la **mesa de operaciones** para que sean fácilmente accesibles. Esto incluye :

- **Clasificación por orden de uso**: Los instrumentos se organizan generalmente según la cronología de la operación. Los instrumentos que se utilizarán al principio, como los espéculos (para mantener el ojo abierto), se colocan al alcance de la mano, seguidos de los instrumentos necesarios para las fases posteriores, como las pinzas, las tijeras o las cánulas de irrigación.
- **Comprobación de la esterilización**: todo el instrumental debe esterilizarse previamente para evitar infecciones. La enfermera o el asistente quirúrgico deben asegurarse de que se respetan perfectamente las condiciones de esterilidad, manipulando los instrumentos con guantes estériles y evitando cualquier contacto con superficies no estériles.

Anticiparse a las necesidades

Una buena preparación del instrumental depende de la capacidad de **anticiparse a las necesidades** del cirujano. Para lograrlo, el asistente quirúrgico debe conocer a fondo el procedimiento, así como las preferencias y hábitos del cirujano.

- **Conocimiento de las etapas de la operación**: Cada operación sigue una serie de etapas bien definidas, y el asistente necesita saber qué instrumentos necesitará en cada momento. Esto permite anticiparse a la petición del cirujano incluso antes de formularla, garantizando un flujo constante y fluido durante la operación.
- **Preferencias del cirujano**: Cada cirujano tiene sus propias costumbres en cuanto a instrumentos y técnicas. Algunos prefieren un tipo particular de pinzas o una cánula específica para determinadas fases. Conocer las preferencias del cirujano nos permite responder con rapidez y precisión a sus expectativas, facilitando la operación.

Paso de instrumentos durante la cirugía

Durante la operación, la enfermera o el asistente quirúrgico es responsable de **entregar el instrumental al cirujano** en el momento adecuado y de forma estéril. Este proceso debe ser rápido, preciso y sincronizado con las necesidades inmediatas del cirujano para evitar cualquier interrupción.

Entrega de instrumental estéril

El paso de los instrumentos requiere una gran vigilancia **para mantener las condiciones de esterilidad** durante todo el procedimiento. Esto implica :

- **Manipulación estéril**: Al entregar un instrumento, el asistente debe asegurarse de que se recoge y se entrega de forma que no se rompa la cadena de esterilidad. Los instrumentos nunca deben tocarse directamente con partes no estériles, incluidos los guantes del asistente si se han contaminado.
- **Colocación precisa en la mano del cirujano**: Los instrumentos deben colocarse en la mano del cirujano con precisión, en la orientación correcta, para que pueda

utilizarlos inmediatamente sin tener que recolocarlos. Por ejemplo, las pinzas deben volver a su posición cerrada y en la dirección correcta, para que el cirujano pueda agarrarlas instintivamente.

Reactividad y anticipación a las necesidades inmediatas

Una de las competencias esenciales del asistente es **reaccionar rápidamente** a las peticiones del cirujano anticipándose a sus necesidades. Esto garantiza que la operación se desarrolle sin problemas y que el cirujano no pierda tiempo pidiendo los instrumentos que necesita.

- **Anticipación de las etapas**: El asistente debe ser capaz de anticipar las siguientes etapas de la operación y tener los instrumentos listos para su uso. Por ejemplo, durante una operación de cataratas, una vez aspirado el cristalino, el asistente debe disponer inmediatamente de las lentes intraoculares para su implantación, de modo que el cirujano pueda continuar sin demora.
- **Reactividad ante circunstancias imprevistas**: durante una operación pueden surgir circunstancias imprevistas, como una hemorragia inesperada o una complicación que requiera instrumental adicional. El asistente debe ser capaz de reaccionar con rapidez, proporcionando al cirujano las herramientas necesarias para gestionar la situación con eficacia.

Comunicación no verbal eficaz

Durante la operación, el cirujano y su ayudante suelen comunicarse mediante **gestos o indicaciones sutiles**. Esta comunicación no verbal es esencial para mantener el ritmo de la operación sin tener que interrumpir el flujo para hacer peticiones verbales.

- **Señales gestuales**: Un simple gesto o movimiento de la mano del cirujano puede indicar la necesidad de un nuevo instrumento. El ayudante debe estar atento a estas señales y estar preparado para responder al instante.

- **Paso de instrumentos fluido y silencioso**: Para mantener un ambiente tranquilo y concentrado en el quirófano, el paso de los instrumentos debe ser fluido y casi imperceptible. El cirujano nunca debe tener que esperar o hacer una pausa para obtener un instrumento.

Gestión del instrumental usado y limpieza

A medida que se utilizan, los instrumentos deben **retirarse del campo quirúrgico** y, en algunos casos, limpiarse o sustituirse para garantizar que sigan siendo funcionales y estériles durante toda la operación.

- **Retirada de instrumentos usados** : Cuando ya no se necesite un instrumento, es importante retirarlo rápidamente y con cuidado de la mesa de operaciones para evitar el desorden. El asistente debe asegurarse de que los instrumentos usados se coloquen en una bandeja específica para que puedan limpiarse o desecharse en caso necesario.
- **Limpieza durante la intervención**: Algunos instrumentos, en particular los utilizados para la aspiración o la irrigación, pueden tener que limpiarse o enjuagarse durante la intervención para evitar que se obstruyan o pierdan su eficacia. El asistente debe ser capaz de gestionar esta limpieza sin interrumpir la intervención.

Postoperatorio y seguimiento inmediato
  ◦ Cuidados posquirúrgicos: aplicación de colirios, vigilancia ocular, etc.

Los cuidados posquirúrgicos, que incluyen la aplicación de colirios y la vigilancia del ojo, desempeñan un papel crucial en la recuperación y el éxito de los procedimientos oftalmológicos. Tras una intervención quirúrgica, ya sea de cataratas, corrección refractiva o trasplante de córnea, el ojo sigue siendo vulnerable y

185

requiere una atención especial para evitar complicaciones y favorecer una curación óptima. La aplicación periódica de gotas oftálmicas, combinada con un seguimiento cuidadoso del estado del ojo, ayuda a prevenir infecciones, controlar la inflamación y facilitar la cicatrización, al tiempo que garantiza que los ojos del paciente se vuelvan gradualmente más cómodos de mirar.

La aplicación de colirios: un paso esencial hacia la recuperación

La aplicación de colirios forma parte integrante del protocolo de cuidados posquirúrgicos. Estos colirios, a menudo prescritos en forma de antibióticos, antiinflamatorios y lágrimas artificiales, están diseñados para **prevenir la infección**, **reducir la inflamación** e **hidratar la superficie ocular** durante el periodo de cicatrización. La eficacia de estos tratamientos depende no sólo de la naturaleza de los fármacos prescritos, sino también de la forma en que se aplican.

Colirios antibióticos y prevención de infecciones

Después de la cirugía ocular, el ojo es temporalmente más vulnerable a las infecciones, porque se han interrumpido las barreras protectoras naturales y se han practicado incisiones, por pequeñas que sean, en el tejido ocular. Por eso se prescriben sistemáticamente colirios antibióticos en los días siguientes a la operación.

- **Prevención de infecciones**: estos colirios, que se administran generalmente varias veces al día, son esenciales para eliminar cualquier riesgo de infección bacteriana. Actúan limitando la proliferación de microorganismos en la superficie del ojo, reduciendo así el riesgo de complicaciones graves como conjuntivitis o endoftalmitis.

186

- **Cumplimiento de la pauta de administración**: Es imprescindible que el paciente cumpla estrictamente la pauta de dosificación prescrita por el oftalmólogo. El uso inadecuado o irregular de los colirios podría comprometer la eficacia del tratamiento y exponer el ojo a infecciones.

Colirios antiinflamatorios para controlar la inflamación

Tras una intervención quirúrgica, la inflamación es la respuesta natural del organismo a una lesión. Sin embargo, una inflamación excesiva o prolongada puede dificultar la cicatrización del ojo y afectar a la calidad visual. Por ello, suelen recetarse colirios antiinflamatorios, tanto esteroideos como no esteroideos, para limitar esta reacción inflamatoria.

- **Reducción de la inflamación**: Estos colirios ayudan a controlar la respuesta inflamatoria del ojo, reduciendo el enrojecimiento, la hinchazón y las molestias. Son especialmente importantes en las primeras semanas del postoperatorio, cuando la inflamación es máxima.
- **Prevención de complicaciones**: Además de aliviar los síntomas, los colirios antiinflamatorios previenen complicaciones más graves, como la opacificación de la cápsula posterior tras una operación de cataratas o el rechazo de un injerto de córnea.

Lágrimas artificiales e hidratación ocular

El ojo seco es una consecuencia frecuente de la cirugía ocular, ya que los nervios corneales que controlan la producción de lágrimas pueden verse temporalmente alterados. Por ello, a menudo se prescriben **lágrimas artificiales** para hidratar la superficie ocular y mejorar la comodidad del paciente.

- **Hidratación de la córnea**: Las lágrimas artificiales mantienen húmeda la superficie de la córnea, lo que es crucial para prevenir la irritación y favorecer la cicatrización. Una córnea seca cicatriza peor y es más propensa a infecciones y molestias.

- **Mayor confort visual**: Al reducir la sensación de sequedad y de incomodidad, las lágrimas artificiales permiten a los pacientes recuperar el confort visual más rápidamente, especialmente durante las primeras semanas tras la operación.

Aplicación correcta del colirio

Aunque la aplicación de colirios pueda parecer un procedimiento sencillo, es esencial que se realice correctamente para garantizar su eficacia. El equipo médico debe asegurarse de que el paciente comprende perfectamente el procedimiento y sabe cómo administrar las gotas sin comprometer la esterilidad ni la absorción del fármaco.

1. **Lavado de manos**: Antes de manipular el ojo o el frasco de solución oftálmica, los pacientes deben lavarse bien las manos con agua y jabón para evitar la contaminación.
2. **Aplicación de las gotas**: El paciente debe inclinar la cabeza hacia atrás, tirar ligeramente del párpado inferior hacia abajo para crear una pequeña bolsa y, a continuación, administrar una gota de colirio en esta bolsa sin tocar el ojo ni las pestañas con la punta del frasco. De este modo se minimiza el riesgo de contaminación.
3. **Cierre de los ojos y oclusión lagrimal**: Tras administrar la gota, los pacientes deben cerrar los ojos suavemente durante un minuto, sin parpadear, para permitir que el medicamento se distribuya uniformemente. También puede aplicarse una suave presión en el ángulo interno del ojo (cerca de la nariz) para evitar que el colirio se filtre en el conducto lagrimal, optimizando la absorción y limitando los efectos secundarios sistémicos.
4. **Tiempo de espera entre colirios**: Si se van a utilizar varios tipos de colirios, es importante esperar al menos 5

minutos entre cada administración para evitar que se diluyan o escurran demasiado rápido.

Seguimiento posquirúrgico: el ojo alerta

El seguimiento postoperatorio es esencial para garantizar que el ojo cicatriza correctamente y que no surgen complicaciones. Aunque la operación haya ido bien, hay que prestar especial atención al estado del ojo en los días y semanas siguientes.

Comprobación de los signos de curación

El equipo médico, sobre todo durante las visitas de seguimiento, debe controlar una serie de parámetros para asegurarse de que la cicatrización avanza sin problemas:

- **Reducción de la inflamación**: El enrojecimiento y la inflamación del ojo deben disminuir gradualmente tras la operación. Si la inflamación persiste o empeora, puede ser señal de una reacción anormal que requiera una reevaluación del tratamiento.
- **Cicatrización de las incisiones**: En el caso de cirugías como los trasplantes de córnea o la cirugía de cataratas, es esencial comprobar que las incisiones realizadas en la córnea o el cristalino cicatrizan correctamente. Las visitas periódicas de seguimiento garantizan que no haya infecciones ni pérdidas de líquido.
- **Visión postoperatoria**: La visión mejora gradualmente tras la operación, pero es importante vigilar cualquier deterioro repentino de la visión, que podría indicar una complicación como edema corneal, desplazamiento de la lente intraocular o infección.

Control de posibles complicaciones

Aunque las complicaciones graves son raras, es crucial estar atento a ciertas señales de alarma que podrían indicar un problema que requiere un tratamiento rápido:

- **Dolor anómalo**: tras una intervención quirúrgica ocular es frecuente que aparezcan molestias leves, pero un dolor intenso, sobre todo si va acompañado de enrojecimiento, sensibilidad a la luz o visión borrosa, puede ser un signo de infección o inflamación grave.
- **Pérdida repentina de visión**: Si el paciente refiere una pérdida repentina de visión, puede deberse a una complicación postoperatoria grave, como un desprendimiento de retina o una infección intraocular. En ese caso, es necesaria una consulta urgente.
- **Secreción anormal**: A veces es normal una secreción clara después de una operación, pero la presencia de secreciones espesas o purulentas debe tomarse en serio, ya que puede ser un signo de infección.

Seguimiento postoperatorio regular

Las consultas postoperatorias periódicas permiten seguir la recuperación del paciente y ajustar el tratamiento en función de sus necesidades. El oftalmólogo evalúa el estado del ojo en cada visita, comprobando las incisiones, la integridad de las estructuras internas del ojo y la presión intraocular, que a veces puede verse alterada tras determinadas cirugías.

- ○ Vigilancia de los signos de complicaciones postoperatorias

La vigilancia para detectar signos de complicaciones postoperatorias es una etapa crucial en el tratamiento de los pacientes tras una intervención quirúrgica ocular. Aunque la mayoría de las operaciones oftalmológicas transcurren sin incidentes, es esencial permanecer alerta ante cualquier complicación que pueda surgir en los días o semanas posteriores a la intervención. La detección precoz de estos signos permite una intervención rápida y adecuada, reduciendo el riesgo de secuelas graves, como la pérdida permanente de visión. Esta vigilancia se basa tanto en consultas postoperatorias periódicas como en una educación en profundidad del paciente, que debe ser capaz de reconocer los síntomas anormales y actuar en consecuencia.

La importancia de una estrecha vigilancia tras la intervención quirúrgica

Tras la cirugía ocular, las estructuras del ojo se encuentran en una fase **activa de cicatrización**, lo que las hace vulnerables a infecciones, inflamación excesiva u otras complicaciones. El seguimiento tiene por objeto garantizar que el ojo está cicatrizando correctamente y que la recuperación visual evoluciona favorablemente. Aunque cabe esperar algunas molestias leves, ciertos signos deben alertar al equipo médico o al paciente, ya que pueden ser indicadores precoces de complicaciones.

Dolor ocular intenso o persistente

Tras una intervención quirúrgica ocular, es normal que el paciente experimente ligeras molestias o un malestar temporal. Sin embargo, un dolor intenso, prolongado o que empeora con el tiempo suele ser signo de una complicación grave, y debe comunicarse al médico inmediatamente.

- Endoftalmitis: Esta grave infección intraocular es una de las complicaciones más temidas tras una intervención quirúrgica. Generalmente se manifiesta con dolor ocular intenso, asociado a enrojecimiento, aumento de la sensibilidad a la luz (fotofobia) y pérdida rápida de visión.

191

La endoftalmitis requiere tratamiento urgente para evitar daños irreversibles.

- **Inflamación excesiva**: La inflamación persistente acompañada de dolor puede indicar una respuesta inflamatoria anormal. Esto puede deberse a una reacción inmunitaria a la cirugía, pero también puede indicar una complicación más grave, como un edema corneal.

Pérdida repentina de visión

Otra señal de alarma importante es la **pérdida o el deterioro rápidos de la visión** tras la intervención quirúrgica. En general, la visión mejora gradualmente tras la cirugía ocular, pero un deterioro repentino de la calidad visual puede ser señal de una complicación que requiera una intervención rápida.

- **Desprendimiento de retina**: El desprendimiento de retina es una urgencia oftalmológica que se produce cuando parte de la retina se separa de la pared posterior del ojo. Este fenómeno suele ir acompañado de síntomas como la aparición repentina de destellos luminosos, manchas oscuras o velos en el campo visual. Si estos síntomas aparecen después de una intervención quirúrgica, es imprescindible una consulta de urgencia.
- **Desplazamiento de la lente intraocular**: Tras la cirugía de cataratas, si la lente intraocular (LIO) implantada se desplaza de su posición original, puede producirse visión borrosa, distorsión visual o visión doble. Este desplazamiento puede producirse en las semanas siguientes a la operación y a menudo requiere corrección quirúrgica.

Enrojecimiento e hinchazón del ojo

Un ligero enrojecimiento del ojo es normal después de una operación, debido a la irritación causada por la cirugía. Sin embargo, **un enrojecimiento importante y persistente**, sobre todo si va acompañado de hinchazón, puede indicar un problema subyacente.

- **Infección**: Un enrojecimiento intenso, acompañado de dolor, secreción purulenta o hinchazón grave puede ser signo de una infección ocular. Las infecciones son relativamente raras después de la cirugía ocular, pero cuando se producen, requieren tratamiento antibiótico urgente para evitar complicaciones graves.
- **Edema corneal**: si la córnea sufre un edema (acumulación de líquido en los tejidos corneales), puede provocar visión borrosa y sensibilidad a la luz, así como enrojecimiento del ojo. El edema corneal es una complicación frecuente tras intervenciones quirúrgicas como el trasplante de córnea o la facoemulsificación para las cataratas.

Secreción anormal del ojo

Después de una operación, puede ser normal una ligera secreción transparente, sobre todo si se utilizan colirios con regularidad. Sin embargo, **una secreción anormal**, sobre todo si es espesa, verdosa o amarillenta, es signo de infección.

- **Conjuntivitis postoperatoria**: Tras una intervención quirúrgica puede producirse una infección superficial, como la conjuntivitis. Se manifiesta por una secreción purulenta, enrojecimiento del ojo e irritación. Aunque suele ser menos grave que la endoftalmitis, requiere una intervención rápida para evitar que empeore.
- **Infección profunda**: Una secreción asociada a dolor intenso y pérdida de visión podría indicar una infección intraocular más profunda. Este tipo de infección es una urgencia médica que debe tratarse con antibióticos potentes, a veces administrados mediante inyección intraocular.

Aumento de la sensibilidad a la luz (fotofobia)

Una **sensibilidad** moderada **a la luz** puede ser normal en los días posteriores a la cirugía ocular, pero si esta fotofobia empeora o persiste, puede ser señal de un problema. Entre las posibles causas se encuentran una inflamación excesiva, una infección o un edema corneal.

- **Rechazo del injerto corneal**: En el caso de los trasplantes de córnea, el aumento de la fotofobia, asociado a enrojecimiento y dolor, puede ser un signo de rechazo del injerto. Este fenómeno se produce cuando el sistema inmunitario del paciente ataca la córnea trasplantada como un cuerpo extraño. La detección precoz y el tratamiento rápido con colirios inmunosupresores pueden salvar a menudo el trasplante.

Aumento de la presión intraocular

La presión intraocular (PIO) es un parámetro esencial que debe controlarse después de determinados procedimientos, como la cirugía del glaucoma o la facoemulsificación. **Un aumento anormal de la presión ocular** puede ser asintomático o causar síntomas como cefaleas, dolor ocular y visión borrosa.

- **Glaucoma** agudo: Una presión intraocular elevada tras una intervención quirúrgica puede desencadenar un ataque de glaucoma agudo, que es una urgencia médica. Se manifiesta por dolor intenso, enrojecimiento del ojo y alteración de la visión. Si la PIO se mantiene elevada, puede dañar el nervio óptico y provocar una pérdida de visión irreversible.

Educación del paciente y papel activo en el seguimiento

Además de las consultas postoperatorias, es esencial que el paciente desempeñe un papel activo en la vigilancia de los signos de complicaciones. Una buena **educación del paciente** antes del alta hospitalaria o clínica es crucial. El paciente debe ser informado de los síntomas que requieren atención médica inmediata, así como de la importancia de acudir a las citas de seguimiento para un examen oftalmológico completo.

- **Cumplimiento estricto de las prescripciones**: Los pacientes deben comprender la importancia de seguir escrupulosamente el tratamiento prescrito (colirios antibióticos, antiinflamatorios, etc.) e informar de cualquier efecto adverso o molestia inusual.
- Visitas de seguimiento: Las visitas de seguimiento permiten al oftalmólogo controlar la cicatrización, comprobar los parámetros visuales y detectar cualquier anomalía que pudiera pasar desapercibida. Estas visitas son especialmente importantes en las primeras semanas tras la operación, cuando es más probable que se produzcan complicaciones.

  ○ Educación del paciente sobre atención domiciliaria
Educar a los pacientes sobre los cuidados en casa tras una intervención quirúrgica ocular es un paso fundamental para garantizar una recuperación óptima y prevenir complicaciones. Una buena comprensión de lo que hay que hacer, de los medicamentos que hay que tomar y de las señales de alarma a las que hay que estar atento permite a los pacientes participar activamente en su propia recuperación. El equipo médico desempeña un papel clave en esta educación, proporcionando instrucciones claras y detalladas antes del alta hospitalaria o clínica. Estos consejos prácticos tienen por objeto garantizar una

recuperación sin problemas y evitar comportamientos que puedan comprometer los resultados de la operación.

La importancia de la educación del paciente: fomento de la autonomía y prevención de complicaciones

Tras la cirugía ocular, las primeras semanas son cruciales para la cicatrización y la recuperación visual. Los pacientes suelen pasar este periodo en casa, sin supervisión médica constante. Por tanto, es esencial que conozcan los cuidados postoperatorios y adopten buenas prácticas para garantizar una recuperación óptima. La educación del paciente no sólo ayuda a **prevenir infecciones** y otras complicaciones, sino que también **reduce la ansiedad** asociada a la gestión de los cuidados en casa.

Un paciente bien informado es capaz de seguir correctamente su tratamiento, proteger el ojo de traumatismos o contaminación y reconocer los signos que requieren una consulta médica urgente. Esta capacitación también ayuda a reducir la necesidad de nuevas consultas y facilita la transición a una recuperación rápida y sin complicaciones.

Aplicar colirios en casa: una habilidad que hay que dominar

Uno de los aspectos más importantes de los cuidados domiciliarios tras una intervención quirúrgica ocular es **la correcta aplicación de colirios**. Estos medicamentos, ya sean antibióticos, antiinflamatorios o lágrimas artificiales, se prescriben para proteger el ojo de infecciones, reducir la inflamación y mejorar el confort ocular. Por lo tanto, es crucial que el paciente domine la técnica de administración y siga el programa de tratamiento.

Pasos a seguir para una correcta aplicación

- **Lavado de manos**: Antes de la manipulación, los pacientes deben lavarse bien las manos con agua y jabón para evitar contaminar el ojo o la punta del frasco del colirio.
- **Preparación del colirio**: El frasco del colirio debe mantenerse limpio, y la punta nunca debe tocar el ojo ni las pestañas para evitar la contaminación. El paciente debe asegurarse de que la gota de colirio se administra en el ojo, sin contacto directo.
- **Técnica de administración**: Para instilar una gota, el paciente debe inclinar la cabeza hacia atrás, tirar suavemente del párpado inferior para crear un bolsillo, y colocar una gota en este bolsillo. Es importante no apretar demasiado el frasco para evitar depositar demasiado medicamento.
- **Cierre de los ojos**: Después de la instilación, el paciente debe cerrar suavemente los ojos durante 1 a 2 minutos para permitir que el medicamento se distribuya uniformemente sobre la superficie ocular.
- **Espaciamiento entre gotas oftálmicas**: Si se prescriben varias gotas oftálmicas, debe dejarse un período de aproximadamente 5 minutos entre cada instilación para evitar que las gotas se diluyan o se evacuen demasiado rápido.

Cumplimiento de las dosis y la frecuencia

Es esencial que los pacientes sigan las instrucciones de su oftalmólogo en cuanto a la **dosis** y **frecuencia de los** colirios. Una aplicación excesiva o insuficiente puede perjudicar la curación o prolongar los síntomas. En caso de duda o dificultad, es aconsejable ponerse en contacto con el equipo médico para obtener aclaraciones en lugar de modificar el tratamiento por iniciativa propia.

Proteger el ojo durante el periodo de cicatrización

Durante las primeras semanas tras la cirugía ocular, el ojo es especialmente vulnerable y requiere **precauciones específicas** para evitar traumatismos e infecciones. Los pacientes deben ser conscientes de los gestos y comportamientos que deben adoptar para proteger sus ojos a diario.

Utilizar un caparazón protector

Después de determinadas operaciones, como la cirugía de cataratas o el trasplante de córnea, se suele colocar una **concha protectora** para cubrir el ojo por la noche. El objetivo de esta concha es evitar que el paciente se frote accidentalmente el ojo o se lo toque sin querer mientras duerme. El paciente debe llevar esta cubierta según las recomendaciones del oftalmólogo, normalmente durante unas cuantas noches.

Evitar frotar y presionar el ojo

Es esencial que los pacientes eviten **frotarse o tocarse** el ojo, aunque sientan una ligera irritación. Frotarse el ojo no sólo puede aumentar el riesgo de infección, sino también interrumpir la cicatrización, sobre todo si hay suturas o lentes intraoculares. Si el ojo está seco o irritado, el uso de lágrimas artificiales puede aliviar las molestias sin tener que tocar el ojo.

Precauciones relativas al agua y a los agentes irritantes

Se debe aconsejar a los pacientes que **mantengan los ojos alejados del agua**, sobre todo al ducharse, y que eviten los entornos en los que puedan estar expuestos a productos químicos o vapores irritantes. Por lo general, se recomienda no bañarse en piscinas, jacuzzis o el mar durante al menos una o dos semanas después de la operación, ya que el agua podría contener bacterias que podrían infectar el ojo. También debe evitarse el maquillaje ocular durante este periodo.

Limitación de la actividad física

Debe informarse al paciente de que determinadas actividades físicas deben **limitarse** temporalmente para evitar crear presión en el ojo o provocar un traumatismo accidental.

Evitar esfuerzos intensos

Deben evitarse los esfuerzos físicos intensos, como el deporte, el transporte de cargas pesadas o el ejercicio de alta intensidad, durante al menos unas semanas después de la operación. Estas actividades pueden aumentar la presión intraocular, lo que es especialmente peligroso después de operaciones como el glaucoma o el trasplante de córnea.

Retorno gradual a las actividades cotidianas

Por lo general, los pacientes pueden reanudar actividades cotidianas ligeras, como leer o ver la televisión, en cuanto se sientan cómodos. Sin embargo, es importante evitar **forzar el ojo**, sobre todo pasando demasiado tiempo delante de pantallas o leyendo en condiciones de poca luz. La reanudación de la conducción debe discutirse con el oftalmólogo, que determinará si la visión es suficientemente estable para esta actividad.

Reconocer las señales de alarma: saber cuándo buscar atención de urgencia

Una de las partes más importantes de la educación del paciente es la capacidad de reconocer los **signos de** complicaciones **y** saber cuándo buscar tratamiento de urgencia. Aunque las complicaciones son raras, un tratamiento rápido es esencial para evitar daños a largo plazo.

Señales de advertencia

Los pacientes deben ser conscientes de los siguientes síntomas, que pueden indicar una complicación postoperatoria:

- **Dolor intenso o persistente**: El dolor ocular intenso que no desaparece con el tiempo debe ser comunicado inmediatamente a su oftalmólogo.
- **Enrojecimiento excesivo**: Un enrojecimiento intenso o que empeora, sobre todo si va acompañado de dolor o secreción, puede ser un signo de infección.
- **Disminución repentina de la visión**: si la visión se vuelve borrosa, se duplica o disminuye repentinamente tras una mejoría inicial, esto puede indicar una complicación grave, como un desprendimiento de retina o una infección intraocular.
- **Presencia de secreción purulenta**: Una secreción espesa, verdosa o amarillenta es signo de infección y requiere consulta inmediata.

Tratamiento rápido en caso de complicaciones

Debe informarse a los pacientes de que, si experimentan alguno de estos síntomas, deben ponerse inmediatamente en contacto con su oftalmólogo o acudir a urgencias para una evaluación. Una intervención precoz puede resolver a menudo las complicaciones antes de que tengan consecuencias graves para la visión.

Capítulo 5

Urgencias oftalmológicas y reacción del auxiliar de enfermería

Reconocer una urgencia oftalmológica
  ◦   Desprendimiento de retina

El desprendimiento de retina es una urgencia oftalmológica grave que requiere una intervención rápida para evitar la pérdida irreversible de visión. La retina, una fina capa de tejido sensible a la luz situada en la parte posterior del ojo, desempeña un papel esencial en la visión al convertir la luz en señales eléctricas que se transmiten al cerebro a través del nervio óptico. Cuando se desprende de su posición normal, la retina deja de funcionar correctamente, lo que puede provocar la pérdida parcial o total de la visión. Si el desprendimiento no se trata con rapidez, las células de la retina pueden quedar dañadas de forma permanente, lo que provoca ceguera irreversible en el ojo afectado.

¿Qué es el desprendimiento de retina?

El desprendimiento de retina se produce cuando la retina se separa del epitelio pigmentario, la capa que la nutre y mantiene su posición contra la pared del ojo. Esta separación impide que la retina reciba los nutrientes y el oxígeno que necesita para funcionar correctamente. Existen distintos tipos de desprendimiento de retina, cada uno con causas e implicaciones específicas para su tratamiento.

Tipos de desprendimiento de retina

1.   **Desprendimiento regmatógeno**: es el tipo más frecuente de desprendimiento y se produce como consecuencia de un desgarro o agujero en la retina. Este orificio permite que el humor vítreo (el gel transparente que rellena el interior del ojo) se filtre bajo la retina, provocando su desprendimiento. El envejecimiento natural, que provoca el adelgazamiento de la retina, es una de las principales causas de este tipo de desprendimiento. Las personas miopes están especialmente expuestas, ya que la forma alargada de sus ojos hace que la retina sea más frágil.

2. **Desprendimiento por tracción**: Este tipo se produce cuando se forma tejido cicatricial o membranas en la superficie de la retina, que tiran de ella hasta desprenderla. Este fenómeno es frecuente en pacientes con retinopatía diabética o tras una inflamación ocular grave. A diferencia del desprendimiento regmatógeno, este tipo no implica necesariamente un agujero en la retina.

3. **Desprendimiento exudativo**: Este tipo está causado por una acumulación de líquido bajo la retina, sin desgarro ni tracción. Puede deberse a enfermedades inflamatorias del ojo, tumores oculares o patologías vasculares. El tratamiento de este tipo de desprendimiento se basa principalmente en la gestión de la enfermedad subyacente.

Síntomas del desprendimiento de retina

El desprendimiento de retina puede producirse de forma gradual o repentina, y los síntomas varían en función de la extensión y la localización del desprendimiento. Las señales de alarma suelen ser las mismas, sea cual sea el tipo de desprendimiento, y es esencial que los pacientes consulten a un oftalmólogo en cuanto aparezcan los primeros síntomas.

Síntomas comunes

1. **Aparición repentina de cuerpos flotantes**: El paciente puede ver puntos negros, filamentos o telarañas en el campo de visión. Estos "cuerpos flotantes" suelen ser pequeños trozos de humor vítreo que se desprenden y se hacen visibles al desplazarse por el líquido ocular.

2. **Destellos de luz (fotopsias)**: Otro signo de alarma es la aparición de destellos luminosos en el campo visual, sobre todo en los laterales. Estos destellos son el resultado de la tracción del humor vítreo sobre la retina.

3. **Sombra o cortina en el campo de visión**: A medida que el desprendimiento progresa, el paciente puede tener la sensación de que una sombra o cortina negra desciende por el campo de visión, a menudo desde la periferia hacia el centro. Esto indica un desprendimiento de retina más avanzado.

4. **Pérdida repentina de la visión central o periférica**: Cuando la retina se desprende por completo, la visión puede volverse borrosa, distorsionarse o desaparecer por completo. Si el desprendimiento afecta a la mácula (la zona central de la retina responsable de la visión detallada), la pérdida de visión central es inmediata y grave.

Factores de riesgo y causas

Ciertos factores aumentan el riesgo de desarrollar un desprendimiento de retina. Además de la edad, que debilita la retina de forma natural, determinadas afecciones médicas u operaciones aumentan el riesgo.

- **Miopía alta**: Las personas con miopía severa (alta miopía) tienen un mayor riesgo de desprendimiento de retina. Debido a la forma alargada de sus ojos, su retina es más fina y, por tanto, más propensa al desgarro.

- **Cirugía de cataratas**: Tras la cirugía de cataratas, existe un mayor riesgo de desprendimiento de retina, sobre todo en pacientes ya predispuestos a la debilidad retiniana.

- **Traumatismo ocular**: un golpe o traumatismo violento en el ojo puede desgarrar la retina y provocar un desprendimiento.

- **Retinopatía diabética**: los pacientes con diabetes pueden desarrollar vasos sanguíneos anormales y tejido cicatricial en la retina, lo que aumenta el riesgo de desprendimiento de tracción.

- **Antecedentes familiares**: Los antecedentes familiares de desprendimiento de retina también aumentan el riesgo. Las personas con un pariente cercano que haya padecido esta enfermedad deben someterse a una vigilancia oftalmológica periódica.

Tratamiento del desprendimiento de retina

El tratamiento del desprendimiento de retina debe realizarse con urgencia para evitar daños irreversibles. Los métodos de tratamiento dependen del tipo y la extensión del desprendimiento, y de la rapidez con que pueda tratarse.

Fotocoagulación con láser o criopexia

En los casos en que la retina está desgarrada pero no completamente desprendida, puede recurrirse a **la fotocoagulación con láser** o a la **criopexia** para evitar el desprendimiento completo. Se trata de procedimientos no invasivos diseñados para "soldar" la retina a la pared ocular.

- **Fotocoagulación con láser**: Esta técnica utiliza un rayo láser para crear pequeñas quemaduras alrededor del desgarro, formando una cicatriz que fija la retina a la pared subyacente.

- **Criopexia**: este método utiliza una sonda muy fría para congelar la zona alrededor del desgarro, lo que provoca la formación de tejido cicatricial que estabiliza la retina.

Estas técnicas suelen utilizarse como medida preventiva cuando la retina se debilita o desgarra en una fase temprana.

Vitrectomía

La vitrectomía es uno de los procedimientos quirúrgicos más utilizados para tratar el desprendimiento completo de retina. Consiste en extraer el humor vítreo, la sustancia gelatinosa del interior del ojo, para eliminar la tracción sobre la retina y permitir su recolocación.

- **Extracción del humor vítreo**: El cirujano oftalmólogo extrae el humor vítreo que tira de la retina y lo sustituye por una solución salina o una burbuja de gas. El gas o líquido utilizado actúa como amortiguador para mantener la retina en su sitio durante la cicatrización.

- **Soporte con gas o aceite de silicona**: Tras la vitrectomía, se introduce en el ojo una burbuja de gas o, en algunos casos, aceite de silicona para presionar la retina contra la pared ocular. A menudo, el paciente debe adoptar una posición determinada (por ejemplo, boca abajo) durante varios días para que la burbuja de gas permanezca en su sitio y sostenga la retina mientras se cura.

Hendidura escleral

La indentación escleral es otra técnica utilizada para tratar el desprendimiento de retina. Consiste en colocar una banda de silicona alrededor del ojo, bajo los músculos oculares, para acercar la pared ocular a la retina desprendida y facilitar su recolocación.

- **Vendaje de silicona**: El vendaje de silicona suele permanecer en su sitio de forma permanente, aliviando la tracción sobre la retina y evitando que vuelva a desprenderse.

Pronóstico y recuperación

El pronóstico del desprendimiento de retina depende de la rapidez del tratamiento y de la gravedad del desprendimiento. Si la mácula (la zona central de la retina) no está afectada, las posibilidades de recuperación visual son mayores. En cambio, si el desprendimiento afecta a la mácula y el tratamiento se retrasa, la recuperación total de la visión puede verse comprometida.

La recuperación postoperatoria puede llevar varias semanas, y los pacientes deben seguir recomendaciones estrictas, como evitar esfuerzos físicos extenuantes y adoptar posturas específicas para favorecer la cicatrización. En algunos casos, puede ser necesaria una corrección visual adicional, como gafas o lentes de contacto, tras la cicatrización.

  ◦   Glaucoma agudo de ángulo cerrado

El glaucoma agudo de ángulo cerrado es una urgencia oftalmológica que se produce cuando la presión intraocular aumenta repentina y significativamente debido a la obstrucción del drenaje del humor acuoso en el ojo. La causa es el cierre del ángulo iridocorneal, el espacio entre el iris y la córnea por el que drena el humor acuoso. El ángulo cerrado impide que este líquido drene con normalidad, lo que provoca un rápido aumento de la presión intraocular. Si esta situación no se trata rápidamente, puede dañar el nervio óptico y causar una pérdida irreversible de visión.

Mecanismo del glaucoma agudo de ángulo cerrado

El humor acuoso es un líquido transparente producido por el cuerpo ciliar, que llena la cámara anterior del ojo, situada entre la córnea y el iris. Normalmente, este líquido drena a través de una malla trabecular situada en el ángulo iridocorneal, antes de ser liberado al torrente sanguíneo. Este drenaje ayuda a mantener estable la presión intraocular, que es esencial para la salud del ojo y del nervio óptico.

En el glaucoma de ángulo cerrado, este ángulo se estrecha demasiado de repente, o incluso se bloquea por completo. Esto impide la evacuación del humor acuoso, que se acumula y provoca un rápido y peligroso aumento de la presión dentro del ojo. Esto ejerce una presión excesiva sobre el nervio óptico, que puede sufrir daños permanentes si la situación no se corrige inmediatamente.

Factores de riesgo del glaucoma agudo de ángulo cerrado

Ciertas características anatómicas y afecciones médicas predisponen a algunas personas a padecer glaucoma agudo de ángulo cerrado. Conocer estos factores es esencial para identificar a los pacientes de riesgo y controlarlos de forma proactiva.

Predisposiciones anatómicas

- **Hipermetropía**: Las personas con hipermetropía, que tienen un ojo más corto que la media, tienen un ángulo iridocorneal más estrecho, lo que aumenta el riesgo de cierre repentino del ángulo.
- **Cámara anterior pequeña**: algunas personas tienen una cámara anterior naturalmente más pequeña, lo que hace que el ángulo iridocorneal sea más vulnerable a la obstrucción.
- **Edad avanzada**: Con la edad, el cristalino se vuelve más grueso y rígido, lo que empuja el iris hacia delante, reduciendo el tamaño del ángulo y aumentando el riesgo de cierre.

Otros factores de riesgo

- **Antecedentes familiares**: las personas con antecedentes familiares de glaucoma, en particular de glaucoma de ángulo cerrado, tienen un mayor riesgo de desarrollar esta enfermedad.
- **Mujeres**: las mujeres, sobre todo después de la menopausia, son más propensas al glaucoma agudo de ángulo cerrado, probablemente debido a diferencias anatómicas en el ojo.
- **Medicación**: Ciertos medicamentos, como descongestionantes, antihistamínicos o anticolinérgicos, pueden dilatar la pupila o provocar un aumento de la presión intraocular, favoreciendo un episodio agudo en individuos predispuestos.

Síntomas del glaucoma agudo de ángulo cerrado

El glaucoma agudo de ángulo cerrado se manifiesta mediante síntomas **repentinos e intensos**, que requieren un tratamiento de urgencia. A diferencia del glaucoma crónico, que progresa lentamente y sin dolor, el glaucoma agudo provoca síntomas inmediatos que señalan un rápido deterioro de la visión.

Síntomas visuales

1. **Dolor ocular intenso**: Uno de los síntomas más notables es el dolor ocular intenso, descrito a menudo como una intensa presión o sensación de "opresión" en el ojo. Este dolor también puede extenderse a la cabeza, provocando fuertes dolores de cabeza.

2. **Visión borrosa**: Los pacientes pueden experimentar una visión borrosa repentina, con pérdida de nitidez en todo el campo visual. La visión puede parecer "borrosa", como si se viera a través de un velo o niebla.

211

3. Halos **alrededor** de **las luces**: el aumento de la presión intraocular puede provocar la difracción de la luz, lo que hace que el paciente perciba halos de colores alrededor de las luces.

4. **Reducción rápida de la visión**: si el glaucoma no se trata con rapidez, la visión periférica puede verse afectada o incluso perderse. La pérdida total de visión puede producirse en cuestión de horas si no se interviene.

Otros síntomas asociados

1. **Náuseas y vómitos**: El dolor ocular intenso puede ir acompañado de náuseas y vómitos, un signo frecuente del glaucoma agudo de ángulo cerrado. Esta combinación de síntomas a veces puede inducir a error y hacer creer que existe un problema gastrointestinal, retrasando así el diagnóstico.

2. **Enrojecimiento del ojo**: El ojo afectado puede enrojecerse e irritarse debido al aumento repentino de la presión intraocular.

3. **Pupila dilatada y fija**: Durante un ataque agudo, la pupila puede aparecer dilatada y no reaccionar normalmente a la luz, lo que es un signo de daño grave a los nervios y músculos del ojo.

Diagnóstico del glaucoma agudo de ángulo cerrado

El diagnóstico se basa en una rápida evaluación clínica por un oftalmólogo. Se utiliza **un tonómetro** para medir la presión intraocular, que suele ser muy elevada en el glaucoma agudo de ángulo cerrado, muy por encima de los valores normales (normalmente en torno a 10-21 mmHg).

Además de medir la presión, puede realizarse **una gonioscopia**. Consiste en examinar el ángulo iridocorneal con una lente especial, para comprobar si el ángulo está cerrado u obstruido. Este examen confirma el diagnóstico y ayuda a determinar la gravedad de la situación.

Atención y tratamiento de urgencia

El glaucoma agudo de ángulo cerrado es una urgencia médica que requiere una intervención inmediata para reducir la presión intraocular y preservar la visión. El tratamiento consta de varias etapas, encaminadas en primer lugar a reducir rápidamente la presión ocular y, a continuación, a corregir la causa subyacente para prevenir nuevos episodios.

Tratamiento médico inicial

El tratamiento inicial del glaucoma agudo de ángulo cerrado implica el uso de fármacos para reducir rápidamente la presión intraocular. Estos fármacos suelen administrarse como medida de emergencia para evitar daños permanentes en el nervio óptico.

- **Colirios hipotensores**: Los colirios como los betabloqueantes (timolol), los análogos de las prostaglandinas o los inhibidores de la anhidrasa carbónica se utilizan para reducir la producción de humor acuoso y disminuir la presión intraocular.

- **Medicamentos orales o intravenosos**: Además de los colirios, pueden administrarse por vía oral o intravenosa medicamentos como la acetazolamida (un inhibidor de la anhidrasa carbónica) para reducir rápidamente la presión intraocular.

- **Manitol intravenoso**: En los casos graves, se utiliza manitol, un agente osmótico, para reducir el volumen del humor vítreo, disminuyendo así la presión dentro del ojo.

Tratamiento quirúrgico: iridotomía láser

Una vez estabilizada la presión ocular, suele ser necesario **un tratamiento con láser** para corregir de forma permanente la obstrucción del ángulo iridocorneal y evitar nuevos ataques. La iridotomía periférica con láser es el procedimiento de elección en este contexto.

- **Principio de la iridotomía**: Este procedimiento consiste en crear una pequeña abertura en el iris mediante un láser. Esta abertura permite que el humor acuoso circule más libremente entre las cámaras posterior y anterior del ojo, aliviando la presión en la cámara anterior y evitando que el ángulo vuelva a cerrarse.

- **Eficacia y prevención**: La iridotomía suele ser muy eficaz para prevenir las recidivas del glaucoma agudo de ángulo cerrado. Puede realizarse en el ojo afectado, pero también como medida preventiva en el otro ojo, que a menudo corre el riesgo de desarrollar la misma afección.

Tratamiento adicional: trabeculectomía u otra cirugía

En algunos casos, si el glaucoma es grave o si la iridotomía no es suficiente, puede ser necesaria una cirugía más invasiva, como la trabeculectomía o la inserción de un dispositivo de drenaje. El objetivo de estos procedimientos es crear un nuevo canal de drenaje para el humor acuoso, reduciendo así de forma permanente la presión intraocular.

Pronóstico y seguimiento

Si el glaucoma agudo de ángulo cerrado se trata con prontitud, el pronóstico visual puede ser bueno, pero cualquier retraso en el tratamiento puede **provocar daños irreversibles en el nervio óptico** y pérdida de visión. Tras el tratamiento, es necesario controlar periódicamente la presión intraocular para garantizar que se mantenga estable y que el paciente no desarrolle un glaucoma crónico.

Los pacientes que han sufrido un ataque agudo también deben ser vigilados a largo plazo, ya que pueden seguir corriendo el riesgo de desarrollar glaucoma en el otro ojo o glaucoma crónico de ángulo cerrado.

- Traumatismo ocular (golpe, cuerpo extraño, quemadura química)

El traumatismo ocular es una urgencia médica que puede producirse de diversas formas, como consecuencia de un golpe, la introducción de un cuerpo extraño en el ojo o una quemadura química. El ojo, órgano extremadamente sensible y esencial para la visión, es especialmente vulnerable a las agresiones externas. Si un traumatismo ocular no se trata rápida y adecuadamente, puede provocar complicaciones graves e incluso la pérdida permanente de la visión. Conocer las distintas formas de traumatismo ocular, sus síntomas y cómo tratarlos es crucial para proteger la salud visual y evitar daños irreversibles.

Tipos de traumatismos oculares

Los traumatismos oculares pueden clasificarse en distintas categorías, según su causa y gravedad. Entre los más comunes figuran los golpes en el ojo, los cuerpos extraños y las quemaduras químicas, cada uno de los cuales requiere un abordaje específico para evitar complicaciones.

1. Golpe en el ojo (contusión ocular)

Un **golpe en el ojo**, o contusión ocular, es uno de los tipos más comunes de traumatismo. Puede deberse a un impacto directo, como un puñetazo, una pelota o un objeto romo que golpea el ojo. Aunque la mayoría de los golpes no causan lesiones graves, algunos pueden provocar graves daños internos.

- **Síntomas inmediatos**: Un golpe en el ojo puede causar dolor intenso, hinchazón del párpado, hematomas (ojo negro), enrojecimiento y aumento de la sensibilidad a la luz. La visión puede estar temporalmente borrosa o alterada como consecuencia del golpe.

- **Posibles complicaciones**:
  - **Hipema**: Una posible complicación es el hipema, una acumulación de sangre en la cámara anterior del ojo (entre la córnea y el iris). La sangre puede oscurecer parcial o totalmente la visión y debe tratarse urgentemente para evitar un aumento de la presión intraocular y daños irreversibles en el nervio óptico.
  - **Desprendimiento de** retina: Un impacto fuerte puede causar un desprendimiento de retina, una afección grave que puede provocar la pérdida permanente de la visión si no se trata a tiempo. Los síntomas incluyen la aparición repentina de cuerpos flotantes, destellos de luz y una sombra en el campo visual.
  - **Fractura de la órbita**: En algunos casos, el golpe puede causar una fractura de los huesos orbitarios (las estructuras óseas que rodean y protegen el

ojo). Esto puede provocar el hundimiento del ojo, visión doble o movilidad limitada.

- **Tratamiento**: El tratamiento inmediato de un golpe en el ojo incluye la aplicación de una **compresa fría** para reducir la hinchazón y el dolor. Es esencial evitar frotar el ojo o aplicar una presión excesiva. Si se deteriora la visión o aparecen signos de complicaciones graves (como hifema o desprendimiento de retina), es necesario consultar urgentemente a un oftalmólogo. Puede ser necesario realizar exámenes en profundidad, como una ecografía o una tomografía computarizada, para evaluar el alcance de los daños.

2. Cuerpo extraño en el ojo

La introducción de un **cuerpo extraño** en el ojo, ya sea polvo, arena, metal o un fragmento vegetal, es una causa frecuente de traumatismo ocular. Aunque la mayoría de los cuerpos extraños son superficiales y no causan daños graves, algunos pueden penetrar más profundamente y provocar complicaciones.

- **Síntomas inmediatos**: La entrada de un cuerpo extraño en el ojo provoca una sensación inmediata de malestar o dolor, enrojecimiento y lagrimeo intenso. El paciente puede sentir una necesidad irresistible de parpadear o frotarse el ojo, lo que debe evitarse ya que puede agravar la situación.

- **Posibles complicaciones**:

  ◦ **Erosión corneal**: Si el cuerpo extraño entra en contacto con la córnea (la superficie transparente del ojo), puede provocar una erosión corneal, con el consiguiente dolor intenso, sensibilidad a la luz y visión borrosa.
  ◦ **Infección**: Si el cuerpo extraño no se extrae rápidamente, puede introducir bacterias en el ojo,

aumentando el riesgo de infección corneal o conjuntival (queratitis o conjuntivitis).

○ **Perforación del globo ocular**: En casos graves, como cuando un objeto afilado o metálico entra en el ojo, puede producirse la perforación del globo ocular, que requiere una intervención quirúrgica inmediata.

- **Manejo**: La primera regla ante un cuerpo extraño en el ojo es **no frotarse el ojo**, ya que esto podría empujar el objeto más adentro o causar más daños en la córnea. Si el cuerpo extraño es visible y superficial, un enjuague suave con suero fisiológico o agua limpia puede ayudar a extraerlo. Si el cuerpo extraño no puede extraerse fácilmente o está incrustado en el ojo, es crucial consultar a un oftalmólogo. El médico puede utilizar instrumentos especializados para extraer el objeto de forma segura y recetar colirios antibióticos para prevenir la infección.

3. Quemaduras químicas en los ojos

Las quemaduras químicas son una de las formas más peligrosas de lesión ocular y requieren tratamiento de urgencia. Se producen cuando productos químicos corrosivos, como ácidos o álcalis, entran en contacto con el ojo, causando daños a veces irreversibles en el tejido ocular. Los álcalis, presentes en productos como el detergente en polvo o el amoníaco, son especialmente peligrosos, ya que penetran rápidamente en el tejido ocular.

- **Síntomas inmediatos**: Una quemadura química provoca inmediatamente dolor intenso, enrojecimiento severo, sensación de quemazón y lagrimeo excesivo. La visión puede volverse borrosa o incluso desaparecer temporalmente. En casos graves, la córnea puede volverse blanquecina, señal de daños graves.

- **Posibles complicaciones**:

- ◦ **Cicatrización de la córnea**: Las quemaduras químicas pueden causar cicatrices en la córnea, lo que provoca una opacificación permanente y alteraciones de la visión.
- ◦ **Perforación del globo ocular**: En casos extremos, una quemadura química grave puede provocar la perforación del globo ocular, lo que requiere una intervención quirúrgica urgente.
- ◦ **Glaucoma o uveítis**: Los daños causados a las estructuras internas del ojo por una quemadura química pueden dar lugar a complicaciones tardías, como glaucoma o uveítis, que provocan una presión intraocular elevada o una inflamación crónica del ojo.
- **Tratamiento**: Las quemaduras químicas en el ojo deben tratarse **inmediatamente**. El primer paso es enjuagar el ojo a fondo con agua o una solución salina durante al menos 10 a 20 minutos, idealmente utilizando un lavaojos o una botella de agua limpia. Este enjuague debe comenzar lo antes posible para minimizar los daños. Tras este enjuague de urgencia, es necesario acudir a una consulta oftalmológica para evaluar los daños e iniciar el tratamiento adecuado, a menudo a base de colirios antiinflamatorios, antibióticos y, en ocasiones, apósitos oculares.

- ◦ Endoftalmitis postoperatoria

La endoftalmitis postoperatoria es una complicación grave y temida que se produce tras una intervención quirúrgica ocular y que puede provocar daños irreversibles en la visión si no se trata a tiempo. Se trata de una infección intraocular que afecta a las estructuras internas del ojo, como la cámara anterior, el vítreo, la retina y, a veces, incluso el nervio óptico. Esta infección suele estar causada por bacterias o, más raramente, por hongos introducidos accidentalmente durante o después de una intervención quirúrgica. La endoftalmitis postoperatoria es una urgencia oftalmológica que requiere un tratamiento rápido para preservar la función visual del paciente y evitar complicaciones graves o incluso la pérdida total de visión.

¿Qué es la endoftalmitis postoperatoria?

La endoftalmitis es una infección grave de las estructuras internas del ojo, causada por la proliferación de microorganismos en los tejidos oculares. La infección suele producirse tras una intervención quirúrgica ocular, como cirugía de cataratas, vitrectomía o trasplante de córnea, y puede desarrollarse en los días o semanas siguientes a la operación.

Se diferencia de las infecciones superficiales, como la conjuntivitis, en que afecta a las capas internas del ojo, por lo que su tratamiento es más complejo y sus consecuencias más graves. Los agentes patógenos pueden entrar en el ojo directamente durante la cirugía o a través de la contaminación postoperatoria. La inflamación y la infección conducen rápidamente a la destrucción de los tejidos sensibles, alterando la función ocular.

Causas y factores de riesgo

La endoftalmitis postoperatoria se debe casi siempre a una contaminación bacteriana introducida durante la cirugía, aunque en casos raros puede estar causada por hongos.

Fuentes de infección

- **Bacterias**: Las bacterias más frecuentemente implicadas en la endoftalmitis postoperatoria son **bacterias grampositivas**, en particular **Staphylococcus epidermidis** y **Staphylococcus aureus**, que están presentes en la piel y pueden contaminar el ojo en el momento de la cirugía. Otras bacterias, como **los**

220

estreptococos, también pueden ser responsables de esta infección.

- **Hongos**: Las infecciones fúngicas son raras pero posibles, especialmente en pacientes inmunodeprimidos o expuestos a ambientes de alto riesgo, como las zonas tropicales.

Factores de riesgo

Varios factores pueden aumentar el riesgo de desarrollar endoftalmitis postoperatoria:

- **Cirugía ocular compleja**: las intervenciones quirúrgicas prolongadas o complicadas, en particular las que requieren incisiones más grandes o una manipulación más invasiva del ojo, aumentan el riesgo de contaminación.

- **Cirugía de cataratas**: Aunque la cirugía de cataratas es uno de los procedimientos más comunes y seguros en oftalmología, también es uno de los que con más frecuencia se asocia a endoftalmitis postoperatoria, debido a la apertura del ojo y a la manipulación de estructuras internas.

- Inmunocompromiso: los pacientes inmunodeprimidos, diabéticos o que toman tratamientos inmunosupresores tienen más probabilidades de desarrollar una infección postoperatoria.

- **Higiene y cuidados postoperatorios inadecuados**: Una higiene deficiente en los cuidados postoperatorios, como una limpieza insuficiente de los párpados o el uso inadecuado de colirios antibióticos, también puede facilitar la introducción de bacterias en el ojo.

Síntomas de endoftalmitis postoperatoria

Los síntomas de la endoftalmitis postoperatoria suelen aparecer a los pocos días de la operación, pero en algunos casos la infección puede desarrollarse más lentamente y no aparecer hasta pasadas varias semanas.

Primeros síntomas

- **Dolor ocular intenso**: El dolor agudo, repentino y a menudo punzante es uno de los primeros signos de endoftalmitis postoperatoria. Este dolor puede aumentar rápidamente de intensidad.

- **Enrojecimiento del ojo**: El ojo se enrojece, debido a la inflamación e infección de los tejidos internos. Este enrojecimiento suele ir acompañado de hinchazón de los párpados.

- **Disminución rápida de la visión**: la visión de los pacientes se vuelve borrosa con rapidez y pueden perder parte o la totalidad de su capacidad para ver. La disminución de la agudeza visual suele ser uno de los signos más preocupantes.

- **Sensibilidad a la luz (fotofobia)**: La infección provoca un aumento de la sensibilidad a la luz, y el paciente puede tener dificultades para abrir los ojos en ambientes luminosos.

- **Lagrimeo y secreción**: En algunos casos, el ojo puede producir una secreción purulenta o excesivamente acuosa.

Síntomas tardíos

Si la endoftalmitis no se trata con prontitud, la infección puede progresar y provocar complicaciones más graves, como :

- **Edema corneal**: La córnea puede hincharse, volviéndose opaca y reduciendo aún más la visión.

- **Hipopion**: El pus puede acumularse en la cámara anterior del ojo, formando una capa visible bajo la córnea.

Diagnóstico de la endoftalmitis postoperatoria

El diagnóstico de la endoftalmitis postoperatoria se basa en un **examen clínico** completo y en **pruebas microbiológicas** para identificar el microorganismo responsable.

- **Examen con lámpara de hendidura**: El oftalmólogo observa las estructuras internas del ojo mediante una lámpara de hendidura para detectar signos de infección, como acumulación de pus, inflamación del vítreo y opacificación de la córnea.

- **Punción de la cámara anterior o del vítreo**: para identificar el agente patógeno responsable, puede tomarse una muestra de líquido intraocular (de la cámara anterior o del vítreo). Esta muestra se analiza a continuación para identificar las bacterias u hongos implicados, lo que ayuda a orientar el tratamiento antibiótico.

Cuidados y tratamiento

La endoftalmitis postoperatoria es una urgencia médica que requiere un tratamiento rápido y agresivo para evitar la destrucción de las estructuras internas del ojo y la pérdida permanente de visión. El tratamiento incluye antibióticos o antifúngicos administrados local o sistémicamente y, en algunos casos, cirugía.

Tratamiento médico

- **Inyecciones intravítreas de antibióticos**: La administración directa de antibióticos en el vítreo (el interior del ojo) es la primera línea de tratamiento para erradicar la infección. Este tratamiento permite actuar rápidamente sobre las bacterias presentes en las estructuras internas del ojo. Los antibióticos utilizados varían en función de los resultados de los cultivos microbiológicos, pero los fármacos de amplio espectro, como la vancomicina y la ceftazidima, suelen utilizarse como tratamiento de primera línea.

- **Colirios y antibióticos sistémicos**: Además de las inyecciones intravítreas, pueden prescribirse colirios antibióticos de alta concentración y antibióticos intravenosos u orales para eliminar la infección.

- **Antiinflamatorios**: también pueden administrarse corticosteroides para reducir la inflamación grave que acompaña a la infección, pero su uso se controla cuidadosamente para evitar comprometer la respuesta inmunitaria.

Tratamiento quirúrgico

En casos graves, puede ser necesaria una **vitrectomía** para eliminar el humor vítreo infectado y evitar que la infección se propague. Este procedimiento limpia el interior del ojo y elimina cualquier tejido inflamatorio o purulento, mejorando las posibilidades de conservar la visión.

Pronóstico y seguimiento

El pronóstico de la endoftalmitis postoperatoria depende de la rapidez con que se diagnostique y trate. El tratamiento precoz suele permitir limitar los daños y conservar parte de la visión, aunque algunos pacientes pueden sufrir daños visuales permanentes. Si el tratamiento se retrasa, los daños en el nervio óptico, la retina o el vítreo pueden ser irreversibles y provocar la pérdida total de visión.

El seguimiento postoperatorio es esencial para garantizar que la infección esté bien controlada. Los pacientes deben ser objeto de un estrecho seguimiento tras el tratamiento inicial, con exámenes periódicos para evaluar la presión intraocular, el estado de la retina y la claridad de los medios oculares.

Prevención de la endoftalmitis postoperatoria

La prevención se basa en medidas higiénicas estrictas durante y después de la cirugía, así como en una gestión cuidadosa de los cuidados postoperatorios.

- **Profilaxis antibiótica**: La administración de colirios antibióticos antes y después de la cirugía, y el uso de povidona yodada para desinfectar la superficie ocular antes de la operación, son prácticas habituales para reducir el riesgo de infección.

- **Seguimiento postoperatorio riguroso**: los pacientes deben ser conscientes de los signos precoces de endoftalmitis y consultar inmediatamente si experimentan dolor, enrojecimiento o disminución de la visión tras la cirugía ocular.

Gestionar los primeros pasos en caso de emergencia
- Recepción de pacientes en urgencias oftalmológicas

Recibir a un paciente en una urgencia oftalmológica es una etapa crucial en la gestión de una situación médica que implique

225

daños visuales u oculares. Las urgencias oftalmológicas pueden abarcar desde simples problemas visuales hasta traumatismos graves, pasando por patologías que ponen en peligro la visión, como el glaucoma agudo, el desprendimiento de retina o las quemaduras químicas. Cada minuto cuenta cuando se trata de preservar la salud visual de un paciente, por eso es tan importante ofrecer un servicio rápido, organizado y eficaz. El objetivo principal es evaluar rápidamente la gravedad de la situación y prestar la atención adecuada.

Primera etapa: recepción administrativa y orientación

En cuanto llega un paciente al servicio de urgencias oftalmológicas, la recepción administrativa desempeña un papel importante para facilitar el tratamiento. Sin embargo, en los casos más graves, en los que la visión del paciente está claramente en peligro, el equipo médico interviene inmediatamente, incluso antes de la recepción administrativa.

Recopilación de información inicial

El personal de recepción recopila rápidamente la información básica necesaria, como :

- **Identidad del paciente**: edad, historial médico relevante, datos de contacto para el seguimiento.
- **Motivo de la consulta**: el paciente o acompañante debe explicar brevemente la naturaleza de la urgencia (dolor ocular, pérdida de visión, traumatismo, etc.).

Esta fase de recepción permite **priorizar la urgencia,** ya que no todas las urgencias oftalmológicas requieren el mismo grado de intervención inmediata. Por lo tanto, una buena comunicación entre el personal administrativo y médico es esencial para garantizar que los pacientes con urgencias graves sean tratados sin demora.

Clasificación de emergencia

En cuanto llega el paciente, el personal médico evalúa rápidamente el nivel de gravedad realizando un **triaje oftalmológico**. Esta clasificación se basa en los síntomas del paciente, el examen clínico inicial y una evaluación de la gravedad potencial del caso.

- **Urgencia visual inmediata**: Son situaciones en las que existe un alto riesgo de pérdida permanente de visión. Por ejemplo, el glaucoma agudo de ángulo cerrado, la perforación del globo ocular o el desprendimiento de retina requieren una intervención rápida para evitar una pérdida irreversible de visión.

- **Urgencia relativa**: algunas afecciones deben tratarse rápidamente pero no suponen una amenaza inmediata para la visión. Los abscesos corneales, la queratitis y la uveítis son algunas de las afecciones que deben tratarse rápidamente, pero pueden esperar unas horas si es necesario.

- **Casos no urgentes**: Algunos pacientes acuden a urgencias con dolencias menores, como conjuntivitis víricas o irritaciones oculares leves, que pueden tratarse en el marco de una consulta estándar.

Segunda etapa: anamnesis y exploración clínica rápida

Una vez clasificado el paciente, un miembro del equipo médico, a menudo un oftalmólogo o un interno de oftalmología, **realiza una**

anamnesis detallada para conocer la historia del problema y evaluar la situación a fondo.

Historia clínica

La anamnesis nos permite recabar información clave que orientará el examen clínico y las pruebas complementarias que puedan ser necesarias. Las preguntas que se formulan tienen por objeto evaluar la naturaleza y la duración de los síntomas:

- **Naturaleza de los síntomas**: se pide a los pacientes que describan detalladamente sus síntomas: dolor, pérdida de visión, enrojecimiento, secreción, fotofobia, aparición de cuerpos flotantes o destellos de luz. Cada síntoma proporciona pistas importantes para orientar el diagnóstico.

- **Inicio y evolución de los síntomas**: es fundamental saber cuándo y cómo aparecen los primeros síntomas. La aparición brusca de dolor y pérdida de visión puede indicar una afección grave, como un desprendimiento de retina o un glaucoma agudo. Por el contrario, los síntomas que progresan lentamente pueden sugerir afecciones crónicas.

- **Historial médico**: Los pacientes deben mencionar su historial médico, incluyendo cualquier problema oftalmológico previo (cirugía ocular, glaucoma, diabetes, miopía severa), y cualquier medicación actual, ya que esto puede influir en el tratamiento.

Examen clínico rápido

Una vez realizada la anamnesis, se inicia inmediatamente la exploración clínica del ojo. Este examen incluye varios pasos esenciales para evaluar el estado de las estructuras oculares:

- **Evaluación de la agudeza visual**: esta medición se realiza lo antes posible para evaluar la gravedad de la pérdida de visión. Incluso en una situación de emergencia, es importante cuantificar la visión actual del paciente.

- **Examen con lámpara de hendidura**: Esta exploración permite observar en detalle las estructuras del ojo, como la córnea, el iris, el cristalino y el humor vítreo. Ayuda a identificar infecciones, cuerpos extraños o anomalías estructurales como edema corneal o hifema (presencia de sangre en la cámara anterior).

- **Medición de la presión intraocular**: Un aumento anormal de la presión intraocular es un signo clave de glaucoma agudo. Esta medición debe realizarse urgentemente en todos los pacientes que presenten dolor o enrojecimiento ocular agudo, especialmente si se sospecha glaucoma.

- **Dilatar la pupila** (si es necesario): En caso de sospecha de patología retiniana, como un desprendimiento de retina, es necesario realizar un examen del fondo de ojo tras dilatar la pupila. Esto permite evaluar el estado de la retina y detectar posibles desgarros o desprendimientos.

Tercera etapa: investigaciones complementarias y tratamiento de urgencia

En función de los resultados de la anamnesis y la exploración clínica, puede ser necesario realizar más pruebas para afinar el diagnóstico e iniciar el tratamiento adecuado.

Otras investigaciones

- **Imágenes de la retina**: la **OCT** (tomografía de coherencia óptica) o la **ecografía ocular** suelen realizarse como medida de urgencia si se sospecha una patología de la retina o el vítreo. Estas pruebas proporcionan imágenes precisas de las capas de la retina y ayudan a evaluar la gravedad del problema.

- **Examen bacteriológico**: Si se sospecha una infección intraocular grave, como una endoftalmitis, pueden tomarse muestras de la cámara anterior o del vítreo para identificar el agente patógeno y seleccionar el antibiótico adecuado.

Tratamiento de urgencia

En función del diagnóstico, se inicia un tratamiento inmediato:

- **Antibióticos y antiinflamatorios**: Si se sospecha una infección (como queratitis grave o endoftalmitis), se administran urgentemente **colirios antibióticos** de amplio espectro y **antiinflamatorios**.

- **Tratamiento del glaucoma agudo**: En caso de **glaucoma agudo de ángulo cerrado**, se administran inmediatamente fármacos destinados a reducir la presión intraocular, como colirios hipotensores, inhibidores de la anhidrasa carbónica o tratamientos sistémicos (como la acetazolamida). Puede ser necesaria una intervención quirúrgica de urgencia, como la **iridotomía con láser**.

- **Tratamiento del desprendimiento de retina**: Si se diagnostica **un desprendimiento de retina**, debe programarse lo antes posible una intervención quirúrgica, a menudo una **vitrectomía**, para evitar la pérdida permanente de visión.

Seguimiento y derivación de pacientes tras la atención de urgencia

Una vez administrado el tratamiento de urgencia, el seguimiento es esencial para garantizar que el estado del paciente mejora y evitar cualquier complicación.

- **Hospitalización**: Algunos pacientes, sobre todo los que presentan infecciones graves como endoftalmitis, pueden requerir hospitalización para recibir tratamiento intravenoso y cuidados intensivos.

- **Seguimiento ambulatorio**: En los casos menos graves, se organiza un seguimiento ambulatorio. Los pacientes deben ser informados de los signos de alerta (por ejemplo, dolor persistente, visión reducida, enrojecimiento). Se planifican consultas de seguimiento para evaluar la evolución.

    ○ Primeros auxilios antes de la intervención médica
Los primeros auxilios antes de la intervención médica desempeñan un papel crucial en la gestión de emergencias, especialmente en oftalmología, donde la rapidez de reacción puede significar la diferencia entre una recuperación completa y un daño visual irreversible. Cuando se produce una lesión o un problema ocular, la aplicación de los primeros auxilios adecuados puede limitar los daños, aliviar el dolor y preparar el ojo para la intervención médica. Estos primeros auxilios deben realizarse con rapidez y cuidado para evitar agravar la situación. Ya se trate de un traumatismo, una quemadura química o la presencia de un cuerpo extraño, las medidas que se tomen antes de que llegue la ayuda médica son cruciales para el tratamiento posterior.

Objetivos de los primeros auxilios oculares

El objetivo principal de los primeros auxilios en oftalmología es proteger el ojo lesionado minimizando las posibles complicaciones. Los primeros auxilios deben estar diseñados para :

- **Evitar daños mayores**: En caso de lesión, es esencial evitar cualquier manipulación inadecuada que pueda agravar la situación.
- **Limitar el dolor y la inflamación**: Algunos gestos sencillos, como enjuagar el ojo o aplicar compresas frías, pueden aliviar el dolor y evitar que empeore la inflamación.
- **Mantener el ojo a salvo**: proteger el ojo de contaminantes externos o movimientos accidentales puede reducir el riesgo de complicaciones posteriores antes de la intervención médica.

Primeros auxilios en caso de cuerpo extraño en el ojo

Un **cuerpo extraño** en el ojo, ya sea polvo, arena, metal o un fragmento de material vegetal, es una causa frecuente de consultas oftalmológicas de urgencia. Por lo general, los pacientes experimentan una sensación inmediata de malestar, irritación o dolor, a veces acompañada de enrojecimiento y lagrimeo.

Medidas que deben adoptarse inmediatamente

1. **No frotarse el ojo**: Es fundamental evitar frotarse el ojo. Aunque es un reflejo natural del paciente querer aliviar las molestias frotándose, se corre el riesgo de empujar el cuerpo extraño más adentro del ojo o de dañar la córnea.

2. **Enjuague suave del ojo**: Si el cuerpo extraño es visible y parece superficial, enjuagar el ojo con una solución salina

o agua limpia puede ayudar a eliminarlo. El paciente debe inclinar la cabeza y dejar que el agua penetre suavemente en el ojo afectado para eliminar el objeto. Es importante no utilizar agua contaminada, ya que podría introducir bacterias en el ojo.

3. **Parpadeo**: Pedir al paciente que parpadee suavemente varias veces puede ser a veces suficiente para sacar el cuerpo extraño, sobre todo si se trata de pequeños restos como polvo.

Evitar absolutamente

- **No utilice ninguna herramienta**: formalmente se desaconseja intentar extraer un cuerpo extraño con pinzas, bastoncillos de algodón o cualquier otro objeto, ya que podría perforar o arañar la córnea.
- **No presionar** el ojo: una presión excesiva sobre el ojo puede agravar una lesión existente, sobre todo si el cuerpo extraño está profundamente introducido.

Primeros auxilios en caso de golpe en el ojo (contusión)

Un **golpe en el ojo,** ya sea por impacto directo con un objeto o traumatismo por choque, puede causar una contusión ocular. Los síntomas incluyen dolor agudo, hinchazón de los párpados, enrojecimiento y, a veces, pérdida temporal de visión.

Medidas que deben adoptarse inmediatamente

1. **Aplicar compresas frías**: Para reducir la inflamación y limitar la hinchazón, se recomienda aplicar una **compresa**

233

fría (o hielo envuelto en un paño limpio) en el ojo cerrado durante 10 a 15 minutos. Esto calma el dolor y evita una hinchazón excesiva. Tenga cuidado de no aplicar nunca el hielo directamente sobre el ojo, ya que podría provocar quemaduras por frío.

2. **Reposo**: El paciente debe mantener la calma y evitar cualquier esfuerzo físico o movimiento brusco que pueda agravar la lesión. Es preferible mantener el ojo cerrado hasta que llegue la ayuda.

Evitar absolutamente

- **No aplicar presión sobre el ojo**: Es fundamental evitar aplicar presión sobre el ojo. Si el impacto ha causado daños internos, una mayor presión podría causar daños irreversibles, como desprendimiento de retina o perforación del globo ocular.

- **No intentes volver a abrir el ojo a la fuerza**: Si el ojo está cerrado por hinchazón o dolor, es mejor no intentar abrirlo de nuevo antes de consultar a un profesional.

Primeros auxilios en caso de quemaduras químicas en los ojos

Las quemaduras químicas son una emergencia oftalmológica importante. Se producen cuando sustancias corrosivas, como ácidos o álcalis, entran en contacto con el ojo, provocando la destrucción del tejido. Los productos alcalinos (como la sosa cáustica o el amoníaco) son especialmente peligrosos porque penetran rápidamente en las estructuras oculares.

Medidas que deben adoptarse inmediatamente

1. **Enjuague el ojo a fondo**: El enjuague inmediato y prolongado del ojo es el primer y más importante tratamiento que debe llevarse a cabo. El ojo afectado debe enjuagarse con agua limpia o una solución salina durante al menos **15 a 30 minutos** para eliminar todos los restos del producto químico. Este lavado debe ser continuo y comenzar lo antes posible tras la exposición.

   ○ Si el paciente lleva lentes de contacto, debe quitárselas inmediatamente, ya que pueden atrapar la sustancia química contra el ojo.
   ○ El paciente debe inclinar la cabeza de modo que el ojo afectado quede hacia abajo, para evitar que el líquido se filtre al otro ojo.

2. **Busque asistencia médica inmediata**: Una vez que haya comenzado a enjuagarse, es imperativo que se ponga en contacto con los servicios de emergencia o acuda a urgencias sin demora, sin dejar de enjuagarse durante el transporte. Cuanto más tiempo se siga enjuagando, menor será el riesgo de que se produzcan daños graves en las estructuras oculares.

Evitar absolutamente

- **No aplique compresas**: No utilice compresas ni apósitos en el ojo después de una quemadura química, ya que podría atrapar el producto químico en su interior y agravar las lesiones.
- **No interrumpa el enjuague**: aunque el paciente sienta un alivio temporal, es vital que continúe enjuagándose durante al menos 15 minutos o hasta que llegue la ayuda médica.

Primeros auxilios en caso de hemorragia o perforación ocular

En caso de **perforación** ocular o **hemorragia intraocular** (hemorragia visible en la cámara anterior del ojo), la situación es extremadamente grave y requiere la intervención inmediata de un oftalmólogo. Estas lesiones pueden deberse a un traumatismo directo, una herida cortante o una intervención quirúrgica complicada.

Medidas que deben adoptarse inmediatamente

1. **Proteger el ojo sin presionar**: Si el ojo está perforado o gravemente herido, es esencial **protegerlo** con una protección rígida (como un vaso limpio) sin presionar sobre el ojo. El objetivo es evitar cualquier presión adicional que pudiera agravar el daño interno.

2. **Mantener al paciente quieto**: El paciente debe permanecer tumbado o sentado, y debe evitarse cualquier movimiento brusco. Mantener al paciente en reposo limita el riesgo de empeoramiento de las lesiones.

Evitar absolutamente

- **No intente extraer un objeto**: Si hay un objeto clavado en el ojo, nunca intente extraerlo, ya que podría provocar una hemorragia masiva o daños aún más graves. Es necesaria la intervención de un cirujano ocular.

  ○ Comunicación rápida y eficaz con el equipo médico

La comunicación rápida y eficaz con el equipo médico es uno de los pilares esenciales de una atención óptima, sobre todo en una urgencia oftalmológica o en cualquier situación en la que la salud del paciente pueda verse comprometida. Una comunicación bien orquestada no sólo ahorra un tiempo precioso, sino que también garantiza que la información crucial se transmita sin distorsiones, asegurando una mejor coordinación de la asistencia y una gestión más fluida de las situaciones críticas. En el campo de la oftalmología, donde ciertas patologías pueden evolucionar rápidamente, como el glaucoma agudo, el desprendimiento de retina o la endoftalmitis, la capacidad de reacción del equipo depende a menudo de la calidad de esta comunicación.

La importancia de una comunicación rápida y precisa

La comunicación eficaz entre los distintos miembros del equipo médico -médicos, enfermeros, auxiliares y técnicos- es esencial por varias razones:

1. **Coordinación rápida de la asistencia**: en una emergencia, cada segundo cuenta. Si la información se transmite de forma clara e inmediata, los profesionales pueden movilizarse rápidamente y prestar los cuidados necesarios al paciente.

2. **Reducción de errores**: la transmisión incompleta o incorrecta de información puede dar lugar a errores de diagnóstico, tratamiento o atención. Una comunicación precisa reduce este riesgo, al garantizar que todos los miembros del equipo disponen de la misma información actualizada.

3. **Reforzar la colaboración interdisciplinar**: en departamentos como el de oftalmología, las urgencias requieren a menudo la colaboración entre varios especialistas (oftalmólogos, anestesistas, cirujanos). Una comunicación fluida facilita esta colaboración, permitiendo una toma de decisiones más rápida y una mejor sincronización de las actuaciones.

Principios clave para una comunicación eficaz

Para que la comunicación sea eficaz, debe cumplir ciertos principios fundamentales que permitan a todo el equipo médico comprender y actuar de forma coordinada. Estos principios incluyen la **claridad**, la **precisión**, la **rapidez** y la **retroalimentación**.

Claridad de la información facilitada

En un entorno en el que cada palabra cuenta, la claridad de la información es esencial. La información debe **transmitirse de forma concisa**, sin ambigüedades y adaptada a las necesidades inmediatas de la situación.

- **Utilización de un lenguaje médico apropiado**: los términos utilizados deben ser precisos y ajustarse a los protocolos médicos. Por ejemplo, en lugar de decir "el paciente tiene visión borrosa", es preferible especificar "el paciente tiene disminución de la agudeza visual con visión borrosa en el campo periférico".

- **Estructuración de la información**: la información debe transmitirse de forma organizada, empezando por los elementos críticos (por ejemplo, "el paciente presenta dolor ocular agudo con pérdida súbita de visión") y aportando después detalles adicionales (duración de los síntomas, antecedentes médicos, etc.).

Transmisión precisa de datos médicos

La precisión es esencial para evitar confusiones, sobre todo cuando se trata de datos clínicos o resultados de pruebas.

- **Mediciones precisas**: En situaciones de urgencia oftalmológica, datos como la presión intraocular, la agudeza visual o los resultados de un examen con lámpara de hendidura deben comunicarse con precisión. Por ejemplo, decir "la presión intraocular es de 40 mmHg en el ojo derecho" da una idea clara de la gravedad de la situación.

- **Transmisión de los resultados de los exámenes**: Los resultados de los exámenes diagnósticos, como la ecografía ocular o la OCT (tomografía de coherencia óptica), deben comunicarse con detalles específicos, de modo que los demás miembros del equipo comprendan sin confusión el estado del paciente.

Comunicación rápida

En determinadas emergencias, como **el desprendimiento de retina** o **la endoftalmitis**, la rapidez con la que se comparte la información puede marcar la diferencia entre preservar la visión y la pérdida permanente. Por lo tanto, es esencial que la comunicación sea rápida y directa, sin retrasos innecesarios.

- **Priorizar la información crítica**: cuando se está produciendo una emergencia, es importante comunicar primero la información más urgente. Por ejemplo, si se sospecha un glaucoma agudo, decir inmediatamente "presión ocular muy alta" permite al equipo reaccionar en consecuencia.

- **Evitar interrupciones o retrasos**: El flujo de comunicación debe ser fluido, sin interrupciones innecesarias. Si un médico o miembro del equipo está ocupado con otro paciente, puede ser necesario delegar la comunicación en otro profesional para evitar retrasos.

Comentarios y aclaraciones

La comunicación médica nunca debe ser unidireccional. Es importante que la información sea **confirmada** por el equipo que la recibe, para asegurarse de que se ha entendido correctamente y evitar malentendidos.

- **Pida confirmación**: Cuando un miembro del equipo comunica una información crítica, es esencial pedirle que la confirme. Por ejemplo, después de dar una instrucción sobre la administración de un tratamiento, puede ser útil preguntar: "¿Ha administrado correctamente el colirio de timolol 0,5%? Esto evita cualquier omisión o confusión.

- **Aclaración en caso de duda**: si un miembro del equipo no está seguro de haber entendido una información, debe pedir aclaraciones inmediatamente, en lugar de arriesgarse a cometer un error. Esto ayuda a mantener una comunicación abierta y transparente dentro del equipo.

Herramientas y estrategias para mejorar la comunicación

En un servicio de urgencias oftalmológicas o en un hospital pueden ponerse en marcha una serie de herramientas y estrategias para facilitar una comunicación rápida y eficaz.

Utilización de herramientas modernas de comunicación

El uso de tecnología, como los programas informáticos de comunicación intrahospitalaria, permite transmitir rápidamente información crítica a todo el equipo médico. Esto incluye:

- **Mensajería instantánea segura**: estas herramientas permiten transmitir en tiempo real los resultados de pruebas o datos sobre el estado de un paciente a todo el equipo médico, aunque no todos los miembros estén físicamente presentes. Esto puede ser especialmente útil cuando varios especialistas, como cirujanos y anestesistas, deben participar rápidamente en la toma de decisiones.

- **Sistemas de comunicación de alertas**: estos sistemas envían alertas inmediatas al equipo médico cuando se dispone de resultados críticos, como una presión intraocular elevada detectada tras un examen.

Briefings y debriefings

En situaciones complejas o de emergencia, el uso de **reuniones informativas** y **debriefings** del equipo puede mejorar la coordinación de la atención. Una sesión informativa rápida antes de una intervención garantiza que todos los miembros del equipo conozcan el plan de cuidados.

- **Reunión informativa antes de una intervención**: cuando varios profesionales intervienen en la atención de un paciente en una urgencia, una reunión informativa rápida ayuda a definir las funciones de cada uno y a recordar la información clave (estado del paciente, tratamiento previsto, etc.).

- **Reunión informativa posterior a la intervención**: Tras una intervención o respuesta de emergencia, una rápida reunión informativa permite compartir las lecciones aprendidas de la situación, identificar lo que funcionó bien y sugerir mejoras para futuras intervenciones.

Hojas de seguimiento y listas de control

Las hojas de seguimiento y las **listas de control** son herramientas sencillas pero eficaces para organizar la información y evitar descuidos en la comunicación.

- **Fichas de seguimiento**: el uso de fichas o archivos electrónicos para registrar información importante sobre la evolución del paciente permite centralizar los datos y compartirlos fácilmente con todo el equipo.

- **Listas de comprobación**: las listas de comprobación se utilizan para garantizar que se han seguido todas las etapas importantes de la asistencia y que cada miembro del equipo está informado de las medidas ya adoptadas y de las que están por venir.

Papel en la gestión de las urgencias oftalmológicas

  ○ Asistencia durante los cuidados de urgencia (lavaojos, inyecciones)

La asistencia durante la atención de urgencia en oftalmología es un paso crucial en el tratamiento rápido y eficaz de los pacientes, ya sea para el lavado de ojos, las inyecciones intravítreas u otros procedimientos de urgencia. La asistencia debe realizarse con gran precisión, ya que los cuidados oftalmológicos requieren una especial delicadeza, al ser el ojo un órgano extremadamente sensible. Una buena coordinación entre el equipo asistencial, una preparación rigurosa del material y una estrecha atención a las necesidades del paciente son esenciales para garantizar la seguridad y la eficacia de los cuidados administrados.

La importancia de la asistencia durante la atención de urgencia

La asistencia durante la atención de urgencia no consiste únicamente en proporcionar equipos o aplicar gestos técnicos, sino que también abarca el apoyo constante al paciente y la interacción fluida con el equipo médico. Una asistencia bien orquestada ayuda a :

- **Garantizar una intervención rápida**: en una urgencia oftalmológica, cada minuto cuenta para proteger la visión. Una buena coordinación entre los cuidadores garantiza una atención rápida y eficaz.
- **Mejorar la calidad de la asistencia**: el asistente se asegura de que el médico disponga de toda la información necesaria para llevar a cabo procedimientos precisos y adaptados a la situación.
- **Calmar al paciente**: La presencia del asistente durante la atención de urgencia proporciona apoyo psicológico al paciente, que puede estar ansioso o sufriendo. Al explicar los procedimientos, tranquilizar a los pacientes y responder a sus preocupaciones, el asistente contribuye al buen desarrollo del tratamiento.

Asistencia con lavaojos de emergencia

El lavado ocular es un procedimiento que suele realizarse en caso de emergencia, sobre todo tras una quemadura química, la presencia de un cuerpo extraño o una irritación grave. El objetivo del lavado es librar al ojo de sustancias irritantes o peligrosas y prevenir complicaciones como infecciones o daños en la córnea.

Preparar el equipo y el entorno

Antes de realizar el ,lavaojos es esencial que el ayudante prepare el equipo cuidadosamente y se asegure de que el entorno está limpio y es seguro.

- **Solución de lavado**: El asistente prepara una solución salina estéril o, en su defecto, agua limpia a temperatura ambiente. La cantidad de solución debe ser suficiente para permitir un aclarado abundante y prolongado si es necesario, sobre todo en caso de quemaduras químicas.

- **Colocación del paciente** : El paciente debe estar cómodamente sentado o tumbado. La cabeza debe estar ligeramente inclinada hacia el lado del ojo que se va a enjuagar, para que el líquido pueda drenar sin entrar en el otro ojo. Es fundamental que el asistente mantenga esta posición durante todo el proceso de enjuague.

Realización del lavaojos

El auxiliar desempeña un papel activo ayudando en el lavado de ojos.

- **Sujetar el ojo**: Si el paciente tiene dificultades para mantener el ojo abierto, el ayudante puede ayudarle a mantener los párpados separados con suavidad utilizando una compresa estéril, teniendo cuidado de no ejercer una presión excesiva sobre el ojo.

- **Instilación de la solución**: El médico o la enfermera aplican la solución salina, dejándola correr suavemente sobre el ojo afectado. El auxiliar puede apoyar el proceso sujetando el recipiente de la solución o ajustando el flujo de líquido para que el lavado sea continuo y uniforme.

Seguimiento y gestión de pacientes

Durante el lavado, el auxiliar debe permanecer vigilante y atento a las reacciones del paciente.

- **Evaluación de los síntomas**: es importante controlar si el lavado alivia los síntomas (como el dolor o el ardor) y si el estado del ojo mejora visualmente (por ejemplo, si disminuye el enrojecimiento). Si persisten los síntomas graves, el asistente debe alertar inmediatamente al médico.

- **Comodidad del paciente**: El lavado de ojos puede resultar incómodo y estresante para los pacientes, sobre todo si sufren mucho dolor. Por lo tanto, el asistente debe mostrar empatía, explicar con calma los procedimientos y tranquilizar al paciente asegurándole que el tratamiento es eficaz.

Asistencia para inyecciones oculares de urgencia

Las inyecciones intravítreas o **subconjuntivales** se administran habitualmente en caso de infecciones graves, como la endoftalmitis, o para tratar determinadas patologías oculares urgentes. La asistencia durante estas inyecciones es crucial para garantizar la esterilidad, la precisión y la comodidad del paciente.

Preparación del equipo de inyección

El asistente debe preparar cuidadosamente todo el material necesario antes de que el médico aplique la inyección:

- **Esterilización**: todo el material de inyección, incluidas las jeringuillas, las agujas y los colirios anestésicos, debe ser estéril. El asistente comprueba la esterilidad del instrumental y se asegura de que el campo quirúrgico se mantenga limpio.

- **Preparación del producto que se va a inyectar** : El asistente prepara los medicamentos o antibióticos prescritos por el médico y los carga en la jeringa en las dosis correctas. Dependiendo de la urgencia, los productos inyectados pueden incluir antibióticos para combatir una infección o corticoesteroides para reducir una inflamación grave.

Asistencia a la inyección

El asistente se encarga de facilitar el trabajo del médico anticipándose a sus necesidades y asegurándose de que la inyección se realiza correctamente.

- **Anestesia local**: Antes de la inyección, el asistente aplica un colirio anestésico para adormecer la superficie del ojo. Es esencial que el paciente no sienta dolor durante la inyección, lo que ayuda a minimizar los movimientos reflejos.

- **Sujetar el ojo**: Al igual que en el lavado de ojos, el ayudante ayuda a mantener abierto el ojo del paciente, separando los párpados con suavidad pero con firmeza. Esto permite al médico administrar la inyección con precisión y sin riesgo de molestias.

Control durante y después de la inyección

Tras la inyección, el asistente sigue controlando al paciente para asegurarse de que no se produzcan reacciones adversas.

- **Tranquilizar al paciente**: Las inyecciones intraoculares pueden provocar ansiedad. El asistente debe tranquilizar al paciente antes y durante la inyección, explicándole que el procedimiento es rápido e indoloro gracias a la anestesia.

- **Control de las reacciones** : El asistente observa atentamente las reacciones del paciente tras la inyección para asegurarse de que no hay signos de malestar anormal, hemorragia o reacción alérgica. Si se produce una reacción adversa, el auxiliar avisa inmediatamente al médico.

Asistencia en otras urgencias oftalmológicas

El auxiliar también puede intervenir en otros cuidados de urgencia, como la aplicación de colirios medicinales, el tratamiento de abrasiones corneales o la gestión de traumatismos oculares más graves.

- **Aplicación de gotas oftálmicas medicinales**: En determinados casos, como un ataque agudo de glaucoma, es esencial la aplicación rápida de gotas oftálmicas hipotensoras. El asistente ayuda a administrar los colirios, teniendo cuidado de espaciar las distintas aplicaciones para garantizar una absorción óptima.

- **Seguimiento postraumático**: tras una intervención de urgencia, como la extracción de un cuerpo extraño o una intervención quirúrgica reconstructiva, el auxiliar ayuda a aplicar apósitos oculares, vigila la evolución de los síntomas e informa al paciente de las precauciones que debe tomar.

∘ Monitorización continua del paciente

La monitorización continua del paciente es un elemento esencial de la atención médica, sobre todo en caso de urgencia o después de una operación, ya sea en oftalmología o en otras especialidades. Este seguimiento permite detectar rápidamente cualquier signo de agravamiento, complicación o evolución anormal del estado del paciente, e intervenir inmediatamente en caso necesario. En oftalmología, donde la visión puede verse amenazada de forma irreversible, un seguimiento minucioso no sólo garantiza la seguridad del paciente, sino que también preserva la función visual.

La importancia del seguimiento continuo

El objetivo principal del seguimiento continuo es **garantizar que el estado del paciente evoluciona favorablemente** y que no surgen complicaciones. Permite actuar rápidamente en caso de problema, ajustar el tratamiento si es necesario y realizar un seguimiento personalizado. En algunos casos, las patologías oculares o las complicaciones posquirúrgicas pueden evolucionar rápidamente, por lo que es fundamental una vigilancia constante.

Prevención de complicaciones

Una de las principales funciones de la monitorización es prevenir las complicaciones. Tras una intervención quirúrgica o un tratamiento de urgencia pueden surgir complicaciones, como aumento de la presión intraocular, infección o inflamación grave. La monitorización permite detectar precozmente estos signos y responder eficazmente antes de que provoquen consecuencias graves, como la pérdida de visión.

Adaptar los tratamientos

La monitorización continua también permite evaluar la eficacia de los tratamientos administrados, sobre todo en el caso de colirios hipotensores para el glaucoma, antibióticos para una infección ocular o incluso después de una intervención quirúrgica ocular. En función de la respuesta del paciente, puede ajustarse el tratamiento para que siga siendo óptimo. Un tratamiento inadecuado o mal tolerado puede tener efectos adversos en la recuperación del paciente, de ahí la importancia de una observación constante y cuidadosa.

Parámetros que deben controlarse continuamente

En el seguimiento de un paciente, es necesario evaluar periódicamente ciertos parámetros clave para asegurarse de que el estado de salud evoluciona en la dirección correcta. Estos parámetros varían según el tipo de procedimiento o patología, pero varios elementos son esenciales en oftalmología.

Control de la agudeza visual

La agudeza visual es un parámetro fundamental que debe vigilarse, sobre todo después de una intervención quirúrgica o de un tratamiento de una patología ocular. Cualquier reducción de la visión, ya sea gradual o repentina, es una señal de alerta que debe tenerse en cuenta de inmediato.

- **Medición periódica de la visión**: La agudeza visual debe medirse periódicamente para evaluar la recuperación del paciente o identificar un deterioro. Un descenso repentino de la visión puede indicar desprendimiento de retina, hemorragia o infección, y requiere tratamiento urgente.

- **Signos de distorsión visual**: Las anomalías en la percepción de los objetos, como ver líneas onduladas o formas distorsionadas, pueden indicar daño macular o una complicación retiniana. Estos signos deben vigilarse y notificarse inmediatamente.

Control de la presión intraocular

La presión intraocular (PIO) es otro parámetro crucial, sobre todo después de procedimientos como la cirugía del glaucoma, la cirugía de cataratas o las inyecciones intraoculares. Una variación anormal de la PIO puede indicar una complicación y requiere un tratamiento rápido.

- **Aumento de la PIO**: una presión intraocular demasiado elevada (hipertonía) puede dañar el nervio óptico y provocar un glaucoma agudo, sobre todo después de una operación de cataratas o de filtración. Esta presión debe medirse regularmente con un tonómetro, y cualquier aumento debe corregirse rápidamente con colirios hipotensores u otros tratamientos.

- **Descenso excesivo de la PIO**: Por el contrario, una presión intraocular demasiado baja (hipotonía) también puede ser problemática, ya que puede indicar una fuga de líquido intraocular que comprometa la estructura del ojo. Esta situación debe vigilarse atentamente, sobre todo después de una cirugía ocular compleja.

Vigilancia de signos de infección o inflamación

Tras una intervención quirúrgica, pueden producirse **infecciones** o **inflamaciones** que pongan en peligro la salud visual del paciente. La endoftalmitis postoperatoria, por ejemplo, es una infección grave que puede provocar la pérdida total de visión si no se trata rápidamente.

- Enrojecimiento **y dolor ocular**: El enrojecimiento excesivo, el dolor persistente o que empeora y la sensibilidad a la luz (fotofobia) son signos potenciales de infección o inflamación intraocular. Estos síntomas deben vigilarse estrechamente y tratarse en cuanto aparezcan.

- **Secreciones o secreciones**: cualquier secreción purulenta o anormal del ojo debe tomarse muy en serio, ya que puede indicar una infección activa. Debe informarse inmediatamente al personal médico para que pueda administrarse urgentemente un tratamiento antibiótico o antifúngico.

Control del estado general del paciente

Además de los parámetros oftalmológicos específicos, es importante vigilar **el estado general del paciente**, sobre todo después de una operación o en una situación de emergencia. Esto incluye el control del dolor, la evaluación de la ansiedad y la observación de las reacciones fisiológicas generales.

- **Tratamiento del dolor**: Un dolor intenso que no se alivia con los analgésicos habituales puede ser signo de una complicación subyacente. El dolor debe evaluarse a intervalos regulares, y cualquier intensificación debe comunicarse rápidamente al médico.

- **Ansiedad y malestar**: Muchos pacientes pueden experimentar ansiedad tras una operación, especialmente si su visión se ve temporalmente afectada. La ayuda y la tranquilidad ofrecidas por el equipo asistencial son esenciales para aliviar estas preocupaciones, y puede ser necesario un tratamiento adecuado (medicación ligera o apoyo psicológico).

Técnicas de supervisión continua

El seguimiento continuo de los pacientes se basa en herramientas específicas, protocolos médicos y una mayor vigilancia por parte del personal médico. Se utilizan diversas técnicas y herramientas para garantizar un seguimiento riguroso.

Exámenes periódicos y seguimiento clínico

Los exámenes clínicos periódicos, como la medición de la presión intraocular y la evaluación de la agudeza visual, forman parte integrante del seguimiento continuo. Estos exámenes se realizan a intervalos definidos en función del estado del paciente y del tipo de tratamiento que haya recibido.

- **Control visual y diagnóstico por imagen**: En algunos casos, pueden realizarse periódicamente pruebas de diagnóstico por imagen como la OCT (tomografía de coherencia óptica) o la ecografía ocular para controlar los cambios en las estructuras internas del ojo, sobre todo después de una cirugía de retina o del vítreo.

Comunicación e información

Un seguimiento eficaz depende de **una comunicación fluida y continua** entre todos los miembros del equipo sanitario, así como entre cuidadores y pacientes.

- **Comentarios de los pacientes**: Hay que animar a los pacientes a que informen de cualquier síntoma inusual, como cambios en la visión, aumento del dolor o molestias persistentes. Un diálogo abierto ayuda a detectar cualquier signo precoz de complicaciones.

- **Coordinación con el equipo médico**: las enfermeras deben informar periódicamente al médico de los resultados de las observaciones clínicas y los exámenes realizados, para poder ajustar el tratamiento en caso necesario.

Uso de tecnologías avanzadas de vigilancia

En los contextos más complejos, como las unidades de cuidados intensivos oftalmológicos, se pueden implantar tecnologías avanzadas de monitorización para controlar de forma continua determinados parámetros vitales y oculares.

- **Monitorización a distancia**: algunas unidades asistenciales disponen de sistemas de monitorización a distancia de la presión intraocular u otros signos clínicos, lo que permite realizar un seguimiento en tiempo real sin interrumpir el descanso del paciente.

  - Ayuda con la documentación médica en caso de urgencia

Ayudar en la documentación médica de los casos de emergencia es un proceso fundamental para garantizar una gestión eficaz y coordinada de los pacientes en situaciones críticas. En oftalmología, al igual que en otras especialidades médicas, la gestión rápida de las urgencias depende de la toma de decisiones informadas basadas en información clara y precisa. La documentación desempeña un papel fundamental en este contexto, ya que proporciona un registro riguroso de cada etapa de la evaluación y el tratamiento, al tiempo que facilita la continuidad de la atención entre los distintos profesionales sanitarios. Una buena documentación también es esencial por razones médico-legales y para el seguimiento del paciente a largo plazo.

La importancia de la documentación médica en situaciones de emergencia

En el contexto de una urgencia oftalmológica, la documentación médica no es una mera formalidad administrativa: es una fuente de información esencial para todos los profesionales que intervienen en la atención del paciente. Asegura **la trazabilidad completa de la asistencia** prestada, contribuye a **garantizar la calidad y la seguridad del** tratamiento y facilita la **transmisión de información** entre los miembros del equipo sanitario. En una situación de urgencia, en la que el tiempo apremia, es fundamental que esta documentación se elabore con rapidez y precisión, sin dejar de ser exhaustiva.

Trazabilidad de la asistencia prestada

La documentación permite seguir todos los cuidados administrados, desde los síntomas iniciales hasta los tratamientos realizados, pasando por los resultados de los exámenes y la evolución clínica del paciente. Esto garantiza una visión global del proceso asistencial, útil no sólo para los médicos y enfermeros directamente implicados, sino también para todo el equipo asistencial, en particular durante los traspasos entre departamentos o durante el seguimiento posterior a la urgencia.

Coordinación y continuidad de la asistencia

En oftalmología de urgencia, varios profesionales pueden trabajar con el mismo paciente: oftalmólogos, enfermeras, auxiliares, técnicos de laboratorio e incluso anestesistas o cirujanos en caso de operación. Una buena documentación médica **permite centralizar la información**, lo que es crucial para garantizar que todos los implicados tengan acceso a los datos que necesitan para tomar decisiones, y para evitar cualquier retraso o error en la atención.

Obligaciones médico-legales

En los servicios de urgencias, la documentación médica también es esencial para cumplir las obligaciones legales y éticas. Proporciona pruebas de las acciones realizadas y los tratamientos administrados, protegiendo tanto a los pacientes como a los cuidadores en caso de disputa o malentendido sobre la atención prestada.

Elementos clave de la documentación médica de urgencia

La documentación de una urgencia oftalmológica debe ser **clara, estructurada** y **completa**. Debe contener toda la información necesaria para garantizar que el paciente reciba un tratamiento eficaz, pero también para permitir un seguimiento a largo plazo. Cada detalle cuenta, porque una información incompleta o incorrecta puede comprometer la calidad de la asistencia y acarrear graves consecuencias.

Información inicial del paciente y motivo de consulta

Uno de los primeros datos que hay que documentar **es la identidad del paciente** y **el motivo de la consulta**. Incluso en un contexto de urgencia, es fundamental registrar toda esta información.

- **Identidad del paciente**: Deben registrarse el nombre, la edad, el sexo, el número de la seguridad social o de identificación y los antecedentes médicos y oftalmológicos del paciente (si se dispone de ellos). Estos datos permiten una identificación rápida y evitan errores en la asignación de la atención.

- **Motivo de la consulta**: Debe registrarse con precisión el motivo del ingreso de urgencia. ¿Se trata de un dolor ocular agudo? ¿Pérdida repentina de visión? ¿Un traumatismo? Cada detalle es importante para orientar la atención. Por ejemplo, la mención de una visión borrosa repentina con destellos de luz podría apuntar a un desprendimiento de retina, mientras que un dolor agudo y un ojo rojo podrían sugerir un glaucoma agudo.

Resultados del examen clínico

El examen clínico es uno de los puntos centrales de la documentación médica. Los resultados de los **exámenes** oftalmológicos **deben** registrarse de forma sistemática y detallada para permitir una evaluación completa del estado del paciente.

- **Agudeza visual**: deben registrarse las mediciones de la agudeza visual de cada ojo, junto con las posibles correcciones si el paciente lleva gafas o lentes de contacto. Esto permite controlar los cambios en la visión y evaluar el impacto de los tratamientos.

- **Presión intraocular**: En caso de sospecha de glaucoma agudo o tras una intervención quirúrgica, la medición de la presión intraocular es crucial. Esta información debe registrarse, con el método utilizado (tonómetro de Goldmann, tonómetro de aire, etc.) y el valor medido en mmHg.

- **Examen con lámpara de hendidura**: Las estructuras del ojo, como la córnea, el iris, el cristalino y el humor vítreo, deben documentarse con precisión. Cualquier anomalía, como edema corneal, hemorragia de la cámara anterior o desprendimiento de retina, debe describirse claramente.

Resultados de los exámenes complementarios

Si se realizan **pruebas adicionales** con carácter de urgencia, como ecografía ocular u OCT (tomografía de coherencia óptica), los resultados deben documentarse de forma clara y rápida.

- **Interpretación de los resultados**: Además de los datos brutos, es importante proporcionar una interpretación médica de los resultados. Por ejemplo, una OCT que muestre un desgarro en el epitelio retiniano debe describirse en términos de gravedad y consecuencias para el paciente.

- **Conservación de las imágenes**: En el caso de los exámenes por imagen, como retinografías o tomografías, es esencial conservar las imágenes obtenidas en el expediente médico del paciente, para permitir un seguimiento a largo plazo.

Tratamientos administrados y decisiones terapéuticas

Todo tratamiento administrado, ya se trate de **medicación** (colirios, inyecciones, infusiones), **cirugía** o un **procedimiento de diagnóstico** (como una paracentesis), debe estar documentado.

- **Tipo de tratamiento** : Debe registrarse con precisión el tipo de tratamiento, la dosis, la frecuencia y la vía de administración. Por ejemplo, en el caso de una inyección intravítrea de antibióticos para la endoftalmitis, debe anotarse el producto inyectado, la dosis administrada y el ojo tratado.

- **Resultados y evolución inmediata**: Debe controlarse y registrarse la respuesta del paciente al tratamiento. Si la administración de un colirio hipotensor ha reducido la presión intraocular, esta evolución debe documentarse con los nuevos valores medidos.

Seguimiento e instrucciones dadas al paciente

Tras el tratamiento inicial, es fundamental registrar las **instrucciones dadas al paciente** para el seguimiento posterior a la urgencia. Esta información debe ser clara y precisa para garantizar la continuidad de la atención.

- **Cita de seguimiento**: Si se requiere un seguimiento posterior a la urgencia, debe documentarse la fecha y hora de la siguiente cita, junto con el nombre del médico remitente.

- **Instrucciones para el paciente**: Las instrucciones dadas al paciente sobre su tratamiento en casa)colirios, analgésicos, restricciones de actividad) deben explicarse y anotarse en la historia clínica. Esto permite al equipo asistencial comprobar que el paciente ha comprendido las recomendaciones.

- **Signos que hay que vigilar**: Se debe informar al paciente de cualquier signo de alarma que requiera una nueva consulta de urgencias (aumento del dolor, pérdida de visión, secreción anormal). Estos signos también deben mencionarse en la documentación, para garantizar un seguimiento adecuado.

Herramientas y métodos para mejorar la documentación médica

Para garantizar una documentación médica eficaz, es importante disponer de **herramientas adecuadas** y métodos estructurados. Existen varias estrategias para mejorar la calidad y rapidez de esta documentación, reduciendo al mismo tiempo los errores.

Uso de historiales médicos informatizados

Las historias clínicas informatizadas permiten centralizar toda la información del paciente, lo que facilita el acceso a estos datos a todo el equipo sanitario. Ofrecen una serie de ventajas:

- **Accesibilidad inmediata**: los expedientes digitales son accesibles en tiempo real por todos los profesionales, lo que permite una consulta rápida y una actualización inmediata de la información.

- **Formularios automatizados**: los sistemas informatizados pueden incorporar formularios normalizados para la documentación de emergencias, lo que facilita la introducción de datos y reduce el riesgo de que se olvide información clave.

Listas de control para la documentación de emergencias

El uso de **listas de comprobación** ayuda a estructurar la documentación y a garantizar que no se ha pasado por alto ningún aspecto importante. Las listas de comprobación pueden incluir elementos esenciales como :

- **Evaluación inicial del paciente** (agudeza visual, presión intraocular, estado general).

- **Principales síntomas y cronología** (hace cuánto tiempo aparecieron los síntomas).

- **Exámenes realizados y resultados**.

- **Tratamientos administrados y respuestas clínicas**.

- **Instrucciones de seguimiento**.

Capítulo 6

Tecnologías e innovaciones en oftalmología: impacto en el trabajo del auxiliar asistencial

Avances tecnológicos en el cuidado de la visión

- ○ La importancia de la imagen avanzada: OCT, retinografía, topografía corneal

La importancia de la imagen avanzada en oftalmología sigue creciendo, especialmente con técnicas modernas como la OCT (tomografía de coherencia óptica), la retinografía y la topografía corneal. Estas tecnologías proporcionan imágenes extremadamente detalladas de las estructuras del ojo, ofreciendo a los clínicos información precisa que resulta esencial para el diagnóstico, seguimiento y tratamiento de diversas patologías oculares. La imagenología avanzada no sólo ha revolucionado la forma en que los oftalmólogos abordan las enfermedades de la retina, la córnea o el nervio óptico, sino que también ha mejorado enormemente los resultados clínicos, permitiendo intervenciones más tempranas y selectivas.

OCT (Tomografía de Coherencia Óptica): Una visión en profundidad de la retina y el nervio óptico

La OCT es uno de los avances más significativos en imagen ocular de las últimas décadas. Captura imágenes transversales de las distintas capas de la retina y el nervio óptico, proporcionando detalles microscópicos de la anatomía interna del ojo que no pueden verse mediante el examen clínico estándar o la lámpara de hendidura.

Principales aplicaciones de la OCT

La OCT se utiliza ampliamente en el diagnóstico y seguimiento de **muchas patologías de la retina** y **el nervio óptico**, entre ellas :

- **Degeneración macular asociada a la edad (DMAE)**: la OCT puede utilizarse para detectar anomalías en la mácula, como la acumulación de líquido o la neovascularización subretiniana. Al mostrar con precisión zonas de inflamación o atrofia, la OCT ayuda a los oftalmólogos a controlar la evolución de la DMAE y decidir cuándo administrar tratamientos como inyecciones intravítreas.

- **Glaucoma**: Al medir el grosor de la capa de fibras nerviosas de la retina, la OCT permite controlar el desarrollo del glaucoma. Esta medición es esencial para evaluar los daños en el nervio óptico y adaptar los tratamientos para reducir la presión intraocular.

- **Edema macular diabético**: la OCT es una herramienta valiosa para controlar la acumulación de líquido en la retina de los pacientes diabéticos. Permite detectar precozmente el edema macular, a veces antes de que el paciente presente síntomas visuales, y ajustar el tratamiento en consecuencia.

Precisión diagnóstica y seguimiento terapéutico

Una de las grandes ventajas de la OCT es su **precisión diagnóstica**. Gracias a sus imágenes de alta resolución, puede visualizar detalles tan finos como unas pocas micras, lo que permite identificar en una fase temprana patologías que no serían visibles a simple vista o con una lámpara de hendidura. La OCT también se utiliza ampliamente para **controlar la eficacia de los tratamientos**. Por ejemplo, tras una inyección intravítrea de anti-VEGF para tratar la DMAE exudativa, la OCT puede utilizarse para comprobar si el líquido subretiniano se ha reabsorbido y si la arquitectura de la retina ha vuelto a la normalidad.

Retinografía: Captación detallada de la superficie retiniana

La retinografía es una técnica de imagen no invasiva que fotografía la retina en color. A diferencia de la OCT, que

263

proporciona imágenes transversales de las capas internas de la retina, la retinografía muestra una visión general de la superficie retiniana. Se utiliza principalmente para observar y documentar **cambios visibles** en la retina, como hemorragias, microaneurismas, manchas de algodón o lesiones pigmentadas.

Aplicaciones de la retinografía

- **Retinopatía diabética**: La retinografía es una herramienta fundamental para el cribado y el seguimiento de la retinopatía diabética. Puede detectar microaneurismas, hemorragias retinianas y neovasos, que son los signos de alarma de una retinopatía diabética grave. Estas imágenes pueden compararse a lo largo del tiempo para evaluar la progresión de la enfermedad.

- **Degeneración macular asociada a la edad (DMAE)**: Aunque la OCT es más adecuada para evaluar los detalles microscópicos de la mácula, la retinografía puede documentar anomalías visibles, como drusas (pequeñas acumulaciones bajo la retina) o los cambios pigmentarios característicos de la DMAE.

- **Lesiones vasculares y hemorragias**: En determinadas patologías vasculares de la retina, como las oclusiones venosas retinianas, la retinografía puede captar imágenes de zonas de la retina afectadas por hemorragias o edemas.

Documentación y seguimiento de patologías

La retinografía es especialmente útil para **documentar los cambios de la retina** a lo largo del tiempo. Permite seguir visualmente la evolución de una patología y evaluar la eficacia de un tratamiento. En algunos casos, estas imágenes también se utilizan para explicar el estado de la retina al paciente, lo que facilita la comprensión de la enfermedad y la importancia del seguimiento.

Topografía corneal: cartografía detallada de la superficie corneal

La topografía corneal es una técnica de imagen que crea un mapa tridimensional de la superficie de la córnea. Esta imagen es especialmente útil para analizar la curvatura de la córnea y detectar irregularidades en su forma, lo que resulta esencial para diagnosticar determinadas patologías corneales, como **el queratocono**, y para planificar intervenciones quirúrgicas como la cirugía refractiva con láser.

Principales aplicaciones de la topografía corneal

*   **Queratocono**: El queratocono es una enfermedad en la que la córnea adquiere una forma cónica anormal, lo que provoca visión borrosa y distorsionada. La topografía corneal es esencial para la **detección precoz de** esta enfermedad, mucho antes de que se manifiesten los síntomas visuales, y para el seguimiento de su evolución. Gracias a esta técnica, los oftalmólogos pueden determinar la gravedad del queratocono y considerar tratamientos como las lentes rígidas o el cross-linking corneal.

*   **Cirugía refractiva**: Antes de cualquier intervención **de cirugía refractiva**, como LASIK o PRK, se realiza una topografía corneal para evaluar la regularidad de la superficie de la córnea y la cartografía precisa de su curvatura. Esto permite adaptar la operación para obtener los mejores resultados visuales posibles y evitar complicaciones.

*   **Trasplantes de córnea**: la topografía corneal es esencial en los **trasplantes** de córnea para evaluar la forma de la córnea antes y después de la operación. Permite detectar irregularidades postoperatorias y ajustar los cuidados para optimizar la cicatrización y la calidad visual del paciente.

Mayor precisión diagnóstica

La topografía corneal proporciona datos precisos sobre **las irregularidades de la superficie de la córnea** que no pueden detectarse mediante un simple examen con lámpara de hendidura. Al crear un mapa tridimensional de la córnea, esta técnica permite visualizar las más mínimas deformaciones o variaciones de curvatura, lo que contribuye a un diagnóstico más precoz y preciso. Esto mejora no sólo la calidad de la asistencia, sino también la personalización de los tratamientos quirúrgicos y no quirúrgicos.

○   Inteligencia artificial en el diagnóstico oftalmológico

La inteligencia artificial (IA) en el diagnóstico oftalmológico está revolucionando el modo en que se detectan, evalúan y controlan las enfermedades oculares. La IA, con sus sofisticados algoritmos y su capacidad para analizar grandes conjuntos de datos en un tiempo récord, se está integrando gradualmente en la práctica de la oftalmología para ayudar a mejorar la precisión de los diagnósticos, acelerar la toma de decisiones y hacer que la atención sea más accesible. En un campo en el que la visión puede perderse irremediablemente si se retrasa el diagnóstico, la IA se está convirtiendo en un aliado inestimable para los oftalmólogos, ayudándoles a identificar con rapidez y precisión patologías complejas como la degeneración macular asociada a la edad (DMAE), el glaucoma, la retinopatía diabética y muchas otras.

El papel de la inteligencia artificial en el diagnóstico oftalmológico

La inteligencia artificial, y en particular los algoritmos de aprendizaje automático, pueden **detectar anomalías en imágenes**

oculares con una precisión que rivaliza o incluso supera la de los clínicos humanos. Al analizar imágenes de tecnologías como la tomografía de coherencia óptica (OCT), la retinografía y la topografía corneal, la IA puede detectar signos precoces de enfermedades oculares que a menudo son invisibles para el ojo humano durante un examen clínico estándar.

Automatización y normalización del diagnóstico

Uno de los grandes puntos fuertes de la IA es su capacidad para **automatizar** determinadas tareas de diagnóstico, en particular el análisis de imágenes. Algoritmos bien entrenados pueden revisar miles de imágenes de retina o córnea, identificar anomalías precisas y clasificarlas según su gravedad. Esto permite **estandarizar los diagnósticos**, eliminando los sesgos humanos y garantizando la coherencia en la interpretación de los resultados.

- **Degeneración macular asociada a la edad (DMAE)**: la IA es especialmente eficaz para detectar los primeros signos de DMAE, como los neovasos o la acumulación de líquido bajo la retina. Mediante el análisis de imágenes de OCT, el algoritmo puede distinguir entre las formas seca y húmeda de la enfermedad, lo que resulta crucial para elegir el tratamiento adecuado.

- **Retinopatía diabética**: los sistemas de IA son capaces de detectar la retinopatía diabética analizando imágenes de la retina. Localizan microaneurismas, hemorragias y exudados con un alto grado de precisión, lo que ayuda a identificar a los pacientes con riesgo de complicaciones graves que requieren una intervención rápida.

Mayor precisión diagnóstica

Los algoritmos de IA, cuando están bien entrenados, tienen la capacidad de identificar detalles sutiles en imágenes médicas que pueden escapar al diagnóstico clínico convencional, especialmente en las primeras fases de la enfermedad. En oftalmología, donde la pérdida de visión es a menudo irreversible, esta capacidad para detectar los primeros signos es crucial.

- **Glaucoma**: El glaucoma es una enfermedad insidiosa que suele progresar sin síntomas al principio, pero causa daños irreversibles en el nervio óptico. Analizando el grosor de las fibras nerviosas de la retina a partir de imágenes de OCT, la IA puede detectar signos de neuropatía glaucomatosa en una fase temprana, incluso antes de que los pacientes noten pérdida de campo visual.

- **Queratocono**: Mediante el estudio de la topografía corneal, la IA puede identificar signos de queratocono incipiente, mucho antes de que las deformidades corneales sean visibles en un examen clínico estándar. Esto permite una intervención precoz, como el cross-linking corneal, para estabilizar la progresión de la enfermedad.

Toma de decisiones y triaje de pacientes más rápidos

En un entorno médico en el que el tiempo es oro, la IA permite **ganar en rapidez** ayudando a clasificar a los pacientes en función de la gravedad de su enfermedad. Esto es especialmente útil en contextos de cribado masivo, como las campañas de cribado de la retinopatía diabética, en las que hay que analizar miles de imágenes de la retina en un tiempo limitado.

La IA puede analizar automáticamente las imágenes oculares y señalar los casos que requieren una intervención inmediata. Esto permite a los oftalmólogos concentrarse en los casos más urgentes, mientras que los pacientes con resultados normales o patologías menores pueden ser controlados a intervalos más largos.

- **Telemedicina y exámenes a distancia**: la IA también tiene un papel clave que desempeñar en zonas rurales o mal atendidas por personal médico. Gracias a sistemas de IA integrados en dispositivos portátiles, los exámenes oculares pueden realizarse a distancia. Las imágenes tomadas se envían a un centro de análisis basado en IA, que proporciona un diagnóstico inicial y deriva a los especialistas a los pacientes que requieren seguimiento. De este modo **se democratiza el acceso a la atención** en regiones donde escasean los oftalmólogos.

Las ventajas de la IA para pacientes y médicos

El uso de la IA en oftalmología tiene muchas **ventajas** tanto para los pacientes como para los profesionales. Además de mejorar la precisión del diagnóstico y acelerar la toma de decisiones, la IA también repercute en la accesibilidad y la personalización de la atención.

Reducir los errores humanos

La IA permite **reducir los errores humanos** en el diagnóstico, al eliminar ciertos sesgos cognitivos y proporcionar un análisis objetivo de las imágenes médicas. A pesar de su experiencia, los oftalmólogos pueden verse influidos en ocasiones por factores como la fatiga o el estrés, que pueden afectar a su juicio clínico. La IA, en cambio, no está sujeta a estas limitaciones y puede analizar los datos de forma coherente y fiable.

Atención personalizada

Al analizar grandes cantidades de datos, la IA es capaz de **personalizar el tratamiento en** función de las características específicas de cada paciente. Por ejemplo, en el tratamiento de la retinopatía diabética, la IA puede analizar imágenes de los ojos de un paciente a lo largo del tiempo y ofrecer recomendaciones adaptadas a su evolución individual, lo que permite tratamientos a medida.

- **Adaptación de los tratamientos**: En determinadas patologías como la DMAE, en las que los pacientes reciben inyecciones intravítreas, la IA puede ayudar a decidir el momento idóneo para la siguiente inyección, basándose en los cambios observados en las imágenes de OCT. De este modo se evitan inyecciones innecesarias o se garantiza que los tratamientos no se retrasen.

Mejorar el acceso a la atención sanitaria

La IA también puede utilizarse para mejorar el acceso a la asistencia, sobre todo en regiones donde escasean los oftalmólogos. Combinando la IA con sistemas de telemedicina, es posible realizar diagnósticos precoces a distancia, sin que los pacientes tengan que desplazarse a centros especializados. Esto podría transformar la forma en que se presta la atención oftalmológica en países en desarrollo o zonas remotas.

Retos y límites de la IA en oftalmología

A pesar de sus muchas ventajas, el uso de la IA en el diagnóstico oftalmológico también presenta **ciertos retos** y **limitaciones** que es importante tener en cuenta.

Necesidad de formación y supervisión

Uno de los principales retos es la necesidad de **formar a los profesionales sanitarios** en el uso de estas tecnologías. Aunque la IA puede automatizar muchas tareas, no sustituye a los conocimientos clínicos humanos. Por ello, los oftalmólogos deben ser capaces de entender cómo funcionan los sistemas de IA, cómo interpretar los resultados que ofrecen y cómo integrarlos en la gestión global del paciente.

Sesgos algorítmicos y validación de datos

La calidad de los algoritmos de IA depende de los datos con los que se entrenan. Si estos datos están sesgados o no representan a una población diversa, existe el riesgo de que la IA proporcione diagnósticos incorrectos o inadecuados para determinados grupos de pacientes. Por lo tanto, es esencial que las bases de datos utilizadas para entrenar los sistemas de IA sean diversas e inclusivas, para garantizar que determinados pacientes, en particular los procedentes de minorías o con variaciones fisiológicas, no se vean afectados negativamente.

Confianza del paciente y responsabilidad médica

Por último, la cuestión de la **confianza del paciente** y la **responsabilidad** en caso de error de diagnóstico sigue siendo un reto. Los pacientes pueden ser reacios a aceptar un diagnóstico proporcionado por una máquina, y puede ser difícil determinar la responsabilidad en caso de error. Por tanto, los sistemas de IA deben utilizarse como herramientas de apoyo a la toma de decisiones, no como sustitutos de los médicos.

Robots y cirugía asistida
   ◦ Introducción a los robots quirúrgicos en oftalmología (por ejemplo, cirugía asistida por IA)

Los robots quirúrgicos en oftalmología representan una importante innovación en la atención oftalmológica, ya que ofrecen posibilidades sin precedentes de precisión y eficacia en los procedimientos quirúrgicos. Estos sistemas robóticos, a menudo combinados con inteligencia artificial (IA), permiten a los cirujanos realizar operaciones delicadas con una precisión y estabilidad que superan las capacidades humanas. Mientras que la cirugía oftalmológica requiere tradicionalmente una gran habilidad manual y una visión perfecta, la integración de robots está abriendo nuevas perspectivas, mejorando los resultados quirúrgicos y reduciendo los riesgos para los pacientes.

Evolución de la robótica en cirugía oftalmológica

Históricamente, la cirugía oftalmológica siempre ha requerido un alto grado de **precisión** y **meticulosidad**, debido al tamaño extremadamente pequeño y a la fragilidad de las estructuras anatómicas del ojo. Con el tiempo, los instrumentos quirúrgicos se han ido haciendo más finos y sofisticados, pero la llegada de los robots quirúrgicos ha llevado esto a un nuevo nivel. Estos sistemas aumentan la precisión del operador al eliminar los temblores naturales de la mano humana y proporcionar una estabilidad inigualable.

Primeras operaciones de oftalmología asistidas por robot

El uso de robots quirúrgicos arraigó primero en otras disciplinas, sobre todo la cirugía ortopédica y cardiaca. En oftalmología, los robots se utilizaron por primera vez **para la cirugía de la retina** y la **vitrectomía**. El tamaño microscópico de las estructuras de la retina, combinado con la necesidad de movimientos extremadamente finos y precisos, ha hecho que los robots sean especialmente adecuados para este tipo de operaciones. Por ejemplo, para eliminar una membrana epirretiniana, un robot quirúrgico puede ayudar a separar suavemente esta fina capa sin dañar la retina subyacente.

Las ventajas de los robots quirúrgicos en oftalmología

La introducción de robots en los quirófanos de oftalmología ofrece importantes ventajas tanto para los pacientes como para los cirujanos. Además de una mayor precisión, estos sistemas permiten una mejor planificación preoperatoria y un control más preciso durante la operación.

Precisión microscópica y temblor reducido

Una de las principales ventajas de los robots quirúrgicos es su **estabilidad**. Incluso las manos más expertas y hábiles están sujetas a ligeros temblores, lo que puede ser un problema durante procedimientos que requieren una precisión micrométrica, como la cirugía de retina. Los robots son capaces de estabilizar estos movimientos y ejecutarlos con mucha mayor precisión que un ser humano, lo que resulta esencial para procedimientos como :

- **Vitrectomía**: Al extraer el vítreo del ojo, los robots evitan dañar la retina u otras estructuras sensibles.

- **Inyección subretiniana**: la administración de fármacos bajo la retina requiere una precisión extrema para evitar complicaciones graves. Los robots permiten inyectar estas sustancias en puntos muy concretos, con un riesgo mínimo para el paciente.

Optimización de intervenciones quirúrgicas complejas

Algunos procedimientos oftalmológicos, como **el trasplante de córnea** o la **reparación de desprendimientos de retina**, requieren una manipulación muy delicada de los tejidos. Los robots quirúrgicos, a menudo combinados con sistemas de imagen en tiempo real como la OCT intraoperatoria, ofrecen a los cirujanos una visión tridimensional más detallada de las estructuras oculares durante la intervención.

- **Cirugía de cataratas**: aunque la facoemulsificación sigue siendo la técnica estándar para el tratamiento de cataratas, se están empezando a utilizar robots para automatizar ciertos pasos críticos, como el corte circular de la cápsula del cristalino, con el fin de lograr una regularidad perfecta y mejorar los resultados visuales postoperatorios.

Reducir las complicaciones y los errores humanos

La IA, integrada en algunos robots quirúrgicos, puede **predecir movimientos** y detectar anomalías durante la cirugía. Esto permite reaccionar inmediatamente ante imprevistos y limitar el riesgo de complicaciones. Los sistemas de IA también pueden ayudar a planificar la operación basándose en la morfología exacta del ojo del paciente, teniendo en cuenta las variaciones individuales.

- **Prevención de errores humanos**: el robot actúa como una extensión de las manos del cirujano, aumentando la seguridad. Por ejemplo, en cirugías complejas de retina, un robot puede mantener un nivel constante de presión sobre la retina, reduciendo el riesgo de desgarros o lesiones accidentales.

Inteligencia artificial para robots quirúrgicos en oftalmología

La integración de **la inteligencia artificial (IA)** en los sistemas robóticos para cirugía oftalmológica está ayudando a optimizar aún más el rendimiento de las operaciones. Gracias a la IA, los robots pueden aprender a anticiparse a las necesidades del cirujano, ajustar los movimientos en tiempo real e incluso recomendar acciones basadas en datos clínicos.

Mejorar el proceso de toma de decisiones en tiempo real

Una de las funciones clave de la IA en la cirugía asistida por robot es el **análisis en tiempo real** de los datos obtenidos durante la operación. Por ejemplo, en la cirugía de retina, la IA puede analizar imágenes intraoperatorias y detectar cambios sutiles en la anatomía del paciente, ajustando en consecuencia los movimientos del robot.

- **Información inmediata**: la IA proporciona información en tiempo real al cirujano, informándole de los ajustes necesarios o de las zonas de riesgo en el ojo del paciente. Esto ayuda a prevenir posibles complicaciones antes de que surjan.

Mayor precisión gracias al aprendizaje automático

Los robots quirúrgicos con IA utilizan técnicas de **aprendizaje automático** para mejorar constantemente su rendimiento. Analizando miles de casos quirúrgicos y aprendiendo de los errores o aciertos del pasado, estos sistemas se vuelven cada vez más eficientes con el tiempo. El resultado es una cirugía cada vez más precisa y eficaz.

- **Modelización y planificación preoperatoria**: antes de la operación, la IA puede modelizar la anatomía específica del ojo del paciente y proponer una **estrategia operatoria** personalizada. Esto incluye la planificación de las incisiones, las trayectorias de los instrumentos y la anticipación de los retos específicos de la estructura del ojo del paciente.

Retos y límites de los robots quirúrgicos en oftalmología

Aunque la robótica en oftalmología ofrece ventajas considerables, no está exenta de desafíos. Los sistemas robóticos son complejos y requieren **una formación intensiva** para que los cirujanos puedan utilizarlos. Además, el elevado coste de estas tecnologías puede ser un obstáculo para su adopción generalizada.

Complejidad tecnológica y curva de aprendizaje

El uso de robots quirúrgicos requiere **una formación específica**, incluso para los oftalmólogos más experimentados. Dominar los controles robóticos e integrar la IA en el proceso quirúrgico representa un cambio fundamental en comparación con las técnicas tradicionales de cirugía manual.

- **Formación continua**: los cirujanos no sólo tienen que familiarizarse con las nuevas tecnologías, sino también ser capaces de reaccionar con rapidez en caso de fallo del robot, lo que requiere habilidades híbridas que combinen el dominio de las técnicas convencionales y el uso de la tecnología robótica.

Costes de infraestructura elevados

La inversión financiera en sistemas robóticos quirúrgicos y su mantenimiento es considerable. Esto puede limitar el acceso a estas tecnologías en los hospitales con menos recursos o en los países en desarrollo. Sin embargo, a medida que la tecnología evolucione y se generalice su disponibilidad, es probable que los costes disminuyan, lo que hará que estos avances sean más accesibles.

  ○ El papel del auxiliar de enfermería en la gestión y preparación de equipos tecnológicos

El papel del auxiliar asistencial en la gestión y preparación de los equipos tecnológicos es fundamental para el buen funcionamiento de los servicios de oftalmología. En un entorno cada vez más marcado por la integración de la tecnología, sobre todo en el diagnóstico y la cirugía, el celador desempeña un papel clave para garantizar que los equipos utilizados estén correctamente preparados, mantenidos y disponibles en todo momento. Este trabajo entre bastidores permite a los médicos y otros miembros del equipo sanitario concentrarse en el paciente, con la seguridad de que el equipo está preparado y funciona. El apoyo del auxiliar de enfermería en este ámbito no se limita a una simple asistencia técnica, sino que abarca una serie de tareas que requieren competencias específicas, mucho rigor y un gran sentido de la responsabilidad.

Preparación de los equipos: un eslabón esencial antes de las operaciones

Antes de cualquier procedimiento o examen oftalmológico, la **preparación del equipo** es una etapa crucial para garantizar la calidad de la atención y la seguridad del paciente. El celador, en colaboración con el personal de enfermería y los técnicos especialistas, se encarga de preparar el equipo, ya sea para exámenes rutinarios como la OCT o la retinografía, o para procedimientos más complejos como la cirugía asistida por robot.

Comprobación del equipo antes de utilizarlo

El auxiliar de enfermería debe asegurarse de que todo el material necesario para una intervención esté disponible y operativo. Esto implica :

- **Inspección periódica del equipo**: antes de cada uso, el auxiliar de enfermería comprueba el estado del equipo, asegurándose de que no haya averías ni piezas defectuosas. Esto se aplica tanto a los equipos sencillos, como los tonómetros, como a las máquinas más sofisticadas, como los microscopios quirúrgicos.

- **Comprobación de los ajustes**: Muchos dispositivos oftálmicos requieren ajustes específicos en función del examen o procedimiento que se vaya a realizar. El auxiliar asistencial es responsable de configurar correctamente estos dispositivos, bajo la supervisión del oftalmólogo, para que estén listos para su uso en cuanto comience el procedimiento.

- **Configuración y calibración de los instrumentos**: Algunos equipos, como los láseres o los aparatos de topografía corneal, deben calibrarse con precisión. El auxiliar de enfermería participa en esta preparación para garantizar que los resultados obtenidos sean fiables y precisos.

Gestión de consumibles y accesorios

Además de las propias máquinas, el auxiliar de enfermería debe asegurarse de que todos los consumibles necesarios para utilizar el equipo estén disponibles en cantidades suficientes. Esto incluye artículos como :

- **Lentes de exploración**: utilizadas en equipos de diagnóstico y cirugía, deben estar listas y desinfectadas antes de cada operación.

- **Colirios anestésicos o midriáticos:** a menudo son necesarios para determinadas exploraciones y deben estar disponibles y al alcance de la mano para facilitar el trabajo del médico.

Además, el auxiliar de enfermería vela por que todos los accesorios y consumibles **se esterilicen** y almacenen en condiciones óptimas para evitar cualquier riesgo de infección.

Auxiliares asistenciales y mantenimiento de equipos tecnológicos

La longevidad y el rendimiento de los equipos oftalmológicos también dependen de un mantenimiento regular, en el que los cuidadores desempeñan un papel activo. El objetivo es garantizar que las máquinas sigan siendo funcionales a largo plazo y que su uso no se vea comprometido por averías evitables.

Limpieza y desinfección de equipos

La limpieza y la desinfección son esenciales para prevenir las infecciones nosocomiales. Los instrumentos en contacto directo con el paciente, como tonómetros, sondas de ultrasonidos o lentes de contacto, deben **desinfectarse después de cada uso**. Los auxiliares sanitarios reciben formación sobre protocolos de desinfección específicos para cada tipo de equipo, utilizando los productos adecuados para evitar la contaminación cruzada entre pacientes.

* **Desinfección de lentes y sondas**: En oftalmología, donde los exámenes se realizan a menudo muy cerca del ojo, las lentes utilizadas para exámenes como la OCT o los ultrasonidos deben desinfectarse escrupulosamente después de cada uso. El auxiliar de enfermería vela por que este proceso se siga sistemáticamente.

* **Limpieza de superficies y zonas de contacto**: los dispositivos con pantallas táctiles o superficies de contacto también deben limpiarse periódicamente para garantizar un entorno estéril.

Mantenimiento preventivo y notificación de averías

El auxiliar de enfermería desempeña un papel activo en el **mantenimiento preventivo** de los equipos, realizando comprobaciones periódicas para identificar posibles averías. Si se produce un problema con un equipo, el auxiliar de enfermería debe ser capaz de identificarlo rápidamente e informar del fallo a los técnicos o ingenieros especializados para que se pueda actuar con rapidez. Este seguimiento riguroso evita interrupciones de la actividad y garantiza la seguridad de los cuidados.

Apoyo a los profesionales durante el uso de los equipos

Los auxiliares sanitarios no se limitan a preparar los equipos: también están presentes durante su uso, ayudando al equipo asistencial durante las exploraciones o los procedimientos quirúrgicos. Esto incluye tareas como :

- **Ajuste de parámetros**: durante una exploración, como una retinografía o una OCT, el auxiliar asistencial puede encargarse de ajustar la configuración de la máquina siguiendo las instrucciones del médico, o de asegurarse de que la máquina capta las imágenes necesarias con la máxima precisión.

- **Supervisar el buen desarrollo de los procedimientos**: durante un procedimiento, el auxiliar de enfermería también es responsable de garantizar que el equipo funcione correctamente en todo momento, interviniendo si es necesario para ajustar determinados parámetros o reposicionar componentes técnicos.

Formación continua y adaptación a las nuevas tecnologías

Uno de los retos a los que se enfrenta el auxiliar de oftalmología es la constante evolución de las tecnologías utilizadas. Cada año se introducen nuevos equipos y sistemas, desde avances en imagen ocular y nuevos láseres quirúrgicos hasta innovaciones en sistemas de diagnóstico asistido por IA. Para responder a las exigencias de estas tecnologías punteras, los asistentes sanitarios **deben recibir formación continua**.

- **Aprendizaje sobre nuevos dispositivos**: Cada vez que se introduce un nuevo dispositivo, el auxiliar de enfermería debe recibir formación sobre su funcionamiento, ajustes y procedimientos de mantenimiento asociados. De este modo se asegura un uso óptimo de la tecnología, al tiempo que se garantiza la seguridad del paciente.

• Mantenerse al día de los avances tecnológicos: Mantenerse al día de los avances tecnológicos es otra de las tareas del auxiliar de enfermería. Es esencial que se mantengan al corriente de las últimas innovaciones y las mejores prácticas para asegurarse de que están al día y mantienen un nivel de competencia acorde con las exigencias de la oftalmología moderna.

Telemedicina y atención oftalmológica a distancia
  ◦ El papel de los auxiliares de enfermería en la telemedicina oftalmológica
El papel de los asistentes sanitarios en la telemedicina oftalmológica se está ampliando rápidamente, a medida que las tecnologías sanitarias a distancia se convierten en una parte cada vez más importante del panorama médico. La telemedicina permite a los pacientes acceder a consultas especializadas, incluso en zonas donde los servicios sanitarios son limitados, y facilita la detección precoz de enfermedades oculares. En este contexto, los asistentes sanitarios desempeñan un papel clave para facilitar la implantación de estas tecnologías, acompañando a los pacientes, realizando determinados exámenes preliminares y asegurándose de que la información se transmite correctamente al médico. Su presencia es esencial para garantizar que las consultas a distancia se lleven a cabo de forma eficaz y segura, asegurando la continuidad de la atención incluso a distancia.

Facilitar el acceso a la atención oftalmológica a distancia

Una de las principales ventajas de la telemedicina es su capacidad para **hacer más accesible la asistencia**, sobre todo en zonas rurales o con escaso acceso a oftalmólogos. En estas zonas, los auxiliares asistenciales suelen ser el primer punto de contacto para los pacientes. Su función es establecer el vínculo entre el paciente y el especialista a distancia, asegurándose de que se realizan las pruebas necesarias y de que los datos médicos se transmiten de forma fiable.

Preparación de pacientes y equipos

Los asistentes sanitarios desempeñan un papel crucial en la **preparación de los pacientes** para una consulta de telemedicina. Explican a los pacientes el procedimiento de teleconsulta, les preguntan por su historial médico y responden a cualquier duda que puedan tener.

- **Instalar a los pacientes**: El auxiliar asistencial se asegura de que el paciente esté cómodo y de que las condiciones de la consulta sean óptimas. Esto puede incluir la gestión de la iluminación para los exámenes de imagen ocular, la instalación de equipos de captura de imágenes o el uso de una cámara para transmitir imágenes en directo al médico.

- **Comprobar las conexiones** : El buen funcionamiento de una consulta a distancia depende en gran medida de la calidad de la conexión a Internet y de la configuración de los equipos. El asistente suele encargarse de comprobar que todos los equipos funcionan correctamente y que la conexión es estable antes de iniciar la consulta con el médico a distancia.

Recogida de datos clínicos preliminares

En el marco de la telemedicina oftalmológica, el asistente puede tener que **realizar determinados exámenes preliminares** antes de la consulta con el médico. Esto incluye la toma de medidas esenciales que se transmitirán al especialista para una primera evaluación a distancia.

- **Medición de la agudeza visual**: El cuidador puede realizar una prueba estándar de agudeza visual y registrar los resultados en la historia clínica del paciente para que el oftalmólogo pueda consultarlos durante la teleconsulta.

- **Medición de la presión intraocular**: con la formación adecuada, los auxiliares asistenciales pueden utilizar un tonómetro para medir la presión intraocular, un parámetro esencial en la detección y el seguimiento del glaucoma. Estos datos se envían al médico para su análisis.

- **Fotografías de la retina o la córnea**: si el servicio de telemedicina dispone de un retinógrafo o un OCT (tomografía de coherencia óptica), el asistente puede recibir formación para utilizar estos equipos y capturar imágenes del ojo del paciente. Estas imágenes se envían al médico para una evaluación más detallada.

Asistencia técnica durante las consultas a distancia

Durante la consulta de telemedicina, el auxiliar de enfermería está presente para **prestar apoyo técnico** permanente. Su función es ayudar al médico a distancia, asegurándose de que la imagen y el sonido tengan la calidad suficiente, guiando al paciente en las distintas fases del examen y ajustando los dispositivos técnicos si es necesario.

Apoyo a los exámenes oftalmológicos a distancia

El papel del auxiliar de enfermería no se limita a instalar el equipo. Durante la consulta, también pueden :

- **Ayudar al oftalmólogo a distancia**: si es necesario realizar exploraciones específicas en directo, como la observación de la retina o el examen de los párpados, el celador puede ajustar la cámara o el equipo de diagnóstico por imagen para ofrecer al médico los mejores ángulos de visión. También puede manejar los instrumentos bajo la dirección del médico.

- **Coordinación con el equipo médico**: Actuando como intermediario, el auxiliar de cuidados transmite al médico cualquier información adicional sobre el estado del paciente o las observaciones realizadas durante la consulta. Esto puede incluir detalles sobre la visión del paciente, síntomas u otros problemas oculares.

Control y comodidad del paciente

La presencia del asistente sanitario también **garantiza que el paciente se sienta cómodo** durante toda la teleconsulta. Algunas teleconsultas pueden durar más de lo previsto, y el asistente sanitario se asegura de que el paciente esté cómodo. También está disponible para responder a las preguntas del paciente sobre el procedimiento y explicarle los pasos del examen.

Educación y seguimiento de los pacientes

En telemedicina, el asistente asistencial también desempeña un papel fundamental en la **educación** y el seguimiento **del paciente** tras la consulta. Dado que el contacto con el oftalmólogo se limita a la consulta a distancia, el cuidador debe asegurarse de que el paciente entiende perfectamente las recomendaciones del médico.

Explicación de tratamientos y prescripciones

Una vez terminada la consulta, el asistente puede ayudar a explicar a distancia los **tratamientos prescritos** o las recomendaciones del médico. Esto incluye:

- **Explicar cómo utilizar los colirios**: Si se prescribe un colirio, el cuidador puede mostrar al paciente cómo utilizarlo correctamente, asegurándose de que entiende la dosis y la técnica de aplicación.

- **Preparación de nuevas exploraciones**: si el oftalmólogo prescribe nuevas ,exploraciones el asistente se asegura de que el paciente esté informado de los pasos siguientes y le ayuda a planificar sus citas.

Seguimiento y recordatorio de las recomendaciones

El seguimiento a distancia suele requerir **una vigilancia periódica** para garantizar que se sigue el tratamiento y que el estado del paciente evoluciona favorablemente. El auxiliar asistencial puede encargarse de volver a llamar a los pacientes para comprobar que siguen correctamente el tratamiento o de programar las consultas de seguimiento. En caso de problema o complicación, también es el primero en informar al médico de cualquier cambio en el estado del paciente, lo que permite una rápida reevaluación a distancia.

Contribuir a la democratización de la atención especializada

En el contexto actual, en el que la demanda de atención oftalmológica supera a menudo la oferta, sobre todo en las zonas aisladas, los auxiliares de enfermería desempeñan un papel activo en la **democratización del acceso a la atención especializada**. La telemedicina está permitiendo que un mayor número de pacientes se beneficien de los cuidados oftalmológicos de seguimiento, y el auxiliar de enfermería se está convirtiendo en un pilar de esta organización.

- **Cribado masivo**: en las campañas de cribado a gran escala, como la de retinopatía diabética, los asistentes sanitarios son esenciales para organizar sesiones de telemedicina, tomar medidas y capturar las imágenes necesarias, al tiempo que facilitan la evaluación a distancia por parte de los oftalmólogos.

- **Seguimiento de enfermedades crónicas**: Para los pacientes que sufren enfermedades crónicas como glaucoma o DMAE, la telemedicina permite un seguimiento periódico sin que el paciente tenga que desplazarse. El auxiliar de enfermería se encarga de que estas consultas se realicen correctamente, contribuyendo así al seguimiento continuo del tratamiento.

  ○ Los retos de la teleasistencia: gestión de datos y seguimiento a distancia de los pacientes

La gestión de la atención a distancia se ha convertido en un componente esencial del sistema sanitario moderno, sobre todo en ámbitos como la oftalmología, donde la telemedicina está ayudando a satisfacer las necesidades de una población cada vez más numerosa. Sin embargo, este modelo de atención a distancia, aunque prometedor, también plantea retos complejos, sobre todo en lo que se refiere a la **gestión de datos** y el **seguimiento a distancia de los pacientes**. La capacidad de asegurar la continuidad de una atención de calidad, al tiempo que se garantiza la confidencialidad de los datos y se mantiene un seguimiento riguroso, es esencial para cosechar todos los beneficios de la telemedicina. La teleasistencia impone nuevos paradigmas que exigen una rápida adaptación de los equipos médicos y las infraestructuras tecnológicas.

Los retos de la gestión remota de datos médicos

Uno de los principales retos de la telemedicina es la **gestión de los datos médicos**, que implica no sólo su recogida y transmisión en tiempo real, sino también su almacenamiento y protección. En términos de atención oftalmológica a distancia, esto incluye la captura de imágenes de alta definición de la retina, mediciones de la presión intraocular o los resultados de exámenes OCT (tomografía de coherencia óptica), que deben ser compartidos entre el paciente, el cuidador y el oftalmólogo.

Recogida y calidad de los datos médicos

La calidad de los datos recogidos es esencial para garantizar un diagnóstico fiable. En telemedicina, uno de los principales retos es garantizar que la información recopilada a distancia, a menudo por profesionales no especializados o auxiliares asistenciales, sea de calidad suficiente para permitir un diagnóstico a distancia preciso.

- **Formación de los equipos** : Para que las imágenes y los resultados transmitidos sean utilizables, los equipos in situ, en particular los auxiliares de enfermería, deben estar formados en el uso de las tecnologías de imagen y medición. Una imagen borrosa o mal enfocada de la retina puede distorsionar el diagnóstico realizado por el médico a distancia. Por tanto, hay que establecer protocolos estrictos para garantizar la calidad de los datos transmitidos.

- **Problemas técnicos**: Los problemas con el equipo (como un tonómetro mal calibrado o una cámara OCT defectuosa) pueden dar lugar a resultados inexactos. El mantenimiento periódico de estos dispositivos y disponer de soluciones de reserva en caso de avería es esencial para evitar diagnósticos erróneos debidos a problemas técnicos.

Transmisión y almacenamiento de datos médicos

La transmisión de datos a distancia también plantea retos tecnológicos y logísticos, sobre todo cuando se trata de grandes cantidades de datos, como imágenes de la retina o archivos OCT voluminosos. Estos datos deben transmitirse con rapidez y seguridad para que el médico pueda analizarlos en tiempo real o en un plazo razonable.

- **Conexión a Internet**: una conexión a Internet estable y suficientemente rápida es esencial para garantizar una transmisión fluida de los datos. En algunas zonas rurales o mal comunicadas, la conexión puede ser inestable, lo que provoca retrasos o la pérdida de información crítica. Para que la telemedicina funcione de forma óptima en estas zonas, puede ser necesario invertir en la infraestructura adecuada.

- **Almacenamiento seguro de datos** : Almacenar datos médicos a distancia plantea problemas de **confidencialidad y seguridad**. Es esencial cumplir la normativa vigente, como el RGPD (Reglamento General de Protección de Datos) en Europa, que impone normas estrictas sobre la protección de datos personales. Los hospitales y las plataformas de telemedicina deben garantizar que la información se almacena en bases de datos seguras, con acceso restringido a los profesionales autorizados.

Confidencialidad y ciberseguridad

La confidencialidad de los datos sanitarios es una prioridad absoluta, pero se hace especialmente compleja en telemedicina, donde la información médica suele transmitirse digitalmente y debe protegerse contra posibles ciberataques. Los datos sensibles de los pacientes, como historiales médicos, resultados de pruebas e imágenes de retina, deben protegerse mediante sofisticados sistemas de cifrado para evitar accesos no autorizados.

- **Ciberseguridad**: Los ciberataques representan un riesgo importante para las infraestructuras de telemedicina. Hay que implantar sistemas de protección robustos, con software antivirus y protocolos de seguridad mejorados, para evitar que la información médica sensible sea pirateada o robada.

- **Consentimiento informado del paciente**: Los pacientes deben ser informados de cómo se utilizarán, almacenarán y protegerán sus datos. Obtener su consentimiento informado antes de recopilar y transmitir su información es crucial para cumplir los requisitos legales y éticos de la medicina a distancia.

Los retos de la monitorización remota de pacientes

El seguimiento a distancia de los pacientes es otro de los grandes retos de la telemedicina. En oftalmología, muchas enfermedades, como el glaucoma y la degeneración macular asociada a la edad (DMAE), requieren un seguimiento regular y riguroso. La telemedicina debe permitir mantener esta regularidad superando los obstáculos asociados a la ausencia de contacto físico entre paciente y médico.

Mantener la relación médico-paciente a distancia

Uno de los aspectos más complejos de la telemedicina es **mantener una relación de confianza** entre médico y paciente, a pesar de la distancia. Las consultas a distancia pueden carecer a veces del aspecto cálido y humano de una consulta cara a cara, y es esencial que los pacientes sigan sintiéndose escuchados y atendidos.

- **Comunicación regular**: Para compensar la ausencia de contacto físico, es crucial que los pacientes puedan comunicarse fácilmente con su médico o equipo sanitario.

Las herramientas de mensajería segura, las videollamadas periódicas y las plataformas de seguimiento médico ayudan a mantener esta conexión.

- **Formación de los pacientes** : Hay que formar a los pacientes para que utilicen las herramientas de telemedicina. Tienen que saber cómo utilizar las plataformas para reservar citas, hacer preguntas o enviar resultados de pruebas. Una interfaz sencilla e intuitiva es esencial para que la tecnología no se convierta en una barrera de acceso a la atención sanitaria.

Seguimiento a largo plazo de las enfermedades crónicas

El seguimiento de enfermedades oculares crónicas como el glaucoma o la DMAE requiere una vigilancia constante, y la telemedicina debería permitir **detectar precozmente cualquier evolución anormal** o empeoramiento de la enfermedad. Los auxiliares asistenciales desempeñan un papel clave en este seguimiento, asegurándose de que los pacientes se someten a sus pruebas periódicas a domicilio o en centros de telemedicina.

- **Vigilancia de señales de alarma**: los sistemas de telemedicina deben ser capaces de **detectar automáticamente** señales de que una enfermedad está empeorando, como un aumento de la presión intraocular o una pérdida de visión más rápida de lo esperado. Mediante algoritmos de inteligencia artificial, algunas plataformas son capaces de enviar alertas a pacientes y médicos para programar una revisión inmediata.

- **Cumplimiento del tratamiento**: a distancia, puede ser difícil asegurarse de que el paciente sigue el tratamiento prescrito, sobre todo en el caso de enfermedades crónicas que requieren una medicación regular, como los colirios para el glaucoma. Los recordatorios automáticos y los seguimientos regulares con asistentes asistenciales pueden ayudar a mantener el cumplimiento por parte del paciente.

Problemas relacionados con el acceso desigual a la tecnología

Aunque la telemedicina es un gran avance, también puede agravar **las desigualdades en el acceso a la atención sanitaria**. No todos los pacientes disponen de una conexión estable a Internet, un equipo adecuado o los conocimientos técnicos necesarios para utilizar plataformas de telemedicina.

- **Disparidades digitales**: en algunas zonas rurales o entre las personas mayores, el acceso a las tecnologías digitales es limitado. Por eso es esencial que los sistemas de telemedicina vayan acompañados de **soluciones alternativas**, como centros equipados a los que los pacientes puedan acudir para realizar sus exámenes y consultas a distancia, con la ayuda de profesionales como auxiliares asistenciales.

Capítulo 7

Salud visual y prevención: el papel del auxiliar de cuidados en la sensibilización

La prevención de las enfermedades oculares como parte del cuidado de los ojos

- ○ Consejos preventivos para los pacientes: higiene ocular, protección solar, dieta, etc.

Los consejos preventivos de salud ocular para los pacientes son esenciales si quieren mantener una buena visión durante toda su vida. Adoptando medidas sencillas pero eficaces, es posible prevenir la aparición de muchas enfermedades oculares y ralentizar la progresión de las ya existentes. Entre las principales recomendaciones figuran **la higiene ocular**, la **protección solar** y una **dieta adecuada**. Estos elementos, combinados con revisiones oftalmológicas periódicas, ayudan no sólo a mantener una visión óptima, sino también a proteger el ojo de las agresiones externas y de los trastornos relacionados con la edad.

Higiene ocular: mantener los ojos sanos todos los días

La higiene ocular suele descuidarse, pero es un pilar fundamental para prevenir afecciones como infecciones, irritaciones y patologías inflamatorias como la conjuntivitis o la blefaritis. Adoptar gestos sencillos como parte de tu rutina diaria te ayudará a mantener tus ojos sanos y a reducir el riesgo de contaminación por gérmenes o agentes irritantes.

Limpieza regular de párpados y pestañas

Los párpados y las pestañas desempeñan una función protectora al formar una barrera natural contra el polvo, los cuerpos extraños y los agentes patógenos. Sin embargo, estas zonas pueden acumular restos de maquillaje, sebo e impurezas a lo largo del día, creando un entorno propicio para las infecciones.

- **Limpieza diaria**: Se recomienda limpiar los párpados con una solución suave o un producto específico para la higiene ocular, sobre todo en personas propensas a alergias o irritaciones. Una compresa estéril empapada en suero fisiológico también es una buena opción para eliminar impurezas sin dañar la piel.

- **Desmaquillaje minucioso**: Para las personas que se maquillan los ojos, es esencial desmaquillarlos meticulosamente cada noche para evitar la acumulación de partículas que pueden obstruir las glándulas de Meibomio y provocar sequedad ocular o infecciones. Se recomienda utilizar productos suaves, hipoalergénicos y sin perfume para evitar irritaciones.

Evitar gestos que pongan en peligro la vista

Ciertos hábitos cotidianos pueden aumentar el riesgo de traumatismos o infecciones oculares. Es importante adoptar gestos sencillos para evitar debilitar esta delicada zona.

- **No se frote los ojos**: frotarse los ojos es un reflejo habitual cuando se siente cansancio o picor. Sin embargo, frotarse puede causar microtraumatismos en la córnea o introducir bacterias en el ojo, aumentando el riesgo de conjuntivitis o inflamación. Si se produce irritación, lo mejor es utilizar un colirio hidratante o una solución salina para aliviar las molestias.

- **Uso cuidadoso de las lentes de contacto**: la higiene es esencial para los usuarios de lentes de contacto. Es imprescindible lavarse las manos antes de manipular las lentillas y seguir escrupulosamente las instrucciones de limpieza y conservación de las lentillas para evitar infecciones graves, como la queratitis. Tampoco es aconsejable llevar lentillas mientras se duerme, a menos que estén específicamente diseñadas para un uso prolongado.

Protección solar: proteger los ojos de los efectos nocivos del sol

La protección solar no es sólo para la piel, sino también para los ojos, que son especialmente vulnerables a los efectos nocivos de **los rayos ultravioleta (UV)**. La exposición prolongada y sin protección a los rayos UV puede causar daños a largo plazo, aumentando el riesgo de cataratas, degeneración macular asociada a la edad (DMAE) y cáncer de párpados.

Llevar gafas de sol adecuadas

La elección de las gafas de sol es crucial para garantizar una protección óptima contra los rayos UV. Contrariamente a la creencia generalizada, no todas las gafas de sol filtran eficazmente los rayos UV, y algunas pueden incluso empeorar la exposición si se oscurecen sin bloquear los rayos UV, ya que provocan la dilatación de la pupila.

- **Lentes que filtren el 100% de los rayos UV**: es fundamental elegir unas gafas de sol que bloqueen el 100% de los rayos UVA y UVB. Esta información debe figurar en la etiqueta del producto. Las gafas de sol con certificación CE también son una garantía de calidad.

- **Gafas de sol envolventes**: Las gafas de sol envolventes, que cubren bien los lados de los ojos, son especialmente recomendables para evitar que los rayos UV penetren por las esquinas laterales.

Protección contra la reverberación

Ciertas superficies, como el agua, la arena o la nieve, reflejan intensamente los rayos solares, aumentando la exposición a los UV. Por eso es importante protegerse los ojos en cualquier circunstancia, incluso en invierno y durante las actividades al aire libre.

- **Lentes polarizantes**: Las lentes polarizadas son especialmente útiles para reducir el deslumbramiento causado por la reverberación, lo que resulta especialmente beneficioso durante actividades como la conducción o los deportes acuáticos.

Dieta y salud ocular: nutrientes esenciales

La dieta desempeña un papel fundamental en la prevención de las enfermedades oculares. Ciertos nutrientes, como las vitaminas y los antioxidantes, son esenciales para mantener la salud ocular y proteger de los daños causados por el envejecimiento o las agresiones externas.

Nutrientes clave para los ojos

Algunos nutrientes son especialmente beneficiosos para la salud ocular, ya que ayudan a prevenir enfermedades como la DMAE, las cataratas y la sequedad ocular.

- **Omega-3**: Los ácidos grasos omega-3, presentes en el pescado azul (salmón, caballa, sardinas) y en ciertas semillas (lino, chía), son esenciales para mantener una buena salud de la retina. También ayudan a reducir los síntomas de la sequedad ocular al favorecer la producción de lágrimas.

- **Luteína y zeaxantina**: Estos antioxidantes, presentes en verduras de hoja verde como las espinacas y la col rizada, así como en los huevos, ayudan a proteger la retina de los efectos nocivos de la luz azul y previenen la DMAE.

- **Vitamina** A: Esencial para la visión nocturna, la vitamina A, presente en las zanahorias, los boniatos y los albaricoques, ayuda a conservar la superficie del ojo y a prevenir la sequedad ocular.

- **Vitaminas C y E**: Estas vitaminas, presentes en cítricos, kiwis, frutos secos y semillas, actúan como potentes antioxidantes que protegen las células oculares del daño oxidativo y reducen el riesgo de cataratas y DMAE.

Una dieta equilibrada para prevenir las enfermedades oculares

Además de nutrientes específicos, una **dieta variada y equilibrada**, rica en frutas, verduras, pescado y semillas, es esencial para mantener una buena salud general, incluida la salud ocular.

- **Hidratación**: La hidratación también es crucial para la salud ocular, sobre todo para prevenir la sequedad ocular. Beber suficiente agua a lo largo del día ayuda a mantener los ojos lubricados.

  ◦ La importancia del cribado periódico: cómo concienciar a los pacientes

La importancia de las revisiones oftalmológicas **periódicas** es un mensaje fundamental que debe transmitirse a los pacientes para ayudarles a preservar su visión durante toda la vida. Muchas enfermedades oculares, como el glaucoma, la degeneración macular asociada a la edad (DMAE) y la retinopatía diabética, pueden desarrollarse de forma insidiosa, sin síntomas aparentes al principio. El cribado permite detectar estas enfermedades en una fase temprana, lo que resulta esencial para prevenir daños irreversibles y limitar la pérdida de visión. Sin embargo, muchos pacientes descuidan o retrasan estas pruebas, a menudo por falta de información o de concienciación. Por tanto, para los profesionales sanitarios es crucial **concienciar a los pacientes** de la importancia de someterse a pruebas de cribado periódicas, informándoles de los riesgos que conllevan y de los beneficios de la detección precoz.

La importancia de las revisiones periódicas en oftalmología

Las enfermedades oculares que requieren revisiones periódicas suelen **ser asintomáticas en sus fases iniciales**. Por ello, los pacientes tienden a no consultar al médico hasta que experimentan molestias o disminución de la visión. Sin embargo, esperar a que aparezcan los síntomas puede ser demasiado tarde para algunas enfermedades, que pueden causar daños irreversibles en la visión.

Detección precoz de patologías graves

Algunas enfermedades oculares pueden permanecer **silenciosas durante años**, pero causan una rápida pérdida de visión cuando están suficientemente avanzadas. Las revisiones periódicas pueden detectar estas enfermedades en sus fases más tempranas, mucho antes de que el paciente empiece a experimentar síntomas. Esto incluye:

- **Glaucoma**: A menudo conocido como "el ladrón silencioso de la vista", el glaucoma es una enfermedad que causa daños progresivos en el nervio óptico, lo que conduce a una pérdida del campo visual. La particularidad del glaucoma es que la pérdida visual suele ser imperceptible al principio. Sólo un control periódico de la presión intraocular y del estado del nervio óptico permite detectar la enfermedad antes de que se produzcan daños irreversibles.

- **Degeneración macular asociada a la edad (DMAE)**: la DMAE es una de las principales causas de ceguera en las personas mayores. En sus primeras fases, puede causar solo una ligera distorsión de la visión, pero si no se examina, puede progresar rápidamente a una pérdida de la visión central, que es crucial para leer o reconocer caras.

- **Retinopatía diabética**: Los pacientes diabéticos corren un alto riesgo de desarrollar retinopatía. Los microvasos de la retina pueden resultar dañados por la diabetes, lo que provoca hemorragias y exudados que dañan progresivamente la retina. Las revisiones periódicas pueden detectar estos signos antes de que se produzcan complicaciones graves, como desprendimiento de retina o pérdida grave de visión.

Prevención de complicaciones a largo plazo

Las revisiones periódicas no sólo **detectan enfermedades oculares**, sino que también **previenen sus complicaciones**. En el caso de la retinopatía diabética, por ejemplo, un tratamiento precoz, como inyecciones intravítreas o láser, puede ralentizar la progresión de la enfermedad y evitar la pérdida de visión. Al concienciar a los pacientes de las ventajas de la detección precoz, los profesionales sanitarios pueden desempeñar un papel clave en la preservación de su visión.

Cómo concienciar a los pacientes de la importancia de los cribados periódicos

Educar a los pacientes sobre la importancia de las revisiones periódicas requiere un enfoque educativo y proactivo. Muchos pacientes no son conscientes de los riesgos que corren al descuidar las revisiones rutinarias, o restan importancia a las consultas si no experimentan ningún síntoma visual. Por eso la comunicación y la educación desempeñan un papel fundamental en la concienciación.

Informar a los pacientes de los riesgos invisibles

Un primer paso esencial para concienciar a los pacientes es explicarles que muchas enfermedades oculares son **silenciosas** y sólo provocan síntomas en una fase avanzada. Los pacientes deben comprender que la ausencia de molestias o de reducción de la visión no significa que no haya patología.

- **Utilice ejemplos concretos**: a menudo es útil dar ejemplos concretos de enfermedades asintomáticas como el glaucoma, para mostrar cómo unas pruebas sencillas pueden evitar complicaciones graves. Un mensaje claro como "El glaucoma no suele presentar síntomas hasta que se pierde parte de la visión, pero un simple examen de la presión intraocular puede detectarlo a tiempo" puede hacer que el concepto resulte más tangible para los pacientes.

- **Explicar la progresión de las enfermedades**: es importante dedicar tiempo a explicar cómo ciertas enfermedades, como la DMAE o la retinopatía diabética, progresan y afectan a la visión de forma progresiva pero irreversible. Mostrar imágenes del antes y el después de la visión afectada por estas enfermedades también puede tener un fuerte impacto visual en la concienciación del paciente.

Adaptar su enfoque al perfil del paciente

La concienciación debe **adaptarse a** los factores de riesgo específicos del paciente. Determinados pacientes, en función de su edad, historial médico o condiciones de vida, corren un mayor riesgo de desarrollar enfermedades oculares, por lo que debe animárseles especialmente a someterse a revisiones periódicas.

- **Pacientes con riesgo de glaucoma**: Los pacientes con antecedentes familiares de glaucoma o presión intraocular elevada deben ser informados de la necesidad de someterse a revisiones periódicas, aunque no experimenten molestias. También es importante destacar que el glaucoma puede afectar a personas más jóvenes de lo que se cree, y que se recomienda el cribado a partir de los 40 años, o incluso antes si existen antecedentes familiares.

- **Pacientes diabéticos**: es esencial informar a los pacientes diabéticos de los riesgos específicos asociados a su enfermedad. La retinopatía diabética puede pasar desapercibida hasta que provoca complicaciones graves. La revisión anual es crucial para detectar los primeros signos de daño retiniano.

Utilizar herramientas visuales y educativas

Para que el mensaje sea más impactante, suele ser útil utilizar **ayudas visuales** y herramientas educativas adecuadas. Puede tratarse de folletos, carteles o vídeos que expliquen de forma sencilla y clara los beneficios del cribado y los riesgos de no hacer un seguimiento.

- **Simulaciones visuales**: mostrar a los pacientes simulaciones de la visión afectada por enfermedades como la DMAE, la retinopatía diabética o el glaucoma puede ser muy eficaz para concienciarlos. Estas imágenes dan a los pacientes una idea concreta del impacto que estas enfermedades pueden tener en su vida cotidiana.

- **Vídeo explicativo**: los vídeos educativos proyectados en las salas de espera de las consultas médicas o clínicas oftalmológicas pueden ser una excelente forma de concienciar a los pacientes y captar su atención. Un breve vídeo que explique por qué son necesarios los exámenes de cribado, cómo se realizan y los beneficios que aportan puede tener un efecto inmediato en la decisión de un paciente de programar una consulta.

Implicar a los pacientes en su propia atención

Es esencial que los pacientes **se responsabilicen de su propia salud** visual. Esto puede implicar recordatorios periódicos, herramientas digitales de seguimiento o consejos prácticos para que ellos mismos puedan estar atentos a determinados signos de alerta temprana.

- **Recordatorios automáticos**: Establecer sistemas de **recordatorio de citas** por SMS o correo electrónico puede ser muy eficaz para animar a los pacientes a someterse a sus revisiones a intervalos regulares. Estos recordatorios también pueden incluir consejos sobre salud ocular o información sobre las patologías más frecuentes.

- **Autovigilancia de los síntomas**: Concienciar a los pacientes de la necesidad de vigilar ciertos signos como la distorsión visual, la sensibilidad a la luz o los destellos luminosos puede animarles a buscar ayuda más rápidamente si su visión cambia. Explicarles cómo utilizar pruebas sencillas como la rejilla de Amsler para controlar ellos mismos su visión central, sobre todo en el caso de la DMAE, les da un sentido de responsabilidad en su seguimiento.

El papel del cuidador en las campañas de prevención visual
  - Participar en campañas de detección (glaucoma, DMAE, defectos de refracción)

Participar en **campañas de cribado** es un medio esencial para detectar precozmente enfermedades oculares graves, como el glaucoma, la degeneración macular asociada a la edad (DMAE) y los defectos de refracción. Estas campañas, que a menudo se organizan a gran escala y en zonas donde el acceso a la atención especializada es limitado, permiten llegar a un público amplio, concienciar sobre los riesgos para la vista y orientar a los examinados hacia el tratamiento adecuado. Desempeñan un papel crucial en la prevención, ya que muchas de estas enfermedades son **asintomáticas en su inicio** y pueden causar daños irreversibles si no se tratan a tiempo. Para el público en general, estas campañas son a menudo la única oportunidad de consultar a un especialista y obtener información sobre la salud ocular. Para los profesionales sanitarios, representan una importante palanca para **prevenir la ceguera** y **mejorar la calidad de vida de los pacientes**.

La importancia de las campañas de detección: identificación y sensibilización

Las campañas de cribado permiten llegar a una gran parte de la población, sobre todo a quienes no consultan regularmente a un oftalmólogo, ya sea por falta de tiempo, de acceso a la atención sanitaria o por desconocimiento de los riesgos oculares. Desempeñan un papel decisivo para los pacientes, que a menudo no se dan cuenta de que pueden estar afectados por una enfermedad ocular silenciosa.

Detección del glaucoma: prevención de la ceguera evitable

El glaucoma es una de las principales causas de ceguera en el mundo y, sin embargo, a menudo se diagnostica tarde. Esta patología, ligada a una presión intraocular excesiva, provoca la destrucción progresiva del nervio óptico, causando una pérdida irreversible del campo visual. La particularidad del glaucoma es que progresa sin síntomas evidentes en las primeras fases, de ahí la importancia del cribado.

- **Por qué es crucial el cribado**: sin un seguimiento regular, el glaucoma se desarrolla de forma insidiosa. Los pacientes sólo se dan cuenta de la reducción de su campo visual cuando la enfermedad ya está avanzada. Las campañas de cribado permiten medir la presión intraocular y detectar anomalías del nervio óptico, de modo que se puede identificar a las personas en riesgo, aunque no sientan ninguna molestia.

- **Un examen rápido y sencillo**: El cribado del glaucoma se realiza mediante pruebas sencillas y rápidas, como la **tonometría** (medición de la presión intraocular) y el examen del nervio óptico mediante oftalmoscopia o diagnóstico por imagen. Estas pruebas pueden realizarse durante campañas móviles, en centros comunitarios o durante jornadas de cribado organizadas en hospitales.

Cribado de la DMAE: una respuesta rápida a un problema creciente

La degeneración macular asociada a la edad (DMAE) es otra de las principales causas de pérdida de visión en las personas mayores. Afecta a la mácula, la parte central de la retina responsable de la visión fina, esencial para leer, reconocer caras o conducir. Al igual que ocurre con el glaucoma, la DMAE puede pasar desapercibida en sus primeras fases, ya que no causa inmediatamente dolor ni molestias visuales importantes. Sin embargo, si no se trata rápidamente, puede provocar la pérdida de la visión central, que en su forma avanzada es irreversible.

- **Sensibilizar a las personas mayores**: Las campañas de cribado dirigidas a las personas mayores son cruciales para dar a conocer la DMAE. A menudo, los pacientes no consultan al médico hasta que han notado una pérdida notable de visión. Gracias a la detección precoz, las personas en riesgo pueden ser diagnosticadas antes de que la enfermedad tenga un impacto significativo en su vida cotidiana, y se pueden poner en marcha tratamientos para ralentizar la progresión de la enfermedad.

- **Herramientas de cribado**: el uso de **imágenes de la retina** o **tomografía de coherencia óptica (OCT)** permite visualizar anomalías retinianas tempranas asociadas a la DMAE, como drusas o neovasos. Estas técnicas son rápidas y no invasivas, por lo que resultan ideales para el cribado masivo.

Detección de defectos de refracción: mejora de la calidad de vida

Los defectos **de refracción** como la miopía, la hipermetropía y el astigmatismo son muy frecuentes y afectan a millones de personas en todo el mundo. Aunque estos trastornos no suelen ser graves, pueden tener un impacto significativo en la calidad de vida si no se corrigen, sobre todo en niños y adultos que trabajan. Las campañas de cribado suelen tener como objetivo identificar estos trastornos, sobre todo en poblaciones que no tienen acceso a exámenes oftalmológicos periódicos.

- **Cribado en las escuelas**: las campañas de cribado organizadas en las escuelas son especialmente importantes para detectar trastornos refractivos en los niños. La miopía o la hipermetropía no corregidas pueden provocar dificultades de aprendizaje, dolores de cabeza y disminución de la concentración en clase. Estas campañas permiten corregir rápidamente estos problemas con gafas adecuadas, mejorando así el rendimiento escolar y el bienestar de los niños.

- **Acceso a soluciones correctoras**: durante las campañas de detección, a menudo se ofrecen soluciones correctoras sencillas, como gafas, a las personas diagnosticadas con trastornos refractivos. De este modo se garantiza que incluso las poblaciones desfavorecidas o aisladas puedan acceder a una atención visual básica.

Cómo participar activamente en una campaña de detección

Para que las campañas de cribado sean eficaces, es esencial la participación activa de todo el equipo médico, así como de auxiliares asistenciales y voluntarios. Cada miembro desempeña un papel clave en la organización y el éxito de estos eventos.

Preparación logística y técnica

La puesta en marcha de una campaña de detección requiere **una rigurosa preparación** previa. Es importante asegurarse de que el equipo necesario esté disponible, bien mantenido y sea transportable si la campaña tiene lugar en zonas rurales o remotas.

- **Equipo adecuado**: El equipo para medir la presión intraocular, la retinografía portátil u OCT y las pruebas de agudeza visual deben estar disponibles y ser funcionales. También es crucial asegurarse de que el equipo esté calibrado y en buen estado de funcionamiento para garantizar resultados precisos.

- **Planificar los flujos de pacientes**: Es necesaria una buena organización para gestionar el flujo de pacientes, evitar colas y permitir que cada persona sea atendida con eficacia. La participación de auxiliares asistenciales y voluntarios ayuda a facilitar el proceso, guiando a los pacientes, tomando la información inicial y preparando el equipo entre cada exploración.

El papel de los profesionales sanitarios durante la campaña

Los profesionales sanitarios, ya sean oftalmólogos, auxiliares sanitarios o técnicos especializados, desempeñan un papel fundamental durante las campañas de cribado. No solo tienen que **realizar los exámenes**, sino también **informar y educar** a los pacientes sobre su salud ocular.

- **Realización de pruebas**: cada profesional tiene un papel específico en la realización de las distintas pruebas, ya sea la medición de la presión intraocular, los exámenes de retina o las pruebas de agudeza visual. Estas pruebas deben realizarse con rapidez, pero con cuidado, para garantizar unos resultados fiables.

- **Educación de los pacientes**: Las campañas de cribado son también una oportunidad para **educar a los pacientes** sobre las enfermedades oculares y la importancia del seguimiento. Tras el examen, es fundamental explicar los resultados al paciente y, si es necesario, remitirle a un seguimiento oftalmológico más exhaustivo. Esta etapa de sensibilización es esencial para que las personas examinadas comprendan la importancia de su salud visual y las ventajas de consultar a un especialista con regularidad.

Seguimiento tras el cribado

Las campañas de cribado no deben limitarse a un único examen. Debe realizarse **un seguimiento riguroso** de las personas que presenten anomalías, para garantizar que reciban el tratamiento adecuado.

- **Derivación a especialistas**: Si se detecta una patología, es fundamental derivar rápidamente al paciente a un oftalmólogo para que realice un examen más profundo y le aplique el tratamiento adecuado. Este puede incluir la prescripción de medicamentos, cirugía o la aplicación de medidas preventivas para frenar la progresión de la enfermedad.

- **Seguimiento de los pacientes de riesgo**: hay que animar a las personas identificadas como de alto riesgo de padecer enfermedades oculares, como los pacientes diabéticos o los ancianos, a que se sometan a revisiones periódicas. Las campañas de detección pueden desempeñar un papel clave en la creación de un vínculo con el sistema sanitario, sobre todo en regiones donde el acceso a la asistencia es difícil.

○ Organización de talleres educativos sobre salud ocular para diversos públicos (niños, ancianos).

La organización de **talleres de educación en salud ocular** para distintos públicos, como niños y ancianos, es una iniciativa clave para promover la prevención y el tratamiento de los trastornos visuales. Estos talleres proporcionan información y sensibilizan sobre los retos específicos de la salud ocular para cada grupo de edad, adaptando el contenido y los métodos didácticos a las necesidades de cada grupo. Ya se trate de educar a los niños sobre la importancia de cuidar sus ojos o de informar a los ancianos sobre las enfermedades relacionadas con la edad, estos talleres desempeñan un papel crucial en la prevención de las enfermedades oculares, la mejora del acceso a la atención sanitaria y el fomento de buenas prácticas de salud visual.

¿Por qué organizar talleres de educación para la salud visual?

La educación para la salud visual suele pasarse por alto, a pesar de que las enfermedades oculares pueden tener un **impacto significativo en la calidad de vida**. Los trastornos visuales no sólo afectan a la capacidad de ver, sino también al bienestar general, la independencia y el rendimiento escolar o laboral. Mediante la organización de talleres, los profesionales sanitarios pueden **desmitificar** el cuidado de los ojos, facilitar información sobre **medidas preventivas** y fomentar las **consultas periódicas** con un oftalmólogo.

Adaptar los contenidos a distintos públicos

Uno de los aspectos clave de la organización de estos talleres es adaptar los mensajes al público destinatario. Las preocupaciones visuales difieren según la edad, la comprensión de los problemas y las necesidades específicas de cada grupo. Por lo tanto, es esencial adoptar un enfoque personalizado para que la información sea pertinente y accesible.

Talleres para niños: prevención y sensibilización desde la infancia

Los niños son especialmente vulnerables a los defectos **de refracción** (como la miopía y la hipermetropía), que pueden dificultar su aprendizaje y su desarrollo general. Sin embargo, los problemas visuales suelen estar infradiagnosticados en este grupo de edad, ya que los niños pueden no darse cuenta de que su visión es defectuosa. Organizar talleres para ellos, ya sea en la escuela o en centros comunitarios, es una forma eficaz de **prevenir** estos problemas y concienciar sobre la importancia de la salud ocular.

Objetivos de los talleres infantiles

El objetivo principal de estos talleres es **enseñar a los niños a cuidar sus ojos** y a identificar las señales que pueden indicar un problema visual. Esto también puede incluir el aprendizaje de buenos hábitos para proteger sus ojos, especialmente en relación con las pantallas y la luz.

- **Reconocer los signos de una deficiencia visual**: enseñar a los niños a detectar los signos de una deficiencia visual, como la dificultad para leer la pizarra en la escuela, la necesidad de entrecerrar los ojos o los dolores de cabeza frecuentes, es un primer paso crucial. Los talleres pueden incluir juegos o ejercicios sencillos para evaluar la visión de cerca y de lejos.

- **Educación en buenas prácticas**: Explicar a los niños cosas sencillas, como la importancia de proporcionar una buena iluminación en el espacio de trabajo, mantener una distancia de seguridad con las pantallas y hacer descansos regulares, puede ayudar a prevenir la aparición de fatiga ocular y trastornos como la miopía.

Métodos pedagógicos adaptados a los niños

Para captar la atención de los niños, los talleres deben ser divertidos, interactivos y visualmente atractivos. Utilizar **medios adecuados**, como vídeos, juegos educativos o carteles de colores, hace que el aprendizaje sea más ameno y eficaz.

- **Talleres participativos**: Los niños aprenden mejor participando activamente. Por eso es buena idea organizar actividades prácticas, como pruebas de visión adaptadas a su edad o simulaciones de visión borrosa, para que entiendan lo que significa tener problemas de visión.

- **Creación de juegos**: los juegos relacionados con la vista, como las pruebas sobre alimentos buenos para la salud ocular o los talleres para colorear sobre las distintas partes del ojo, pueden hacer que la educación para la salud visual resulte divertida y memorable para los niños más pequeños.

Talleres para personas mayores: prevenir las enfermedades relacionadas con la edad y mantener la independencia

Las personas mayores se enfrentan a **enfermedades oculares específicas**, como la degeneración macular asociada a la edad (DMAE), las cataratas y el glaucoma. Estas enfermedades, a menudo progresivas y silenciosas, pueden afectar gravemente a la independencia y la calidad de vida si no se detectan a tiempo. El objetivo de los talleres educativos para mayores es, por tanto,

prevenir estas enfermedades, informar sobre los signos de alarma y fomentar las revisiones periódicas.

Objetivos de los talleres para mayores

Los talleres dirigidos a las personas mayores tienen por objeto proporcionar información clara y práctica sobre las enfermedades oculares relacionadas con la edad, al tiempo que animan **a la** población **a adoptar hábitos preventivos**.

- **Sensibilizar sobre las enfermedades relacionadas con la edad**: uno de los objetivos clave es concienciar a los participantes sobre las enfermedades oculares más comunes, como las cataratas, la DMAE y el glaucoma. Es esencial explicarles los síntomas a los que deben prestar atención, como visión borrosa, sensibilidad a la luz, manchas oscuras o pérdida progresiva del campo visual.

- **Fomentar las revisiones periódicas**: Debe insistirse en la importancia de las revisiones periódicas, incluso en ausencia de síntomas aparentes. Por ejemplo, debe informarse a las personas mayores de que el control de la presión intraocular es crucial para detectar el glaucoma en una fase temprana.

- **Adoptar medidas preventivas**: Los mayores también deben ser informados de los hábitos que deben adoptar para proteger su visión, como llevar gafas de sol para protegerse de los rayos UV, seguir una dieta rica en antioxidantes y omega-3, y tomar complementos alimenticios, si es necesario, para frenar la progresión de ciertas enfermedades como la DMAE.

Métodos pedagógicos adaptados a las personas mayores

Las personas mayores pueden tener dificultades para seguir talleres demasiado teóricos o de ritmo rápido. Por eso es

312

importante utilizar **métodos pedagógicos adecuados**, basados en la claridad, la repetición de los mensajes clave y la interacción.

- **Ayudas visuales y demostraciones**: El uso de ayudas visuales, como diagramas simplificados de enfermedades oculares o vídeos explicativos, ayuda a clarificar la información compleja. También pueden ser muy útiles las demostraciones concretas, como el uso de un medidor de presión intraocular o una rejilla de Amsler para controlar la DMAE.

- **Talleres prácticos y sesiones de preguntas y respuestas**: fomentar la participación activa de las personas mayores haciéndoles preguntas y ofreciéndoles soluciones prácticas a sus problemas de salud visual contribuye a crear un ambiente de intercambio. Ejercicios sencillos, como aprender a ponerse colirios o a utilizar correctamente las gafas multifocales, también pueden hacerles más independientes.

Adaptar los talleres a diferentes contextos

Es importante adaptar los talleres a los distintos contextos, ya sea en escuelas, residencias de ancianos, centros comunitarios o incluso en línea. La flexibilidad en la organización y la personalización de los mensajes son esenciales para llegar al máximo número de personas.

En las escuelas

En las escuelas, los talleres pueden integrarse en los programas de salud pública, en colaboración con los profesores y las enfermeras escolares. Es esencial sensibilizar a los jóvenes desde una edad temprana para establecer hábitos de prevención duraderos.

En residencias o centros de mayores

En residencias de ancianos o centros de mayores, pueden organizarse talleres en forma de reuniones periódicas con profesionales de la salud. Estos eventos son también una oportunidad para **realizar revisiones** in situ, facilitando el acceso de las personas mayores a los exámenes oculares.

Talleres en línea

En el contexto actual, en el que las reuniones presenciales pueden resultar difíciles, la organización de talleres en línea es una opción interesante para llegar a un público amplio. Se pueden crear **seminarios web** interactivos o vídeos educativos para concienciar sobre la salud visual a distintos grupos de edad, ofreciendo herramientas prácticas y consejos personalizados.

Cuestiones de salud pública relacionadas con la visión
  ◦ Lucha contra la ceguera evitable

La lucha contra la ceguera evitable es un importante problema de salud pública en todo el mundo. Alrededor del 80% de los casos de ceguera se consideran evitables o tratables si se tratan a tiempo. Esto pone de relieve la importancia de la prevención activa, la detección precoz y la intervención médica adecuada. Entre las principales causas de ceguera evitable se encuentran afecciones como las cataratas, el glaucoma, la retinopatía diabética y la degeneración macular asociada a la edad (DMAE). Mediante esfuerzos concertados entre gobiernos, profesionales sanitarios, ONG y comunidades locales, es posible reducir significativamente la incidencia de la ceguera evitable a través de la prevención, la sensibilización y la mejora de la atención oftalmológica.

Ceguera evitable: causas y principales retos

La ceguera evitable abarca dos tipos de afecciones: las que pueden prevenirse con medidas de salud pública e higiene y las que pueden tratarse con intervenciones médicas o quirúrgicas adecuadas.

Principales causas de ceguera evitable

1. **Cataratas**: son la principal causa de ceguera en el mundo, sobre todo en los países en desarrollo. Las cataratas son opacidades del cristalino que provocan visión borrosa y pueden progresar hasta la ceguera total si no se tratan. La cirugía de cataratas es muy eficaz para recuperar la visión, pero el acceso a este procedimiento sigue siendo limitado en muchas partes del mundo.

2. **Glaucoma**: Apodado "el ladrón silencioso de la vista", el glaucoma daña gradualmente el nervio óptico, a menudo sin causar síntomas aparentes hasta que alcanza una fase avanzada. La detección precoz mediante cribado de la presión intraocular y un tratamiento adecuado (colirios, cirugía) pueden frenar la progresión de la enfermedad.

3. **Retinopatía diabética**: en los pacientes diabéticos, el daño de los vasos sanguíneos de la retina puede provocar hemorragias, edemas o desprendimientos de retina. Esta complicación puede evitarse a menudo mediante un control estricto de los niveles de azúcar en sangre, revisiones periódicas y tratamiento con láser o inyecciones en caso necesario.

4. **Degeneración macular asociada a la edad (DMAE)**: la DMAE afecta a la mácula, la parte central de la retina responsable de la visión fina. Aunque está ligada principalmente al envejecimiento, existen tratamientos para frenar su progresión, sobre todo en su forma húmeda.

5. **Vicios de refracción no corregidos**: La miopía, la hipermetropía y el astigmatismo pueden provocar graves problemas visuales si no se corrigen. Soluciones sencillas, como la prescripción de gafas o lentes de contacto, pueden restablecer la visión normal, pero en algunas partes del mundo falta el acceso a esta atención básica.

Los retos de la lucha contra la ceguera evitable

El principal reto en la lucha contra la ceguera evitable radica en **la desigualdad de acceso a la atención oftalmológica**. En los países en desarrollo, donde la infraestructura médica suele ser inadecuada, el acceso a la atención especializada, como la cirugía de cataratas o el tratamiento del glaucoma, es limitado. Además, el **desconocimiento** de las enfermedades oculares impide a muchas personas consultar a tiempo a un médico. Las pruebas de detección, esenciales para la identificación precoz de las enfermedades oculares, no siempre están disponibles o son accesibles por razones económicas, geográficas o culturales.

Estrategias para combatir la ceguera evitable

La lucha contra la ceguera evitable requiere un planteamiento **global y multisectorial** que combine la prevención, el acceso a la atención sanitaria y la sensibilización de la población. He aquí algunas de las estrategias más eficaces para reducir la incidencia de la ceguera evitable.

1. Detección y diagnóstico precoz

La detección precoz es una de las formas más eficaces de prevenir la ceguera. La identificación precoz de las patologías permite

introducir los tratamientos adecuados antes de que el daño sea irreversible.

- **Campañas** de **detección**: organizar campañas de detección en comunidades, escuelas y centros de salud es crucial para llegar a las poblaciones de riesgo. Estas campañas ayudan a identificar patologías como el glaucoma, la retinopatía diabética y los defectos de refracción, y a orientar a las personas hacia la atención adecuada.

- **Mejorar el acceso a revisiones periódicas**: las personas mayores, los pacientes diabéticos y las personas con antecedentes familiares de glaucoma deben beneficiarse de **revisiones periódicas**. Reforzando la capacidad de los centros asistenciales locales para realizar estos exámenes se pueden reducir los retrasos en el diagnóstico.

2. Acceso a tratamiento y cirugía

Gran parte de la ceguera evitable puede tratarse mediante **intervenciones quirúrgicas**, como la cirugía de cataratas o el tratamiento con láser de la retinopatía diabética. Por eso es esencial mejorar el acceso a estos tratamientos en las zonas más remotas.

- **Formación de personal médico**: reforzar los conocimientos de los profesionales sanitarios, incluso en las zonas rurales, mediante la formación de cirujanos de cataratas o técnicos oftalmólogos, contribuye a aumentar la capacidad local de atención.

- **Equipamiento de los centros asistenciales**: es fundamental garantizar que los hospitales y centros de salud dispongan del equipamiento necesario para realizar intervenciones quirúrgicas oftalmológicas. Esto incluye proporcionar equipos para la facoemulsificación (cirugía de cataratas) o la OCT (tomografía de coherencia óptica) para monitorizar la retina.

3. Sensibilizar y educar a la población sobre la salud visual

La concienciación sobre la salud visual es un factor clave en la lucha contra la ceguera evitable. Muchas personas desconocen los primeros signos de las enfermedades oculares y la importancia de un tratamiento precoz. Por ello, **las campañas de concienciación** son esenciales para educar al público sobre las enfermedades oculares prevenibles, los hábitos preventivos y la necesidad de consultar periódicamente a un oftalmólogo.

- **Educación de los pacientes**: Informar a las poblaciones de riesgo sobre los signos de alarma de las enfermedades oculares es una prioridad. Por ejemplo, concienciar a los pacientes diabéticos de los riesgos de la retinopatía diabética y de la importancia de los exámenes anuales de retina puede ayudarles a tratarse precozmente.

- **Programas de salud escolar**: la integración en las escuelas de programas de cribado y educación para la salud visual permite detectar precozmente los trastornos refractivos en los niños, al tiempo que se les enseñan buenos hábitos para proteger sus ojos, como limitar la exposición a las pantallas.

4. Acceso a soluciones de corrección visual

Los defectos **de refracción** no corregidos son una de las principales causas de discapacidad visual en todo el mundo. Proporcionar un acceso asequible a gafas o lentes correctoras es una solución sencilla pero eficaz para recuperar una visión normal.

- **Distribución de gafas** : En las regiones donde escasea la atención oftalmológica, los programas de distribución de gafas pueden marcar una diferencia inmediata. En colaboración con ONG o gobiernos, es posible organizar campañas de revisión ocular y proporcionar gafas a quienes las necesiten.

- **Acceso a la atención optométrica**: Fomentar la formación de optometristas y la creación de centros ópticos en las zonas rurales mejorará el acceso a soluciones de corrección visual. Estos centros no solo pueden corregir los defectos de refracción, sino que también desempeñan un papel clave en la detección de enfermedades oculares.

  ○ Acceso a la atención oftalmológica en zonas desfavorecidas: retos y soluciones

El acceso a la atención oftalmológica en zonas desfavorecidas es un importante problema sanitario que afecta a millones de personas en todo el mundo. En estas regiones, ya sean rurales o urbanas, la población se enfrenta a una serie de obstáculos para acceder a una atención oftalmológica de calidad. Estas dificultades incluyen la **escasez de profesionales sanitarios**, la **falta de infraestructuras**, el **coste de la atención** y, a menudo, el **desconocimiento de las enfermedades oculares**. Sin embargo, los trastornos visuales, ya sean patologías graves como el glaucoma o las cataratas, o problemas más comunes como los defectos de refracción (miopía, hipermetropía), pueden tener un impacto devastador en la calidad de vida, la productividad y la educación de las poblaciones afectadas. Ante estos retos, están surgiendo **una serie de soluciones innovadoras e iniciativas de salud pública** para mejorar el acceso a la atención oftalmológica en estas zonas, que ofrecen la esperanza de una atención equitativa e integral.

Los retos del acceso a la atención oftalmológica en zonas desfavorecidas

Escasez de profesionales sanitarios especializados

Uno de los obstáculos más llamativos en las zonas desfavorecidas es la **escasez de profesionales sanitarios**, sobre todo oftalmólogos, optometristas y personal cualificado en atención oftalmológica. En muchas zonas rurales, suele haber pocos oftalmólogos disponibles, si es que hay alguno, lo que obliga a los pacientes a recorrer largas distancias para ver a un especialista.

- **Desigualdad** geográfica: los oftalmólogos y otros profesionales de la salud visual se concentran principalmente en las grandes ciudades, dejando las zonas rurales o las áreas suburbanas pobres infraequipadas. Esta desigualdad geográfica priva a muchas personas de un acceso regular a la atención preventiva y curativa, lo que aumenta el riesgo de ceguera evitable.

- **Falta de formación**: en algunas regiones, incluso cuando existen centros de salud, el personal carece de formación específica para realizar diagnósticos oftalmológicos básicos, lo que limita su capacidad para detectar trastornos visuales en una fase temprana.

Infraestructura médica insuficiente

La falta de infraestructuras oftalmológicas adecuadas en las zonas desfavorecidas es otro reto importante. Los centros de salud suelen estar mal equipados y carecen de la tecnología necesaria para diagnosticar y tratar enfermedades oculares complejas. Incluso los simples defectos de refracción, que pueden corregirse fácilmente con gafas, no suelen tratarse por falta de equipos adecuados o profesionales cualificados.

- **Falta de equipos**: Los hospitales y clínicas rurales carecen a menudo de equipos de diagnóstico esenciales, como tonómetros para medir la presión intraocular o retinógrafos para evaluar el estado de la retina. Sin estas herramientas, patologías graves como el glaucoma o la retinopatía diabética pasan desapercibidas.

- **Dificultad para mantener las infraestructuras**: en las zonas desfavorecidas, incluso cuando se han creado infraestructuras, el reto consiste en garantizar el mantenimiento de los equipos y el suministro de consumibles. La falta de piezas de repuesto o de acceso a técnicos cualificados para reparar los equipos puede provocar interrupciones del servicio.

Coste de la atención oftalmológica

El coste de la atención oftalmológica es otro obstáculo importante en las zonas desfavorecidas. Para muchas familias con ingresos modestos, el coste de una consulta oftalmológica, unas gafas o una intervención quirúrgica como la cirugía de cataratas suele ser prohibitivo.

- **Falta de cobertura médica**: en muchas regiones, los sistemas de protección social y seguro médico son insuficientes o inexistentes. Esto significa que la mayoría de los cuidados deben ser pagados directamente por los propios pacientes, lo que a menudo lleva a los más desfavorecidos a retrasar o evitar el tratamiento, agravando las patologías existentes.

- **Gafas fuera de alcance**: El coste de las gafas, a pesar de ser una solución sencilla y eficaz para corregir los defectos de refracción, suele ser demasiado elevado para las familias con rentas bajas. Esto lleva a millones de personas a vivir con una visión deficiente que podría haberse corregido fácilmente.

Desconocimiento de las enfermedades oculares

Otro reto importante es la **falta de concienciación pública sobre las enfermedades oculares**. Muchas personas desconocen las enfermedades visuales que pueden padecer o no reconocen los síntomas de la pérdida progresiva de visión. En consecuencia, no buscan ayuda hasta que la enfermedad está avanzada y a menudo es irreversible.

- **Falta de concienciación**: en las zonas desfavorecidas no se es consciente de la importancia de someterse a revisiones periódicas para detectar enfermedades como el glaucoma y las cataratas. La idea errónea de que la visión reducida es parte normal del envejecimiento provoca retrasos en la consulta y el tratamiento.

Soluciones para mejorar el acceso a la atención oftalmológica en zonas desfavorecidas

En respuesta a estos retos, se están poniendo en marcha una serie de iniciativas y enfoques para mejorar el acceso a la atención oftalmológica en zonas desfavorecidas, basados en estrategias innovadoras y asociaciones entre gobiernos, ONG, empresas y comunidades locales.

Formación y despliegue del personal de salud visual

Una forma eficaz de hacer frente a la escasez de profesionales de la visión es **formar a optometristas, auxiliares y técnicos locales** que puedan realizar revisiones, diagnosticar trastornos sencillos y derivar a los pacientes a especialistas cuando sea necesario.

- **Programas locales de formación**: invirtiendo en la formación de más optometristas y técnicos oftalmólogos es posible mejorar significativamente el acceso a la atención en zonas rurales y desfavorecidas. Estos profesionales pueden prestar atención de primera línea, como la corrección de errores de refracción o la detección de enfermedades oculares.

- **Técnicos móviles**: En algunas regiones aisladas, se pueden crear equipos móviles de atención que se desplazan de pueblo en pueblo. Estos equipos, formados por técnicos formados y oftalmólogos voluntarios, **llevan a cabo campañas de detección y procedimientos quirúrgicos** básicos, como la cirugía de cataratas.

Desarrollo de clínicas móviles y teleoftalmología

Para superar las barreras geográficas, **el despliegue de clínicas móviles** y el uso de **la teleoftalmología** son soluciones eficaces. Estos enfoques llevan la atención oftalmológica directamente a las personas que más la necesitan.

- **Clínicas** móviles: las clínicas oftalmológicas móviles están equipadas con todo el material necesario para realizar exámenes oculares, revisiones e incluso pequeñas intervenciones quirúrgicas, como operaciones de cataratas. Estas unidades móviles se desplazan a zonas rurales, llevando la atención directamente a poblaciones desfavorecidas que no tienen los medios o la infraestructura para desplazarse a una clínica fija.

- **Teleoftalmología**: gracias a las modernas tecnologías de la comunicación, la teleoftalmología permite a los profesionales sanitarios locales **transmitir imágenes y resultados de pruebas a oftalmólogos de centros especializados**. Esto permite un diagnóstico rápido y a distancia, con consultas en línea, lo que reduce la necesidad de que los pacientes se desplacen.

Subvenciones y programas de distribución de gafas

Iniciativas como las gafas gratuitas o con descuento, sobre todo para niños y ancianos, pueden mejorar mucho el acceso a **soluciones de corrección visual** en zonas desfavorecidas.

- **Programas de gafas de bajo coste**: en colaboración con ONG, gobiernos y empresas, es posible proporcionar gafas a precios asequibles, o incluso gratuitas, a poblaciones desfavorecidas. Estos programas son especialmente beneficiosos para los escolares, ya que una corrección visual precoz mejora no sólo su salud, sino también su rendimiento escolar.

- **Producción local de gafas** : Fomentar la **producción local de gafas** de bajo coste también puede ser una solución sostenible. No solo reduce los costes de producción y distribución, sino que también crea puestos de trabajo locales en el sector de las gafas.

Sensibilizar y educar sobre la salud visual

Sensibilizar a la población sobre la importancia de la salud ocular y las revisiones periódicas es esencial en la lucha contra las enfermedades oculares prevenibles. Por eso son necesarias campañas educativas que informen a la población sobre los **signos de alarma de las enfermedades oculares** y la animen a consultar periódicamente a un profesional de la visión.

- **Campañas de educación comunitaria**: Organizar campañas de sensibilización, talleres y seminarios en zonas rurales para informar a las comunidades sobre los riesgos asociados a las enfermedades oculares, así como sobre las formas de prevenirlas, como el uso de gafas de sol para proteger los ojos de los rayos UV.

- **Programas escolares**: incorporar la salud ocular a los programas escolares ayuda a concienciar a los niños desde una edad temprana. Las revisiones periódicas en la escuela ayudan a detectar precozmente los problemas de visión y a ofrecer soluciones rápidas, mejorando así el rendimiento escolar y la calidad de vida.

Capítulo 8

Atención a pacientes con deficiencias o discapacidades visuales

Comprender los trastornos visuales graves

　　○　　Ceguera y baja visión: aspectos médicos y sociales

La ceguera y la **miopía** representan importantes retos médicos y sociales. Estas deficiencias visuales, que afectan a millones de personas en todo el mundo, tienen un profundo efecto en la calidad de vida de las personas y plantean numerosos problemas socioeconómicos. Los aspectos médicos de la ceguera y la baja visión incluyen las causas, los tipos de tratamiento disponibles y los medios de prevención. Desde el punto de vista social, estas afecciones conllevan dificultades para la inclusión, el acceso a la educación, el empleo y la plena participación en la vida de la comunidad. Al abordar estas dos dimensiones de forma integrada, es posible comprender mejor los retos a los que se enfrentan las personas con discapacidad visual y desarrollar estrategias para mejorar su atención e inclusión social.

Aspectos médicos de la ceguera y la discapacidad visual

Definiciones y clasificaciones

La ceguera se define como una pérdida total o casi total de visión, mientras que **la visión parcial** se refiere a una reducción significativa de la capacidad visual que no puede corregirse con gafas o lentes convencionales. Según la Organización Mundial de la Salud (OMS), la ceguera se caracteriza generalmente por una agudeza visual inferior a 3/60 o un campo visual reducido a menos de 10 grados. La visión deficiente se define como una agudeza visual inferior a 6/18 pero superior o igual a 3/60.

Estas deficiencias visuales pueden aparecer a cualquier edad, pero su frecuencia aumenta con la edad. La prevención, la detección precoz y el acceso a la atención sanitaria son cruciales para evitar que estas afecciones empeoren.

Principales causas médicas de ceguera y discapacidad visual

Las causas de la ceguera y la miopía son variadas y pueden ser congénitas, genéticas o estar relacionadas con enfermedades o traumatismos oculares. Algunas de las afecciones más comunes son :

1. **Cataratas**: responsables de aproximadamente la mitad de todos los casos de ceguera en el mundo, las cataratas son opacidades del cristalino que provocan visión borrosa. Las cataratas son especialmente frecuentes en las personas mayores, pero también pueden ser congénitas o secundarias a traumatismos. Pueden revertirse mediante cirugía, pero en muchas regiones el acceso a este procedimiento sigue siendo limitado.

2. **Glaucoma**: El glaucoma es una enfermedad del nervio óptico, a menudo causada por una presión intraocular elevada. Si no se trata, puede provocar una pérdida progresiva de los campos visuales periféricos y luego centrales, que culmina en ceguera. Dado que la enfermedad suele ser asintomática en sus fases iniciales, es crucial someterse a revisiones periódicas.

3. **Degeneración macular asociada a la edad (DMAE)**: la DMAE afecta a la mácula, responsable de la visión central, esencial para leer, escribir y reconocer caras. Mientras que la forma seca progresa lentamente, la forma húmeda puede provocar una rápida pérdida de la visión central si no se trata.

4. **Retinopatía diabética**: esta complicación de la diabetes afecta a los vasos sanguíneos de la retina, provocando hemorragias y exudados que dañan la retina y pueden conducir a la ceguera si no se tratan a tiempo.

5. **Vicios de refracción no corregidos**: La miopía, la hipermetropía y el astigmatismo, cuando no se corrigen

con gafas o lentes de contacto, pueden provocar deficiencias visuales graves, aunque reversibles con corrección.

6. **Causas congénitas y genéticas**: Ciertas enfermedades hereditarias como la retinosis pigmentaria, el nistagmo o el estrabismo grave pueden provocar formas de deficiencia visual desde el nacimiento o aparecer a lo largo de la vida.

Prevención y tratamiento

Muchos casos de ceguera y baja visión podrían evitarse mediante una prevención eficaz, un tratamiento precoz y el acceso a una atención adecuada. Las estrategias de prevención incluyen :

- **Detección y seguimiento periódicos**: en enfermedades como el glaucoma, la diabetes y la DMAE, la detección precoz es esencial para evitar daños irreversibles. Esto incluye la medición periódica de la presión intraocular, el examen de la retina y pruebas de visión.

- **Cirugía**: La cirugía de cataratas es uno de los procedimientos más comunes para recuperar la visión. Aunque es relativamente sencilla, no siempre es accesible en zonas de escasos recursos. El tratamiento quirúrgico de otras afecciones, como el glaucoma avanzado o la retinopatía diabética, también es esencial para prevenir la ceguera.

- **Educación sanitaria**: informar a la población sobre los riesgos asociados a las enfermedades oculares, fomentar comportamientos saludables (protección solar, control de la diabetes, uso de gafas correctoras) y organizar campañas de detección pueden prevenir una gran proporción de casos de discapacidad visual.

Aspectos sociales de la ceguera y la baja visión

Consecuencias para la calidad de vida

La ceguera y la **miopía** tienen un profundo impacto en la vida cotidiana de los afectados, ya que afectan a su **independencia, movilidad, relaciones sociales** y **acceso a la educación y el empleo**. La exclusión social y las dificultades económicas son a menudo consecuencias indirectas de estas deficiencias.

1. **Independencia y movilidad**: la pérdida de visión reduce considerablemente la independencia en las actividades de la vida diaria. Las personas con discapacidad visual grave o ceguera total suelen necesitar ayuda para tareas tan sencillas como desplazarse, cocinar o gestionar sus finanzas. Esto conlleva una pérdida de independencia y puede aumentar el riesgo de aislamiento.

2. **Acceso a la educación**: Para los niños, la discapacidad visual no corregida puede suponer importantes dificultades en la escuela, limitando su capacidad para leer y seguir las clases. El acceso a las tecnologías de apoyo, como el braille, los programas de lectura de pantalla o las lupas electrónicas, es crucial para su éxito escolar, pero a menudo sigue siendo limitado en las zonas con pocos recursos.

3. **Empleo e inclusión profesional**: Los adultos ciegos o deficientes visuales se enfrentan a obstáculos en el mundo laboral. La ceguera o la visión parcial pueden reducir las oportunidades de empleo, sobre todo en entornos no adaptados. Los lugares de trabajo inaccesibles, la falta de formación adecuada y los prejuicios sobre las capacidades de las personas con discapacidad visual son obstáculos a la inclusión profesional.

4. **Impacto psicológico y social**: el aislamiento social, la depresión y la pérdida de autoestima son consecuencias

331

comunes de la ceguera y la baja visión. La pérdida de visión suele generar sentimientos de dependencia y vulnerabilidad, que pueden agravar los problemas de salud mental. El apoyo psicológico y social es, por tanto, crucial para ayudar a estas personas.

Adaptación e inclusión social

Para superar estas dificultades, hay una serie de planteamientos que pretenden **mejorar la inclusión de** las personas con discapacidad visual, facilitando su independencia y participación social.

- **Tecnologías de apoyo**: el uso de tecnologías como lectores de pantalla, sistemas GPS para ciegos, lupas electrónicas y otras ayudas visuales puede **facilitar a** las personas con discapacidad visual o ciegas **su independencia** en la vida cotidiana.

- **Infraestructuras accesibles**: adaptar las infraestructuras públicas (señalización en braille, audioguías, pasos de peatones audibles) y los entornos laborales es esencial para mejorar **la movilidad** y la **inclusión profesional** de las personas con discapacidad visual.

- **Programas de educación y formación**: los programas de rehabilitación visual y formación específica pueden ayudar a las personas ciegas o deficientes visuales a recuperar la independencia en su vida cotidiana. Esto incluye formación en movilidad con bastón blanco, aprendizaje de Braille o software especializado.

- **Inclusión en escuelas y lugares de trabajo**: las políticas de inclusión en escuelas y lugares de trabajo, con ajustes razonables y apoyo tecnológico, pueden permitir a las personas con discapacidad visual participar plenamente en la sociedad. Para ello es necesario sensibilizar a empresarios y profesores para que comprendan las necesidades específicas de estas personas.

Apoyo comunitario y a las políticas públicas

Los gobiernos y las organizaciones no gubernamentales (ONG) tienen un papel clave que desempeñar en la **sensibilización de la población**, la creación de programas de detección y la mejora del acceso a la asistencia y a las tecnologías de apoyo.

- **Políticas de salud pública**: Las políticas públicas destinadas a financiar la cirugía de cataratas, fomentar la detección precoz del glaucoma o subvencionar gafas correctoras pueden tener un impacto directo en la prevención de la ceguera y la mala visión.

- **Programas comunitarios**: en muchas regiones, los programas comunitarios destinados a educar a la población, proporcionar equipos y ayudar a las personas con discapacidad visual o ciegas a reintegrarse en la sociedad son esenciales para mejorar su calidad de vida.

  ○ Patologías raras que causan problemas graves de visión (retinosis pigmentaria, neuropatías ópticas)

Las enfermedades raras que causan graves problemas de visión, como **la retinosis pigmentaria** y la **neuropatía óptica**, son enfermedades oftalmológicas complejas que suelen ser hereditarias. Aunque son menos frecuentes que afecciones como el glaucoma o las cataratas, causan problemas visuales graves y progresivos, que a veces pueden conducir a la ceguera total. Además de su importante impacto en la visión, estas enfermedades suelen plantear retos diagnósticos y terapéuticos. Los pacientes que las padecen requieren una atención multidisciplinar que incluya no sólo tratamiento oftalmológico, sino también apoyo psicológico y social para ayudarles a adaptarse a la pérdida progresiva de visión.

Retinosis pigmentaria: una degeneración progresiva de la retina

La retinosis pigmentaria (RP) es una de las principales causas de ceguera relacionada con trastornos genéticos. Se trata de una degeneración hereditaria progresiva de la retina, que afecta principalmente a las células fotorreceptoras encargadas de recibir la luz y transmitir las señales visuales al cerebro. La RP pertenece a un grupo de enfermedades denominadas **distrofias retinianas** y está causada por mutaciones genéticas que afectan a la función y supervivencia de las células de la retina.

Síntomas y evolución

La retinosis pigmentaria provoca **una pérdida progresiva de visión**, que suele comenzar con una reducción de la visión periférica y nocturna. Los primeros síntomas suelen aparecer en la adolescencia o al principio de la edad adulta, e incluyen dificultad para ver en la oscuridad (nictalopía) y una reducción progresiva del campo visual, que da la impresión de mirar a través de un túnel (visión en túnel).

- **Pérdida de visión nocturna**: Los pacientes con RP suelen empezar teniendo dificultades para adaptarse a la oscuridad, ya que las células responsables de la visión con poca luz (bastones) son las primeras en verse afectadas por la degeneración.

- **Campo visual reducido**: a medida que la enfermedad avanza, el campo visual se va reduciendo progresivamente, fenómeno que suele denominarse **visión en túnel**. Los pacientes suelen conservar la visión central hasta que la enfermedad alcanza una fase avanzada.

- **Deterioro de la visión central**: en las formas avanzadas de RP, la visión central también puede verse afectada, lo que dificulta cada vez más las tareas que requieren visión fina (como leer o reconocer caras).

Causas y transmisión genética

La retinosis pigmentaria está causada por **mutaciones genéticas** que afectan a proteínas esenciales para el correcto funcionamiento de las células fotorreceptoras de la retina. Hay varios genes responsables de la RP, y puede heredarse de distintas formas, como autosómica dominante, recesiva o ligada al cromosoma X.

- **Variabilidad genética**: dependiendo del gen afectado, la progresión de la enfermedad puede ser más o menos rápida. Algunas formas de RP progresan lentamente, lo que permite a los pacientes conservar parte de su visión hasta una edad avanzada, mientras que otras provocan una rápida pérdida de la visión central.

Tratamiento y cuidados

Actualmente no existe cura para la retinosis pigmentaria, pero se están desarrollando avances prometedores en terapia génica y medicina regenerativa. El tratamiento se basa principalmente en el apoyo visual y el acompañamiento para ayudar a los pacientes a adaptarse a la pérdida de visión.

- **Terapia génica**: en algunos casos concretos de RP, las terapias génicas dirigidas a las mutaciones genéticas responsables de la enfermedad han dado resultados prometedores. Estos tratamientos pretenden corregir o compensar las mutaciones responsables de la degeneración de la retina.

- **Ayudas** visuales: Las ayudas visuales, como las lupas electrónicas o los dispositivos de realidad aumentada, pueden ayudar a los pacientes a mantener su independencia en las tareas cotidianas.

- **Apoyo psicológico**: debido a la naturaleza progresiva y a menudo inevitable de la enfermedad, el apoyo psicológico es esencial para ayudar a los pacientes a hacer frente a la ansiedad y la depresión que pueden acompañar a la pérdida progresiva de visión.

Neuropatías ópticas: lesiones del nervio óptico

Las neuropatías ópticas son un grupo de enfermedades que afectan al **nervio óptico**, responsable de transmitir la información visual de la retina al cerebro. Cuando este nervio resulta dañado, puede provocar la pérdida parcial o total de la visión y, en algunos casos, la ceguera es irreversible. Las neuropatías ópticas pueden tener diversas causas, como **factores hereditarios, infecciones, intoxicaciones** o **enfermedades inflamatorias**.

Neuropatía óptica hereditaria de Leber (NOHL)

La neuropatía óptica hereditaria de Leber (NOHL) es una de las formas más conocidas de neuropatía óptica. Se trata de una enfermedad genética rara que afecta principalmente a hombres jóvenes y provoca una pérdida repentina y rápida de la visión central.

- **Síntomas**: Los síntomas iniciales incluyen visión borrosa o manchas oscuras en el centro del campo visual (escotoma). Esta pérdida de visión central suele ser bilateral y se produce a lo largo de semanas o meses, lo que dificulta la lectura o el reconocimiento de caras.

- **Transmisión genética**: la NOHL está causada por mutaciones en el ADN mitocondrial, lo que significa que la enfermedad es transmitida por la madre, ya que sólo el ADN mitocondrial materno se transmite al niño.

- **Tratamientos**: No existe cura para la NOHL, pero se está investigando para desarrollar terapias génicas y tratamientos basados en antioxidantes destinados a proteger las células ganglionares de la retina y el nervio óptico.

Neuropatía óptica isquémica

La neuropatía **óptica isquémica** es otra forma de neuropatía óptica que suele afectar a las personas mayores y está relacionada con una disminución del riego sanguíneo del nervio óptico. Puede estar causada por enfermedades vasculares, como la hipertensión o la diabetes, y provoca una pérdida repentina de visión en un ojo.

- **Síntomas**: La neuropatía óptica isquémica provoca una rápida pérdida de visión, generalmente en un ojo, con reducción del campo visual y dificultad para percibir detalles. Esta pérdida visual suele ser permanente, ya que el nervio óptico, una vez dañado, no se regenera.

- **Tratamiento**: El tratamiento consiste principalmente en controlar los factores de riesgo vascular, como la hipertensión o la diabetes, para prevenir nuevos episodios en el otro ojo. A veces pueden utilizarse corticosteroides en las fases iniciales para reducir la inflamación y limitar los daños.

Retos en la gestión de las enfermedades raras

Enfermedades raras como la retinosis pigmentaria y las neuropatías ópticas plantean retos específicos a pacientes y médicos. Al tratarse de enfermedades poco frecuentes, **el diagnóstico suele retrasarse** y los pacientes pueden tener dificultades para encontrar especialistas con experiencia en su tratamiento.

Dificultades de diagnóstico y acceso a la atención sanitaria

El diagnóstico de las enfermedades raras suele requerir exámenes especializados, como pruebas genéticas, electrorretinografías o imágenes específicas del nervio óptico. En algunas regiones, estas tecnologías no son fácilmente accesibles, lo que dificulta aún más el tratamiento de los pacientes.

- **Falta de especialistas**: Los pacientes con enfermedades raras pueden tener dificultades para encontrar oftalmólogos o centros especializados capaces de diagnosticar y tratar eficazmente su enfermedad.

- **Acceso limitado a terapias avanzadas**: Las terapias génicas y otros tratamientos innovadores suelen ser caros y solo están disponibles en determinados centros de investigación u hospitales especializados, lo que limita el acceso de muchos pacientes a estas opciones.

Apoyo a largo plazo y rehabilitación visual

Dada la inexorable progresión de estas enfermedades, los cuidados deben incluir también estrategias de **rehabilitación visual**, tecnologías de asistencia y **apoyo psicológico**. Los centros de rehabilitación visual desempeñan un papel clave para ayudar a los pacientes a recuperar cierto grado de independencia, enseñándoles a utilizar ayudas visuales o tecnologías de lectura adaptadas.

- **Apoyo psicológico y social**: La pérdida progresiva de visión puede ser traumática, y es esencial ofrecer a los pacientes apoyo para ayudarles a adaptarse a su nueva realidad y mantener una calidad de vida satisfactoria.

Ayuda diaria para pacientes con discapacidad visual
  - Técnicas para ayudar a los discapacitados visuales en su movilidad

338

Ayudar **a las personas con deficiencias visuales a mantener su movilidad** es un factor crucial para preservar su independencia y su calidad de vida. La pérdida parcial o total de visión puede dificultar los desplazamientos cotidianos, ya sea en casa, en espacios públicos o cuando se viaja por la ciudad. Existen muchas **técnicas y ayudas** que facilitan y hacen más segura la movilidad de las personas con discapacidad visual. El objetivo de estas técnicas no es sólo guiar y ayudar, sino también **conseguir que las personas sean lo más independientes posible**, utilizando herramientas y estrategias adaptadas a sus necesidades específicas.

1. Técnicas de apoyo humano: orientación y asistencia directa

Cuando la movilidad de las personas con discapacidad visual requiere asistencia humana, es esencial que esta ayuda sea **adecuada y respete** la autonomía de la persona. El papel del asistente es proporcionar orientación al tiempo que garantiza que la persona conserve cierto grado de control sobre sus movimientos y su orientación.

La técnica del guía humano

Una de las técnicas más comunes y eficaces para acompañar a una persona con discapacidad visual es el **guía humano**. Este método consiste en proporcionar asistencia física directa, al tiempo que permite a la persona con discapacidad visual desplazarse con total seguridad.

- **Establecer contacto**: Antes de guiar, es importante **pedir permiso a** la persona y ofrecerse a coger el brazo del guía, normalmente por el codo o justo por encima del codo. Esto permite a la persona con discapacidad visual sentirse segura y ajustar sus movimientos a los de su guía.

- **Posicionamiento**: El guía debe caminar siempre **medio paso por delante de** la persona con discapacidad visual, permitiéndole seguir los movimientos naturales del guía sin riesgo de colisión. El guía informa a la persona con discapacidad visual de posibles obstáculos (como un bordillo, una puerta o una escalera) adaptando su ritmo y describiendo los movimientos que se van a producir.

- **Descripción del entorno**: es esencial **informar verbalmente** a las personas con discapacidad visual de los elementos que les rodean. El guía puede señalar obstáculos inminentes, cambios en el terreno o elementos importantes del paisaje (como un banco, una entrada o un paso de peatones), que les ayudarán a orientarse.

Acompañarle en viajes complejos

Cuando las personas con deficiencias visuales tienen que salvar obstáculos específicos, como escaleras, puertas o pasillos estrechos, hay que adoptar ciertas técnicas de apoyo para garantizar una seguridad óptima.

- **Escaleras**: Antes de subir o bajar una escalera, es importante **advertir a la** persona **con discapacidad visual** si se va a subir o a bajar, y colocar la mano en la barandilla si se dispone de ella. El guía debe asegurarse de que la persona está a salvo antes de continuar.

- **Puertas**: Al atravesar una puerta, el guía debe indicar primero si la puerta se abre hacia dentro o hacia fuera. Se recomienda que el guía tome la iniciativa abriendo la puerta y luego dejando pasar suavemente a la persona con discapacidad visual.

- **Pasillos estrechos**: cuando el guía y la persona con discapacidad visual tienen que pasar por un espacio estrecho (como un pasillo o entre muebles), el guía puede colocar su brazo detrás de él para indicar a la persona con discapacidad visual que **camine directamente detrás de** él para evitar cualquier obstáculo.

2. El bastón blanco: una herramienta de autonomía y orientación

El **bastón blanco** es uno de los principales dispositivos utilizados por los discapacitados visuales para garantizar su movilidad independiente. Les permite detectar obstáculos en el suelo, orientarse en el espacio y alertar a los demás de la presencia de un discapacitado visual.

Tipos de caña blanca

Existen varios tipos de bastón adaptados a las necesidades específicas de las personas con discapacidad visual:

- **El bastón de señalización**: lo utilizan principalmente las personas con visión parcial. Su función es señalar a los demás que la persona tiene dificultades visuales, pero no se utiliza para detectar obstáculos.

- **El bastón de detección**: este bastón es más largo y sirve para detectar obstáculos en el suelo. Haciendo un barrido de lado a lado delante de ti, el bastón puede detectar cambios en el terreno, aceras, escaleras u objetos en el suelo.

- **El bastón largo**: utilizado sobre todo por personas totalmente ciegas, este bastón tiene un alcance mayor y permite explorar el entorno a mayor distancia.

Técnicas de utilización del bastón blanco

El uso eficaz del bastón blanco requiere **una formación adecuada**. Puede ser enseñado por profesionales de la rehabilitación visual.

- **Barrido lateral**: el bastón se mueve de derecha a izquierda delante de la persona con discapacidad visual, al ritmo de sus pasos. Así se detectan obstáculos en el camino a ras de suelo, como aceras, escalones u objetos abandonados.

- **Orientarse**: utilizando el bastón para tocar determinados elementos, como bordillos o bordes de edificios, las personas pueden **orientarse** y encontrar su camino por los alrededores con mayor facilidad.

- **Adaptación a las superficies**: las técnicas de barrido pueden ajustarse a las superficies encontradas (tierra, adoquines, grava, etc.) para conocer mejor el entorno inmediato.

3. Tecnologías de ayuda a la movilidad: apoyo tecnológico para una mayor independencia

Los avances tecnológicos han permitido desarrollar dispositivos innovadores que facilitan la movilidad de las personas con discapacidad visual ofreciéndoles **sistemas electrónicos de guía** o herramientas conectadas.

Sistemas de navegación GPS para discapacitados visuales

Las aplicaciones GPS adaptadas a los discapacitados visuales ofrecen soluciones prácticas para desplazarse por la ciudad de forma independiente. Estos sistemas proporcionan información precisa sobre la ruta a seguir, los obstáculos y los pasos de peatones, al tiempo que se adaptan a las necesidades específicas de las personas con discapacidad visual.

- **Guía por voz**: las aplicaciones GPS, como las desarrolladas para discapacitados visuales, ofrecen **instrucciones** detalladas **por voz** para guiarle hasta su destino. También pueden indicar intersecciones, semáforos y zonas peatonales en tiempo real.

- **Sistemas de navegación en interiores**: en algunos edificios públicos pueden instalarse sistemas de **balizas Bluetooth** para guiar a las personas con discapacidad visual en el interior, facilitándoles información sobre las distintas zonas del edificio (pasillos, ascensores, salas de espera).

Sistemas electrónicos de detección de obstáculos

Los dispositivos portátiles o montados en el bastón permiten a las personas con discapacidad visual detectar obstáculos a la altura de la cabeza o el torso, donde el bastón blanco no puede utilizarse eficazmente. Estos dispositivos utilizan **sensores infrarrojos o ultrasónicos** para alertar a la persona mediante señales de vibración o sonido.

- **Sensores de proximidad**: suelen llevarse en el cuerpo o integrados en unas gafas. Detectan obstáculos a la altura de la cabeza, como ramas de árboles o señales colgantes, y alertan a la persona antes de que se los encuentre.

4. Técnicas de rehabilitación visual y orientación

Reeducando su visión y aprendiendo técnicas de orientación, las personas con deficiencias visuales pueden aprovechar mejor su visión residual y adquirir estrategias para orientarse en el espacio y desplazarse con seguridad.

Aprendizaje de la orientación espacial

Los profesionales de la rehabilitación visual enseñan **técnicas de orientación** que permiten a los discapacitados visuales recurrir a otros sentidos, como el oído y el tacto, para compensar la pérdida de visión.

- **Utilizar el sonido**: El sonido de los coches, las pisadas o el eco pueden ayudar a las personas con discapacidad visual a evaluar la distancia de los obstáculos o determinar el tamaño y la configuración de un espacio. Escuchar los sonidos del entorno suele ser esencial cuando se cruza una carretera o se navega por un entorno urbano.

- **Orientación táctil**: reconocer ciertas texturas en el suelo (adoquines, marcas en el suelo) o agarrar paredes, rampas o muebles permite a las personas con discapacidad visual seguir indicaciones tangibles para desplazarse.

5. Apoyo social y psicológico

La pérdida de visión puede tener un importante impacto psicológico en la confianza en uno mismo y la independencia. Por eso es esencial combinar técnicas de movilidad con **apoyo psicológico** para ayudar a las personas con discapacidad visual a adaptarse a su nueva situación y superar los obstáculos asociados a su pérdida de visión.

Grupos de apoyo y programas de rehabilitación

Los programas de rehabilitación visual y los **grupos de apoyo** ofrecen un foro donde los discapacitados visuales pueden compartir sus experiencias, recibir consejos prácticos y encontrar apoyo moral. Estas iniciativas desempeñan un papel crucial en la mejora de la calidad de vida de los discapacitados visuales, ayudándoles a recuperar la confianza en sí mismos y a sentirse más independientes.

◦ Adaptar los cuidados y el entorno a los pacientes con discapacidad visual

Adaptar la asistencia y los entornos a los pacientes con discapacidad visual es una prioridad clave para garantizar que reciban una atención óptima que respete sus necesidades específicas. La discapacidad visual parcial o total plantea retos únicos en cuanto a la atención sanitaria, la accesibilidad de los espacios y la comunicación. Por ello, los profesionales sanitarios deben adoptar enfoques específicos que permitan a los pacientes con discapacidad visual recibir una atención de calidad, manteniendo al mismo tiempo su autonomía y dignidad. La adaptación de los entornos hospitalarios y los espacios públicos también debe tener en cuenta las limitaciones visuales para crear condiciones seguras y accesibles de movimiento e interacción.

1. Adaptar la asistencia sanitaria a los pacientes con discapacidad visual

La asistencia sanitaria a pacientes con discapacidad visual requiere **enfoques personalizados**, tanto en términos de comunicación como de prácticas médicas, para compensar los retos asociados a la pérdida de visión. Hay que prestar especial atención al entorno médico, a la forma de transmitir la información y a las necesidades individuales del paciente.

Mejorar la comunicación con los pacientes con discapacidad visual

Una de las primeras adaptaciones que hay que poner en marcha se refiere a la forma de **comunicarse** con los pacientes con deficiencias visuales o ciegos. El hecho de que estos pacientes no puedan leer la información médica ni observar las acciones de los profesionales sanitarios hace imprescindible una comunicación **clara, verbal y precisa**.

- **Explicar verbalmente cada paso**: los profesionales sanitarios deben explicar cada acción que realizan antes de llevarla a cabo. Por ejemplo, es importante decir al paciente cuándo se le tomará la tensión, se le administrará la medicación o se le harán preguntas. Así se garantiza que el paciente esté informado y no se vea sorprendido por el procedimiento.

- **Utilizar descripciones claras**: si un examen médico requiere que el paciente se desplace o cambie de posición (por ejemplo, para pasar de una habitación a otra o para sentarse en una mesa de exploración), el cuidador debe describir la ruta o el procedimiento a seguir, haciendo referencia a puntos de referencia claros, como la altura de la mesa o la dirección en la que hay que girarse.

- **Adaptación a herramientas de comunicación específicas**: los documentos destinados a los pacientes deben ser accesibles. Si el paciente es capaz de leer Braille, puede ser útil facilitarle la información en Braille. Si no, pueden utilizarse formatos de audio o documentos en letra grande.

Crear una relación de confianza

La confianza entre el cuidador y el paciente con discapacidad visual es esencial. Los pacientes deben sentirse seguros y respetados en el contexto de sus limitaciones visuales. Esto significa prestar especial atención a su comodidad e implicarles activamente en el proceso asistencial.

- **Tranquilizar al paciente**: Para muchos pacientes ciegos o con visión parcial, la pérdida de visión crea un sentimiento de vulnerabilidad. Explicar cada etapa del tratamiento y estar atento a las reacciones del paciente ayuda a reducir la ansiedad y a aumentar la confianza en la calidad de la atención.

- **Fomentar la participación activa**: implicar a los pacientes con discapacidad visual en su tratamiento pidiéndoles su opinión o animándoles a hacer preguntas contribuye a mantener su independencia. Esto puede implicar debatir la elección de tratamientos o explicar los resultados de pruebas.

Asistencia física adaptada

En un entorno médico, a veces es necesario prestar **asistencia física** a pacientes con deficiencias visuales para ayudarles a desplazarse o a instalarse. Esta asistencia debe realizarse con cuidado, evitando comprometer su autonomía.

- **Técnica del guía humano**: Al igual que en otros entornos, los cuidadores pueden utilizar la técnica **del guía humano** para acompañar al paciente de un lugar a otro. Es aconsejable pedir al paciente que coja el brazo del cuidador en lugar de empujarlo o tirar de él.

- **Disposición**: las salas de consulta o exploración deben **tener una disposición clara**, sin desorden innecesario, para evitar que los pacientes tropiecen o choquen con objetos. También es útil orientar verbalmente a los pacientes cuando tengan que sentarse o levantarse, describiendo la altura de los asientos y la distancia que deben recorrer.

2. Adaptación de entornos médicos para pacientes con discapacidad visual

Los entornos médicos, ya sean hospitales, clínicas o consultas, deben adaptarse para satisfacer las necesidades de los pacientes ciegos o con deficiencias visuales. Estas adaptaciones implican **señalización**, **accesibilidad física** y **planificación espacial**.

Accesibilidad y señalización

La accesibilidad es un problema importante para las personas ciegas o con deficiencias visuales. Debe tenerse en cuenta desde el momento en que las personas entran en un establecimiento sanitario, garantizando que puedan orientarse y moverse con independencia.

- **Señalización adecuada**: la señalización debe ser **clara, legible y en caracteres grandes** para las personas con visión reducida. Puede ser útil utilizar **contrastes fuertes** (por ejemplo, texto blanco sobre fondo negro) para mejorar la legibilidad. Para las personas totalmente ciegas, **las señales en braille** o los sistemas de audio pueden guiar a los pacientes por el centro.

- **Señalización del suelo**: los pasillos, entradas y salidas deben estar claramente señalizados mediante **marcas táctiles en el suelo**. Estas marcas permiten a los pacientes utilizar su bastón blanco o guiarse por el tacto. Los suelos deben estar libres de obstáculos para evitar cualquier riesgo de caída.

Planificación del espacio y mobiliario

La disposición de las áreas médicas debe diseñarse de modo que resulte **intuitiva y** segura para las personas con discapacidad visual. Deben evitarse los obstáculos innecesarios y las distintas zonas del centro deben ser fáciles de recorrer.

- **Mobiliario funcional**: Los muebles deben colocarse de forma lógica y estable. **Las esquinas de los muebles** pueden redondearse para evitar accidentes, y los asientos deben estar claramente identificados y ser accesibles sin tener que caminar alrededor de los objetos.

- **Iluminación adecuada**: la iluminación desempeña un papel importante en los entornos diseñados para discapacitados visuales. **Una iluminación suave pero suficiente** evita deslumbramientos y sombras, al tiempo que facilita el desplazamiento y la lectura de la información.

3. Formación para profesionales sanitarios

La adaptación de los cuidados y los entornos a los pacientes con deficiencias visuales también requiere **una formación específica de los profesionales sanitarios**. Es importante que conozcan las necesidades particulares de los pacientes con discapacidad visual o ciegos, y que dominen las técnicas necesarias para prestarles apoyo de forma respetuosa y segura.

Formación en apoyo y comunicación

Los profesionales sanitarios deben recibir formación en técnicas de apoyo específicas, como la técnica **del guía humano,** y en el **uso de dispositivos de apoyo**, como las ayudas visuales. La formación también incluye el aprendizaje de **una comunicación verbal clara y descriptiva**, esencial para los pacientes con discapacidad visual.

Sensibilización sobre la rehabilitación visual

También es útil que los profesionales sanitarios conozcan **las técnicas de rehabilitación visual** y puedan derivar a los pacientes a especialistas en rehabilitación, como ortópticos o instructores de movilidad, que pueden ayudar a los pacientes a optimizar su visión residual o a adaptarse a su pérdida de visión.

4. Uso de tecnologías de apoyo

Las tecnologías asistenciales desempeñan un papel crucial en la adaptación de los cuidados y entornos para pacientes con discapacidad visual. Permiten a los pacientes gestionar su salud de forma más independiente y facilitan su interacción con los profesionales sanitarios.

Herramientas de comunicación y acceso a la información

Herramientas como **lectores de pantalla**, **dispositivos de reconocimiento de voz** o **aplicaciones de guiado por GPS** pueden integrarse en entornos médicos para ayudar a los pacientes con discapacidad visual a acceder a la información médica, moverse por las instalaciones y comprender su tratamiento.

- **Aplicaciones móviles**: algunas aplicaciones móviles especialmente diseñadas para personas con problemas de visión les permiten **leer en voz alta** documentos o etiquetas de medicamentos, lo que les da mayor autonomía en la gestión de su salud.

- **Dispositivos de realidad aumentada**: los dispositivos **de realidad aumentada** y visión asistida, como las gafas inteligentes, también pueden ayudar a los pacientes con discapacidad visual a percibir mejor su entorno, amplificando los contrastes o agrandando las imágenes.

5. Desarrollo de espacios públicos y sociales

Además de los entornos médicos, es igualmente importante adaptar **los espacios públicos y sociales** para garantizar la inclusión de las personas con deficiencias visuales. Esto incluye el transporte público, los lugares de trabajo, las tiendas y los edificios públicos.

Acceso al transporte y movilidad urbana

El transporte público y las infraestructuras urbanas deben ser **accesibles** para las personas con discapacidad visual o invidentes. Esto incluye **anuncios sonoros** en autobuses y trenes subterráneos, **señales táctiles** en los pasos de peatones y **aplicaciones GPS** para guiar a la gente por la ciudad.

Accesibilidad en lugares de trabajo y áreas sociales

Los lugares de trabajo y espacios sociales como escuelas, universidades y centros culturales deben adaptarse para acoger a personas con discapacidad visual. Esto significa proporcionar **señalización adecuada**, **material didáctico accesible** y una planificación del espacio que fomente la seguridad y la independencia.

- La importancia del apoyo psicológico y social

No se puede subestimar **la importancia del apoyo psicológico y social** para las personas con discapacidad visual o cualquier otra afección grave. Estos apoyos desempeñan un papel crucial a la hora de ayudar a las personas a **afrontar** los **cambios emocionales**, los **retos prácticos** y los **problemas de adaptación** causados por su enfermedad. El impacto de la pérdida de visión o de cualquier otra afección grave suele ir más allá de lo puramente físico: afecta profundamente a la independencia, la autoestima, la calidad de vida y las relaciones sociales. El apoyo psicológico y social, mediante la oferta de recursos adecuados, ayuda a estas personas a gestionar el estrés, la ansiedad y la depresión, al tiempo que las orienta hacia una vida más plena e independiente.

1. El impacto emocional de una enfermedad grave y de la pérdida de visión

La pérdida de visión, ya sea gradual o repentina, así como las enfermedades graves, pueden suponer un auténtico **choque emocional**. Las personas con estas afecciones se enfrentan a una **transición brutal** en su vida cotidiana, en la que pueden perder capacidades que siempre habían dado por sentadas. Esta pérdida de control sobre su propio cuerpo suele provocar **frustración**, sensación de impotencia y pérdida de confianza en sí mismos.

Los retos emocionales asociados

Los retos emocionales son numerosos y afectan tanto al estado psicológico como al bienestar social del individuo. Las dificultades más comunes son

- **Ansiedad e incertidumbre**: La enfermedad, especialmente cuando provoca limitaciones graves como la pérdida de visión, puede crear una gran incertidumbre sobre el futuro. Los afectados se preocupan por su capacidad para seguir siendo independientes, su seguridad y su futuro profesional o social.

- **Depresión y aislamiento**: La pérdida de visión, al igual que el sufrimiento asociado a enfermedades crónicas o graves, puede provocar **depresión**. Los afectados pueden sentirse aislados, incapaces de participar en actividades que antes disfrutaban o de mantener relaciones sociales.

- **Pérdida de autonomía e identidad**: El sentimiento de dependencia, sobre todo en las actividades cotidianas (como la movilidad, la lectura o la gestión de las tareas domésticas), puede conducir a una **pérdida de identidad** y autoestima. Para algunas personas, esta nueva realidad es difícil de aceptar, ya que supone reconfigurar su papel dentro de la familia o la sociedad.

2. El papel de la ayuda psicológica

El apoyo psicológico es un pilar esencial para ayudar a las personas con enfermedades o discapacidades graves a afrontar los retos emocionales y psicológicos asociados a su enfermedad. Al ofrecerles un espacio seguro en el que expresar sus emociones, comprender sus reacciones y poner en práctica estrategias de afrontamiento, el apoyo psicológico les ayuda a vivir mejor con la enfermedad y sus consecuencias.

Apoyo psicológico para ayudarle a aceptar su enfermedad

Uno de los primeros pasos en el proceso de curación psicológica es **aceptar** la nueva realidad, ya sea la pérdida de visión o el tratamiento de una enfermedad grave. La negación, la ira y la tristeza son reacciones habituales ante una pérdida de función o un diagnóstico impactante.

- **Apoyo en el proceso de aceptación**: Los psicólogos especializados en el apoyo a personas con enfermedades o discapacidades ayudan a las personas en este proceso emocional permitiéndoles expresar su frustración y tristeza. Utilizando técnicas adecuadas, les guían hacia la aceptación de su enfermedad, para que puedan concentrarse en mantener una calidad de vida satisfactoria.

Prevención y tratamiento de la depresión y la ansiedad

Las personas con discapacidad visual o enfermedades crónicas son más propensas a la **depresión** y **la ansiedad**. El apoyo psicológico puede ayudar a prevenir o tratar estos problemas ofreciendo **herramientas para** gestionar las emociones y trabajar los pensamientos negativos.

- **Terapia cognitivo-conductual (TCC):** este tipo de terapia suele recomendarse para ayudar a los pacientes a modificar sus pensamientos irracionales o negativos, identificar estrategias para superar los momentos de desánimo y encontrar formas de adaptar su vida a su nueva condición.

- **Técnicas de gestión del estrés y relajación:** pueden enseñarse métodos como la **meditación**, la **relajación progresiva o la atención plena** para ayudar a los pacientes a gestionar mejor el estrés y la ansiedad asociados a su enfermedad.

Fomentar la autoestima y la independencia

La ayuda psicológica también **pretende reforzar la autoestima** y fomentar la autonomía. Es esencial que los pacientes se sientan capaces de actuar y recuperar el control de ciertos aspectos de su vida, incluso en condiciones difíciles.

- **Acompañar a los pacientes hacia la independencia:** los psicólogos trabajan con los pacientes en **objetivos realistas** y **pequeñas victorias** diarias que refuercen su sentido de la competencia. Esto puede incluir actividades físicas adaptadas, la reinserción en actividades sociales o el aprendizaje de nuevos métodos para realizar tareas a pesar de la discapacidad visual.

- **Trabajo de identidad:** para quienes han perdido parte de su autonomía, redefinir su identidad puede ser esencial. El trabajo psicológico implica ayudar a estas personas a **redescubrir un nuevo sentido de** la vida, redescubrir pasiones o centrarse en nuevas habilidades.

3. La importancia de la asistencia social

El apoyo psicológico no puede disociarse del **apoyo social**, ya que la gestión de una enfermedad o de una discapacidad visual suele tener repercusiones en los aspectos sociales de la vida, como las relaciones familiares, el acceso a los recursos y las oportunidades de inclusión social. La asistencia social pretende garantizar que los pacientes dispongan del apoyo material, financiero y logístico que necesitan para **mantener su calidad de vida** y su **integración social**.

Apoyo a la integración social y profesional

Uno de los objetivos de la asistencia social es facilitar la **integración profesional y social de** las personas con discapacidad. Perder una capacidad funcional, como la vista, puede dificultar la búsqueda de empleo o la continuidad laboral.

- **Vuelta al trabajo**: los trabajadores sociales y las asociaciones especializadas pueden asesorar sobre las **adaptaciones necesarias en el lugar de trabajo**, como el uso de ayudas visuales, tecnologías de apoyo u horarios de trabajo flexibles. Los programas de reinserción profesional permiten a las personas recuperar un lugar en el mercado laboral, reforzando su sentimiento de utilidad e independencia económica.

- **Acceso a derechos y recursos**: la asistencia social también incluye el apoyo en los trámites administrativos para obtener **prestaciones sociales, subvenciones para equipos adaptados** o **ayuda a domicilio**, para paliar las dificultades prácticas que se encuentran a diario.

Fomentar las relaciones sociales

La pérdida de visión o el sufrimiento asociado a una enfermedad grave pueden provocar un **retraimiento social**, a menudo por la dificultad de participar en actividades que requieren la vista o por la fatiga asociada a la enfermedad. Por lo tanto, es importante encontrar formas de mantener o recrear **los vínculos sociales**.

- **Programas de apoyo comunitario**: muchas asociaciones y estructuras sociales ofrecen **grupos de apoyo** o **actividades comunitarias** específicas para personas con discapacidad visual o enfermedades graves. Estos espacios ayudan a romper el aislamiento y a crear conexiones entre personas en situaciones similares, fomentando el intercambio de experiencias y el apoyo mutuo.

Apoyo a los cuidadores familiares

El impacto de una discapacidad visual o una enfermedad grave no se limita a la persona directamente afectada; también afecta a **los cuidadores familiares**, que a menudo se enfrentan a importantes retos a la hora de apoyar a su ser querido. Los cuidadores pueden experimentar fatiga, estrés y una gran responsabilidad.

- **Programas de apoyo a los cuidadores**: Los servicios sociales pueden ofrecer **programas de respiro** para que los cuidadores se tomen tiempo para sí mismos, así como **formación** sobre cómo apoyar a su ser querido, preservando al mismo tiempo su propio bienestar. El apoyo psicológico a los cuidadores también es crucial para ayudarles a superar el agotamiento emocional.

4. Integrar el apoyo psicológico y social en la atención general

Integrar el apoyo psicológico y social en la **atención global a** los pacientes es esencial para garantizar que se tienen en cuenta todos los aspectos de su bienestar. La coordinación entre profesionales sanitarios, psicólogos, trabajadores sociales y asociaciones crea una red de apoyo integral.

- **Enfoque multidisciplinar**: Un **equipo multidisciplinar** proporciona una atención integral y personalizada. Cada profesional (médico, psicólogo, trabajador social) aporta su experiencia para mejorar la autonomía, la salud mental y la calidad de vida del paciente.

- **Evaluación periódica de las necesidades**: las necesidades psicológicas y sociales de los pacientes cambian con el tiempo. Es importante realizar evaluaciones periódicas para adaptar las intervenciones y garantizar un apoyo continuo y adecuado.

Adaptación de los cuidados en entornos específicos (geriatría, pediatría)

   ◦   Atención a niños y ancianos con deficiencias visuales

El cuidado de niños y ancianos con discapacidad visual requiere un planteamiento sensible, adaptado y específico para cada edad. Los niños y las personas mayores se enfrentan a retos únicos en lo que respecta a la discapacidad visual, debido a su desarrollo, su necesidad de aprender o su cada vez menor independencia. Cada grupo requiere una estrategia de atención personalizada, que va desde la rehabilitación visual y las herramientas de aprendizaje para los niños, hasta la preservación de la independencia y el bienestar para las personas mayores. En ambos casos, una atención integral, que incorpore aspectos médicos, psicológicos y sociales, es esencial para garantizar una mejor calidad de vida.

1. Atención a niños con discapacidad visual

La discapacidad visual en los niños presenta retos específicos para su desarrollo, tanto físico como cognitivo y emocional. Los primeros años de vida son cruciales para la adquisición de habilidades básicas como la movilidad, la comunicación y la socialización. La ausencia o reducción de la visión puede retrasar estos procesos de aprendizaje, por lo que es esencial una atención temprana y adecuada.

Diagnóstico precoz e intervención rápida

La detección precoz de las deficiencias visuales es esencial para limitar su impacto en el desarrollo del niño. Los trastornos visuales, ya estén relacionados con la miopía severa, la ceguera congénita o enfermedades como el glaucoma infantil o la retinopatía del prematuro, pueden tener graves consecuencias si no se diagnostican y tratan a tiempo.

- **Cribado**: el cribado de la visión debe realizarse desde la primera infancia, sobre todo en recién nacidos de riesgo (como los prematuros). Los exámenes oftalmológicos periódicos permiten detectar precozmente las patologías e iniciar el tratamiento adecuado.

- **Intervención temprana**: en cuanto se detecta una discapacidad visual, **pueden** ponerse en marcha programas de **intervención** temprana. Estos programas pretenden estimular los demás sentidos del niño y fomentar su desarrollo motor y cognitivo mediante ejercicios y juegos adaptados.

Rehabilitación y educación especial

Los niños con discapacidad visual necesitan **una rehabilitación** adaptada a sus necesidades específicas. El objetivo es que puedan desarrollar su capacidad para moverse, comunicarse e interactuar con su entorno, a pesar de su discapacidad visual.

- **Reeducación visual**: en casos de discapacidad visual parcial, puede ofrecerse reeducación visual para enseñar a los niños a utilizar mejor su visión residual. Esto incluye aprender a utilizar ayudas visuales (como lupas o gafas adaptadas) y ejercicios para mejorar la percepción visual.

- **Educación especial**: los niños ciegos o con deficiencias visuales suelen necesitar **educación especial**, ya sea en colegios específicos o en clases integradas con apoyo especial. Herramientas como **el braille**, **los audiolibros** y los **programas de conversión de texto a voz** son esenciales para su aprendizaje. También es crucial formar a los profesores para que adapten los métodos de enseñanza a las necesidades de estos niños.

Apoyo emocional y socialización

La discapacidad visual puede causar dificultades **emocionales** y sociales a los niños, que pueden sentirse aislados o diferentes de los demás. A menudo necesitan **apoyo psicológico** para comprender y aceptar su situación.

- **Apoyo familiar**: La familia desempeña un papel fundamental en el apoyo al niño discapacitado visual. Hay que informar y apoyar a los padres para que comprendan la naturaleza de la deficiencia y fomenten la autonomía de su hijo, proporcionándole al mismo tiempo la seguridad emocional necesaria.

- **Socialización**: la integración social también es un aspecto clave del desarrollo del niño. Es importante crear **oportunidades de socialización**, por ejemplo incluyendo al niño en actividades con compañeros o participando en grupos de apoyo para niños con discapacidad visual. Esto refuerza la confianza en sí mismo y fomenta la interacción con los demás.

2. Atención a las personas mayores con discapacidad visual

La discapacidad visual de las personas mayores suele estar relacionada con el envejecimiento natural de los ojos o con enfermedades degenerativas como las cataratas, el glaucoma o la degeneración macular asociada a la edad (DMAE). Plantea **retos específicos** en términos de pérdida de independencia, riesgo de caídas y depresión. Una atención adecuada puede ayudar a preservar la calidad de vida y la independencia de las personas mayores.

Preservar la autonomía

La pérdida de visión en las personas mayores puede reducir considerablemente **su independencia**, sobre todo en tareas cotidianas como leer, cocinar o desplazarse. Es esencial poner en marcha estrategias que ayuden a las personas mayores a mantener su independencia el mayor tiempo posible.

- **Ayudas visuales**: el uso de **ayudas visuales**, como lupas electrónicas, gafas de gran aumento o lámparas de lectura especiales, puede permitir a las personas mayores seguir realizando determinadas tareas de forma independiente. Estos dispositivos deben adaptarse a las necesidades individuales y pueden requerir formación para un uso eficaz.

- **Acondicionar el entorno: La distribución del hogar** es crucial para prevenir accidentes y facilitar los desplazamientos. Esto incluye mejoras como una iluminación adecuada, señales táctiles o marcas de contraste para escaleras y umbrales de puertas, así como la eliminación de obstáculos que puedan provocar caídas.

Rehabilitación visual y apoyo técnico

Para las personas mayores que sufren discapacidad visual, la rehabilitación visual desempeña un papel importante a la hora de maximizar el uso de la visión residual y aumentar la independencia en las actividades cotidianas.

- **Rehabilitación** funcional: La rehabilitación funcional ayuda a las personas mayores a aprender a compensar su pérdida de visión haciendo un mayor uso de sus otros sentidos, como el oído y el tacto. Se ofrecen ejercicios para facilitar el desplazamiento y la orientación en el espacio.

- **Tecnologías de apoyo**: El auge de **las tecnologías de apoyo** ofrece soluciones innovadoras a las personas mayores con discapacidad visual. Los lectores de pantalla, los teléfonos con reconocimiento de voz y los asistentes personales virtuales (como los dispositivos conectados) permiten a las personas mayores desenvolverse en su vida cotidiana con mayor independencia.

Apoyo psicológico y social

La pérdida de visión en las personas mayores suele asociarse a **frustración** y **deterioro de la calidad de vida**, lo que puede provocar depresión y aislamiento social. Por tanto, el apoyo psicológico y social es esencial para ayudar a las personas a afrontar estos cambios.

- **Apoyo psicológico**: La pérdida de visión puede experimentarse como una pérdida de autonomía e identidad, lo que puede resultar **emocionalmente angustioso**. El apoyo psicológico, en forma de sesiones de terapia o grupos de debate, ayuda a las personas mayores a gestionar mejor sus emociones y superar la ansiedad y la depresión.

- **Combatir el aislamiento**: Mantener **los vínculos sociales** es crucial para la salud mental de las personas mayores con discapacidad visual. Programas como **las visitas a domicilio**, los **grupos de apoyo** y las **actividades adaptadas** ayudan a mantener una red social y a prevenir el aislamiento. Los cuidadores familiares también desempeñan un papel fundamental a la hora de garantizar que la persona siga participando en actividades y mantenga relaciones con sus allegados.

3. Enfoque multidisciplinar e integración de servicios

La atención a los niños y ancianos con deficiencias visuales debe ser **multidisciplinar**, con la participación de diversos profesionales sanitarios y sociales. Se trata de un enfoque integral, que abarca aspectos médicos, reeducativos, psicológicos y sociales.

Coordinación entre profesionales sanitarios

Oftalmólogos, ortoptistas, terapeutas ocupacionales, psicólogos y trabajadores sociales deben **colaborar estrechamente** para ofrecer una atención adaptada a las necesidades específicas de las personas con discapacidad visual. Este **enfoque coordinado** garantiza la continuidad de los cuidados, una rehabilitación visual eficaz y un apoyo psicológico y social adecuado.

- **Plan de cuidados personalizado**: todo paciente, sea niño o anciano, debe beneficiarse de **un plan de cuidados personalizado**, que tenga en cuenta su edad, sus necesidades específicas, su entorno y sus capacidades residuales.

- **Inclusión de la familia**: Las familias desempeñan un papel fundamental en el cuidado de las personas con discapacidad visual. Es esencial incluirlas en el proceso de rehabilitación y atención, ofreciéndoles asesoramiento y formación para apoyar mejor a su ser querido.

○ Métodos pedagógicos para informar a los pacientes sobre las ayudas visuales disponibles (lupas, lectores de pantalla).

Educar a los pacientes sobre las **ayudas visuales disponibles**, como lupas y lectores de pantalla, es una etapa clave en la atención a las personas con discapacidad visual. Informar a los pacientes de forma didáctica no sólo les ofrece soluciones adaptadas a su situación, sino que también les anima a utilizar estas herramientas para mantener su **independencia** y mejorar su **calidad de vida**. Los métodos de enseñanza deben ser **adecuados**, sencillos y atractivos, para facilitar el aprendizaje y garantizar la adopción efectiva de los dispositivos. La comunicación, el apoyo personalizado y la orientación para descubrir estas ayudas son esenciales para garantizar que cada paciente aproveche al máximo las soluciones que tiene a su disposición.

1. Información personalizada para cada paciente

Uno de los primeros pasos para informar a los pacientes sobre las ayudas visuales es **adaptar la información** a su estado visual, su nivel de independencia y sus necesidades específicas. Cada paciente presenta retos visuales únicos que requieren un enfoque individual. Las lupas, los lectores de pantalla y otros dispositivos tecnológicos no son universales, y su eficacia depende de varios factores, como el tipo de discapacidad visual (miopía, degeneración macular asociada a la edad, etc.) y el entorno en el que el paciente desea utilizar estas ayudas.

Evaluación de las necesidades visuales

Antes de recomendar una ayuda visual específica, es esencial realizar una **evaluación completa de** las capacidades visuales del paciente. Esta evaluación puede realizarla un profesional de la visión, como un ortóptico o un oftalmólogo, que analizará la visión residual del paciente, sus hábitos diarios y sus objetivos.

- **Comprender la vida diaria del paciente**: es importante comentar con el paciente sus actividades diarias (leer, cocinar, trabajar) y sus necesidades específicas (escribir, viajar) para determinar qué ayuda visual se adapta mejor a su situación. Por ejemplo, un paciente al que le guste leer puede beneficiarse de una lupa electrónica, mientras que alguien que utilice mucho el ordenador puede ser derivado a un lector de pantalla.

- **Adaptación al grado de discapacidad**: la elección de la ayuda visual dependerá también del grado de discapacidad visual. Para alguien con visión ligeramente reducida, puede bastar con una simple lupa de mano. Sin embargo, para una persona con una discapacidad más grave, pueden ser necesarias soluciones más sofisticadas, como lupas electrónicas o lectores de pantalla.

Presentar soluciones adecuadas

Una vez identificadas las necesidades del paciente, es fundamental **presentar las ayudas visuales disponibles** de forma clara y sencilla. El objetivo es mostrar cómo cada dispositivo puede satisfacer las necesidades específicas del paciente.

- **Explicar los distintos tipos de ayuda**: las lupas tienen muchas formas distintas, desde las simples lupas de mano hasta las electrónicas con pantalla y aumento ajustable. Es esencial explicar las ventajas e inconvenientes de cada tipo. Por ejemplo, las lupas electrónicas ofrecen mejor calidad de imagen y mayor flexibilidad, pero ocupan más espacio y necesitan una fuente de alimentación.

- **Demostración de las herramientas**: mostrar a los pacientes de forma concreta cómo funciona cada ayuda visual es fundamental para garantizar que entienden cómo utilizarla. Una demostración interactiva en la que el paciente pueda probar la herramienta por sí mismo, bajo la supervisión de un profesional, ayuda a aclarar aspectos prácticos y a superar cualquier reticencia.

2. Utilizar diversos medios didácticos

Los pacientes pueden comprender mejor las ayudas visuales disponibles mediante un enfoque educativo que utilice **diversos medios** y **métodos de aprendizaje**. Estos pueden incluir demostraciones prácticas, folletos explicativos, vídeos educativos y herramientas digitales.

Demostraciones prácticas

Las demostraciones **prácticas** son uno de los métodos pedagógicos más eficaces para informar a los pacientes sobre las ayudas visuales. Poder manejar y probar los dispositivos en presencia de un profesional permite a los pacientes familiarizarse con la herramienta y formular preguntas concretas.

- **Talleres prácticos**: se pueden organizar talleres interactivos, ya sea en consultas médicas o en centros de rehabilitación visual, para que los pacientes prueben distintas ayudas visuales bajo la supervisión de especialistas. Estos talleres también proporcionan un marco tranquilizador para aprender a manejar los dispositivos y entender cómo funcionan.

- **Prueba en casa**: puede ser útil dejar que el paciente pruebe la ayuda visual en casa durante unos días. Así tiene tiempo para adaptarse al dispositivo y comprobar si realmente satisface sus necesidades cotidianas. A continuación, se comentan los comentarios con el profesional para ajustar o modificar el dispositivo.

Ayudas visuales y folletos informativos

Para que los pacientes comprendan mejor las ayudas visuales, es importante proporcionarles **material informativo** que puedan consultar a su ritmo. Estos materiales deben ser accesibles y fáciles de entender.

- **Folletos en letra grande**: Para los pacientes con discapacidad visual moderada, los folletos en letra grande con imágenes y descripciones sencillas de las ayudas visuales pueden ser un buen complemento. Estos folletos pueden describir cada dispositivo, sus principales funciones y los contextos en los que son más útiles.

- **Vídeos explicativos**: los vídeos educativos son una forma excelente de mostrar en tiempo real cómo funcionan las distintas ayudas. Pueden proyectarse en salas de espera, en sitios web dedicados a la salud visual o incluso enviarse directamente a los pacientes para que los vean en casa.

Aplicaciones y tecnologías digitales

El uso de **tecnologías digitales** también puede facilitar la comprensión y el uso de ayudas visuales. Pueden crearse aplicaciones interactivas o tutoriales en línea para ayudar a los pacientes a descubrir las funciones de determinados dispositivos y aprender a utilizarlos eficazmente.

- **Tutoriales en línea**: Los tutoriales en vídeo disponibles en plataformas como YouTube o sitios web especializados pueden guiar a los pacientes paso a paso en el uso de la herramienta, ya sea una lupa electrónica o un lector de pantalla. Estos vídeos permiten repasar la información tantas veces como sea necesario.

- **Aplicaciones de formación**: algunas aplicaciones móviles están diseñadas para simular el uso de ayudas visuales y ayudar a los pacientes a familiarizarse con su funcionamiento antes incluso de tenerlas en las manos. Esto puede ser especialmente útil para dispositivos más complejos, como los lectores de pantalla.

3. Apoyo y seguimiento personalizados

El apoyo y el **seguimiento personalizados** son esenciales para garantizar que los pacientes adopten realmente las ayudas visuales y las utilicen con eficacia en su vida diaria. Aprender y adaptarse a estas herramientas puede llevar tiempo, y es importante que los profesionales sanitarios estén presentes en todas las fases de este proceso.

Formación continua y apoyo práctico

Los pacientes pueden necesitar **formación continua** para aprender a utilizar plenamente determinadas ayudas visuales, sobre todo las más complejas. Un seguimiento regular ayuda a garantizar que el paciente domina las herramientas y se siente cómodo utilizándolas.

- **Sesiones de formación**: pueden ofrecerse sesiones de formación adicionales tras la presentación inicial de la herramienta. Pueden ser sesiones individuales o en grupo, en función de las necesidades de los pacientes. Ofrecen la oportunidad de profundizar en el aprendizaje y responder a preguntas específicas que puedan surgir tras un ensayo inicial de la herramienta.

- **Asistencia técnica**: Algunos dispositivos tecnológicos, como las lupas electrónicas o los lectores de pantalla, pueden requerir asistencia técnica para su instalación o puesta en marcha. La asistencia técnica, presencial o a distancia, garantiza que los pacientes no se sientan abrumados por la tecnología.

Seguimiento a largo plazo

El uso de ayudas visuales debe reevaluarse periódicamente para garantizar que el dispositivo sigue satisfaciendo las necesidades del paciente, sobre todo si su discapacidad visual cambia con el tiempo. **El seguimiento a largo plazo** permite comprobar la eficacia de las ayudas visuales y ajustarlas si es necesario.

- **Evaluaciones periódicas**: es aconsejable realizar evaluaciones periódicas para comprobar que la ayuda visual sigue adaptándose a las necesidades del paciente. Estas evaluaciones también ayudan a identificar nuevas tecnologías que podrían satisfacer mejor las necesidades del paciente.

- **Comentarios**: Animar a los pacientes a compartir su experiencia de uso del producto ayuda a mejorar la gestión y ajustar las recomendaciones. Este feedback también es útil para otros pacientes que podrían beneficiarse de soluciones similares.

4. Participación de la familia y los cuidadores

Implicar a familiares y **cuidadores** en el proceso de información y formación es esencial para maximizar la eficacia de las ayudas visuales. Los cuidadores, ya sean familiares o profesionales sanitarios, pueden desempeñar un papel fundamental a la hora de ayudar a los pacientes a adaptarse al uso de los dispositivos.

- **Formación de los cuidadores**: Es importante formar a los cuidadores en el uso de las ayudas visuales para que puedan apoyar al paciente en su vida diaria. Los cuidadores pueden ayudar a instalar los dispositivos y a mantenerlos, al tiempo que refuerzan la confianza del paciente en su uso.

- **Fomentar la autonomía**: aunque la ayuda de la familia y los amigos es inestimable, es esencial garantizar que los pacientes conserven la mayor autonomía posible en el uso de su ayuda visual. El objetivo es fomentar **una independencia duradera**, incluso con el apoyo de la familia y los amigos.

Capítulo 9

Patologías raras en oftalmología y su manejo por auxiliares de enfermería

Introducción a las enfermedades oculares raras

     °   Degeneración hereditaria de la retina

Las degeneraciones hereditarias de la retina son un grupo de enfermedades raras y a menudo graves que afectan a la retina y provocan una pérdida progresiva de visión. Están causadas por anomalías genéticas que afectan al funcionamiento de las células fotorreceptoras, en particular conos y bastones, que se encargan de recibir la luz y transmitir la información visual al cerebro. Estas enfermedades, que pueden aparecer a cualquier edad, son de carácter hereditario y suelen diagnosticarse en los primeros años de vida o durante la adolescencia. Entre las más conocidas están **la retinosis pigmentaria**, la **amaurosis congénita de Leber** y **la enfermedad de Stargardt**. Aunque todavía no existe cura para estas enfermedades, los recientes avances en terapia génica e investigación ofrecen perspectivas alentadoras para el futuro.

1. Retinosis pigmentaria: degeneración progresiva de los fotorreceptores

La retinosis pigmentaria (RP) es una de las formas más frecuentes de degeneración hereditaria de la retina. Afecta principalmente a **los bastones**, las células fotorreceptoras responsables de la visión nocturna y periférica, antes de afectar a **los conos**, responsables de la visión en color y la visión central. Esta degeneración conduce a una pérdida progresiva de la visión, que puede llegar a la ceguera.

Síntomas y evolución de la enfermedad

Los primeros síntomas suelen aparecer en la adolescencia o al principio de la edad adulta. Incluyen una **pérdida de visión nocturna** (nictalopía) y una dificultad creciente para orientarse en entornos poco iluminados. A medida que la enfermedad progresa, los pacientes desarrollan una **reducción del campo visual**, a menudo denominada visión en "túnel", ya que en la fase intermedia de la enfermedad sólo permanece intacta la visión central. En las formas avanzadas, la visión central también se ve afectada, lo que dificulta enormemente las tareas que requieren una visión fina, como la lectura.

Variabilidad genética y modos de transmisión

La retinosis pigmentaria es muy heterogénea desde el punto de vista genético. Puede estar causada por mutaciones en más de 60 genes diferentes, que implican **proteínas fotorreceptoras** o estructuras celulares asociadas. Dependiendo del gen afectado, la enfermedad puede progresar más o menos rápidamente, y su modo de transmisión puede ser autosómico dominante, autosómico recesivo o ligado al cromosoma X.

- **Transmisión autosómica dominante**: Esta forma es menos frecuente, pero en general progresa más lentamente, lo que permite a los pacientes conservar una visión útil durante varias décadas.
- **Transmisión autosómica recesiva**: Es más frecuente y puede provocar una pérdida de visión más precoz.
- **Transmisión ligada al cromosoma X**: más rara y a menudo más grave, afecta principalmente a los hombres, mientras que las mujeres portadoras pueden presentar síntomas más leves.

Atención y tratamiento en desarrollo

En la actualidad no existe cura para la retinosis pigmentaria, pero hay enfoques dirigidos a ralentizar la progresión de la enfermedad y preservar la visión en la medida de lo posible.

- **Terapia génica**: Las terapias génicas, cuyo objetivo es sustituir o corregir los genes defectuosos responsables de la RP, son una de las vías más prometedoras. Recientemente se ha aprobado una terapia génica para una forma rara de RP causada por mutaciones en el gen

RPE65, lo que supone un importante paso adelante en el tratamiento de estas enfermedades hereditarias.

- **Ayudas visuales**: los pacientes pueden beneficiarse de ayudas visuales como lupas electrónicas o dispositivos de realidad aumentada para compensar la pérdida de visión. La rehabilitación visual y las tecnologías de asistencia desempeñan un papel crucial para mantener la independencia de los pacientes.

- **Investigación sobre implantes de retina: Los implantes de retina**, también conocidos como "retinas artificiales", son dispositivos electrónicos que estimulan la retina defectuosa para que envíe señales visuales al cerebro. Aunque todavía son experimentales, estos dispositivos ofrecen la esperanza de restaurar parcialmente la visión en algunas personas con RP avanzada.

2. Amaurosis congénita de Leber: ceguera precoz

La amaurosis congénita de Leber (ACL) es otra forma de degeneración hereditaria de la retina, generalmente diagnosticada al nacer o en los primeros meses de vida. Conlleva una pérdida de visión grave o incluso completa desde la infancia, y suele ir asociada a anomalías en el electrorretinograma, que revela una ausencia o una respuesta muy baja de los fotorreceptores a la luz.

Características y síntomas

Los niños con amaurosis congénita de Leber **tienen una visión extremadamente deficiente** desde el nacimiento o en sus primeros años de vida. Los padres suelen notar **nistagmo** (movimientos involuntarios de los ojos), así como comportamientos característicos como **frotarse los ojos**. La ACV afecta tanto a la visión central como a la periférica, y los niños afectados pueden padecer otras anomalías visuales, como fotofobia (sensibilidad a la luz).

Causas genéticas y transmisión

La ECV está causada por mutaciones en más de 20 genes diferentes, el más frecuentemente implicado de los cuales es el gen RPE65. La enfermedad suele transmitirse de forma autosómica recesiva, lo que significa que ambos progenitores deben ser portadores de la mutación para que su hijo se vea afectado.

Tratamiento: terapia génica

El primer tratamiento eficaz de la amaurosis congénita de Leber es **Luxturna**, una terapia génica dirigida contra las mutaciones del gen RPE65. Este tratamiento, administrado mediante inyección directa en la retina, restablece parcialmente la visión en algunos pacientes al estimular la producción de proteínas esenciales para la supervivencia de los fotorreceptores. Aunque no cura completamente la enfermedad, este tratamiento representa una esperanza considerable para las formas de degeneración hereditaria de la retina que comparten mecanismos similares.

3. Enfermedad de Stargardt: forma juvenil de degeneración macular

La enfermedad de Stargardt es una forma juvenil de **degeneración macular** hereditaria que afecta principalmente a la visión central. Suele aparecer entre la infancia y la adolescencia y se caracteriza por una pérdida progresiva de la visión central, mientras que se conserva la visión periférica. Es la forma más frecuente de distrofia macular hereditaria.

Síntomas y evolución

Los primeros signos de la enfermedad de Stargardt son **una disminución progresiva de la visión central**, que dificulta cada vez más la lectura, la escritura y el reconocimiento de caras. A diferencia de la DMAE (degeneración macular asociada a la edad), que aparece en personas mayores, la enfermedad de Stargardt comienza en la infancia o la adolescencia. Provoca una acumulación de lipofuscina en el epitelio pigmentario de la retina, una sustancia tóxica que daña las células retinianas.

Transmisión y causas genéticas

La enfermedad de Stargardt se transmite generalmente de forma **autosómica recesiva** y está causada por mutaciones en el gen ABCA4, que desempeña un papel crucial en el transporte de moléculas a través de la retina. Esta mutación provoca una acumulación de subproductos tóxicos que dañan la mácula, la parte de la retina responsable de la visión central.

Tratamiento y perspectivas de tratamiento

Hasta la fecha, no existe cura para la enfermedad de Stargardt, pero algunos enfoques pretenden ralentizar la progresión de la enfermedad y preservar la visión central el mayor tiempo posible.

- **Protección frente a la luz**: a menudo se aconseja a los pacientes que lleven gafas de sol para proteger sus ojos de los rayos UV y la luz brillante, que pueden acelerar el daño retiniano.

- **Investigación en terapia génica**: se están realizando ensayos clínicos para probar terapias génicas destinadas a corregir mutaciones en el gen ABCA4 y prevenir la acumulación de lipofuscina. Esta investigación ofrece perspectivas prometedoras, aunque los tratamientos aún no están disponibles para la práctica clínica habitual.

4. Otras formas de degeneración hereditaria de la retina

Además de las enfermedades mencionadas, existen otras formas raras de degeneración hereditaria de la retina, como **la distrofia de conos y bastones**, **la coroideraemia** y la **retinitis punctata albescens**. Cada una de estas enfermedades tiene sus propias particularidades en cuanto a síntomas, curso y genética, pero todas comparten un mecanismo subyacente de degeneración de las células retinianas.

○   Síndrome de Marfan e impacto ocular

El síndrome de Marfan es un trastorno genético raro que afecta **al tejido conjuntivo**, que desempeña un papel crucial en el soporte y la estructura de los órganos y tejidos del cuerpo. El síndrome puede afectar a varios sistemas, como **el cardiovascular**, el **esquelético**, el **pulmonar** y el **ocular**. Desde el punto de vista oftalmológico, las personas con síndrome de Marfan suelen tener **problemas oculares** que pueden afectar significativamente a su visión. Las manifestaciones más comunes son **la luxación del cristalino**, la **miopía grave**, el **glaucoma** y el **desprendimiento de retina**. Estas complicaciones oculares requieren un seguimiento regular y un tratamiento precoz para limitar el riesgo de pérdida de visión.

1. Características del síndrome de Marfan

El síndrome de Marfan está causado por mutaciones en el gen **FBN1**, que codifica **la fibrilina-1**, una proteína esencial para el buen funcionamiento del tejido conjuntivo. Este tejido, presente en todas las partes del cuerpo, garantiza la elasticidad y resistencia de las estructuras internas. Las alteraciones de la fibrilina-1 provocan debilidad del tejido conjuntivo, lo que afecta a las estructuras de los ojos, el corazón, los vasos sanguíneos, los huesos y las articulaciones.

Las personas con este síndrome suelen presentar características físicas específicas, como **estatura delgada, extremidades largas y delgadas, hiperlaxitud articular** y anomalías de la columna vertebral, como escoliosis. Pero uno de los aspectos más preocupantes de esta enfermedad son las complicaciones **cardiovasculares,** en particular el riesgo de dilatación de la aorta, que puede desembocar en una disección aórtica, una situación potencialmente mortal. Pero también son frecuentes los **problemas oculares**, que pueden afectar considerablemente a la calidad de vida de los pacientes.

2. La luxación del cristalino: una de las principales complicaciones oculares

La luxación del cristalino, también conocida como **ectopia lentis**, es una de las características oftalmológicas más comunes en pacientes con síndrome de Marfan. Ocurre en alrededor del 60% de los casos y se manifiesta por un **desplazamiento del cristalino** de su posición normal, lo que altera la refracción y la visión.

Mecanismo de luxación del cristalino

En el síndrome de Marfan, el tejido conjuntivo que forma **las zónulas de Zinn,** las fibras que sujetan el cristalino, está debilitado. Este aflojamiento de las zónulas provoca un desplazamiento parcial o total del cristalino, que puede desplazarse hacia arriba, hacia abajo o hacia los lados. Este desplazamiento altera el enfoque de la imagen en la retina y provoca **visión borrosa**.

- **Luxación parcial**: En muchos casos, el cristalino se luxa **parcialmente**, lo que provoca una visión doble o distorsionada. La persona puede quejarse de visión fluctuante o dificultad para ver de cerca y de lejos.

- **Luxación completa**: En los casos más graves, el cristalino puede desprenderse completamente de su soporte y caer en la cámara anterior o posterior del ojo, provocando una **pérdida significativa de visión** y complicaciones adicionales, como un aumento de la presión intraocular.

Consecuencias para la visión

La luxación del cristalino provoca errores refractivos, a menudo asociados a **miopía** o **astigmatismo** graves. Los pacientes también pueden experimentar **deslumbramiento** y dificultad para enfocar objetos cercanos o lejanos. Sin un tratamiento adecuado, esta luxación puede acarrear otras complicaciones, como **glaucoma** y **desprendimiento de retina**.

Tratamiento de la luxación del cristalino

El tratamiento de la luxación del cristalino depende de la gravedad de la luxación y de su repercusión en la visión. En casos moderados, **las lentes correctoras** o las **lentes de contacto** pueden ayudar a corregir la visión, pero en los casos más graves suele ser necesaria la cirugía.

- **Cirugía**: La operación suele consistir en la **extracción del cristalino** luxado seguida de la implantación de una lente intraocular (implante) para recuperar la visión. Esta operación, aunque delicada, se realiza habitualmente en pacientes con síndrome de Marfan. Sin embargo, debido a la fragilidad del tejido conjuntivo, el riesgo de complicaciones postoperatorias es mayor que en los pacientes sin esta afección.

- **Seguimiento periódico**: Los pacientes sometidos a este procedimiento deben ser controlados periódicamente para detectar posibles complicaciones, como el aumento de la presión intraocular y el riesgo de glaucoma.

3. Miopía y otros defectos de refracción

La miopía es otra afección frecuente en pacientes con síndrome de Marfan. Debido **a la forma alargada del ojo**, los pacientes suelen padecer miopía grave, lo que dificulta ver con claridad los objetos lejanos. Este trastorno refractivo suele ir asociado a anomalías del cristalino, que pueden exacerbar la distorsión de las imágenes percibidas.

El impacto de la miopía en la vida cotidiana

La miopía severa hace que la visión de lejos sea muy borrosa y a menudo requiere el uso de **lentes correctoras** o lentes de contacto muy corregidas. Los pacientes con miopía severa también tienen mayor riesgo de desarrollar complicaciones oculares como **el desprendimiento de retina**.

Corrección de la miopía

La miopía en pacientes con síndrome de Marfan puede corregirse con **gafas** o **lentes de contacto**, pero en algunos casos puede considerarse la cirugía refractiva, aunque esta opción debe evaluarse cuidadosamente debido a la fragilidad de las estructuras oculares en estos pacientes.

4. Glaucoma y aumento de la presión intraocular

El glaucoma es otra complicación frecuente en pacientes con síndrome de Marfan. Se produce cuando aumenta la presión intraocular, dañando progresivamente el nervio óptico y provocando una pérdida irreversible de visión si no se trata.

Factores que contribuyen al glaucoma en el síndrome de Marfan

El glaucoma en personas con síndrome de Marfan puede deberse a varios factores, como **la dislocación del cristalino**, que interrumpe el flujo normal del humor acuoso, un fluido que circula por el interior del ojo. Esta acumulación de líquido puede **provocar un aumento de la presión intraocular**, causando daños progresivos en el nervio óptico.

Tratamiento del glaucoma

El glaucoma suele tratarse **con colirios** para reducir la presión intraocular. En algunos casos, puede ser necesario recurrir a **la cirugía** o al **láser** para crear una nueva vía de drenaje del humor acuoso y reducir así la presión ocular. El seguimiento oftalmológico regular es crucial para controlar la evolución de la enfermedad y ajustar el tratamiento en consecuencia.

5. Desprendimiento de retina: mayor riesgo

Los pacientes con síndrome de Marfan también son más propensos a desarrollar **desprendimiento de retina**, una urgencia oftalmológica que se produce cuando la retina se desprende de la capa subyacente del ojo. Esta afección puede provocar una pérdida permanente de visión si no se trata a tiempo.

Causas y señales de alerta

El desprendimiento de retina en pacientes con síndrome de Marfan puede deberse a la fragilidad del tejido conjuntivo que sostiene la retina. Los síntomas incluyen la aparición repentina **de destellos de luz, puntos negros flotantes** (moscas volantes) o una **sombra** en el campo visual.

Tratamiento del desprendimiento de retina

El tratamiento del desprendimiento de retina requiere **una intervención quirúrgica** urgente para devolver la retina a su posición original. Cuanto antes se realice la operación, mayores serán las posibilidades de recuperar la visión. La cirugía puede incluir técnicas como la crioterapia o la fotocoagulación con láser para sellar la retina en su sitio.

○   Queratocono y su seguimiento específico

El queratocono es una enfermedad ocular progresiva que afecta a la **córnea**, la parte transparente de la parte anterior del ojo. Se caracteriza por un **adelgazamiento** y **deformación** progresivos **de** la córnea, que adopta una forma cónica en lugar de permanecer redonda. Esta deformación provoca **problemas de visión** como miopía y astigmatismo irregular, que a menudo son graves, por lo que cada vez es más difícil corregirlos con gafas. El queratocono suele afectar a ambos ojos, aunque la gravedad puede variar de un ojo a otro. Esta enfermedad, que suele diagnosticarse en adolescentes o adultos jóvenes, requiere **un seguimiento oftalmológico** regular y un tratamiento adecuado para limitar la progresión de la deformación corneal y mejorar la calidad de la visión.

1. Queratocono: características y síntomas

El queratocono es una enfermedad progresiva que altera la estructura normal de la córnea, haciéndola más fina y deformándola progresivamente en forma de cono. Este cambio de forma altera la capacidad de la córnea para enfocar correctamente la luz en la retina, lo que provoca visión borrosa y distorsionada.

Síntomas del queratocono

Los síntomas del queratocono varían en función del grado de avance de la enfermedad y pueden empeorar con el tiempo:

- **Visión borrosa y distorsionada**: El principal síntoma es la **visión borrosa**, a menudo asociada a un astigmatismo irregular, que no puede corregirse totalmente con gafas. La visión puede aparecer ondulada o distorsionada, con imágenes dobles o múltiples.

- **Sensibilidad a la luz**: los pacientes con queratocono suelen desarrollar **fotofobia**, es decir, una mayor sensibilidad a la luz, lo que dificulta la conducción nocturna o la lectura en entornos muy iluminados.

- **Halovisión**: algunos pacientes afirman ver **halos** o reflejos de luz alrededor de los objetos, sobre todo por la noche, lo que dificulta aún más su capacidad de concentración y de ver con claridad.

- **Cambios** frecuentes de corrección **óptica**: el queratocono hace que el astigmatismo y la miopía se desarrollen rápidamente, lo que requiere cambios frecuentes de corrección óptica (gafas o lentes de contacto).

Evolución de la enfermedad

El queratocono es una enfermedad que suele progresar gradualmente. En las primeras fases, los síntomas pueden ser leves, pero a medida que la córnea sigue adelgazándose y deformándose, los problemas visuales empeoran. La progresión del queratocono varía de una persona a otra. En algunos pacientes, la enfermedad puede estabilizarse al cabo de varios años, mientras que en otros sigue empeorando.

En los casos más avanzados, la deformación de la córnea llega a ser muy marcada, por lo que resulta imposible corregirla con gafas o lentes de contacto convencionales. En estos casos, puede ser necesario un tratamiento más invasivo, como un trasplante de córnea.

2. Seguimiento específico y diagnóstico del queratocono

El diagnóstico del queratocono se basa en un examen oftalmológico exhaustivo y en el uso de tecnologías específicas para analizar la forma y el grosor de la córnea.

Examen clínico

El queratocono suele diagnosticarse durante un examen oftalmológico rutinario. El oftalmólogo puede sospechar la presencia de la enfermedad al observar visión borrosa y astigmatismo irregular en el paciente, sobre todo si éste presenta cambios frecuentes de corrección óptica.

Topografía corneal

La topografía corneal es el examen de referencia para el diagnóstico y el seguimiento del queratocono. Este examen no invasivo cartografía la superficie de la córnea y mide con precisión su curvatura y grosor. La topografía revela las **deformaciones características** de la córnea, mostrando el adelgazamiento y la curvatura anormal, típicos del queratocono.

- **Paquimetría**: **La paquimetría corneal** es una medición precisa del grosor de la córnea. En el queratocono, la córnea se vuelve cada vez más fina, sobre todo en la región central o inferior, donde la deformación es más pronunciada.

Control periódico

El seguimiento del queratocono es esencial para evaluar la progresión de la enfermedad y ajustar los tratamientos en consecuencia. Un seguimiento regular, que incluya exámenes topográficos, ayuda a detectar cambios en la córnea y a intervenir antes de que la situación se agrave demasiado.

- **Frecuencia de las revisiones**: En los pacientes jóvenes, en los que la enfermedad puede progresar rápidamente, se recomiendan revisiones semestrales o anuales. Para los pacientes de más edad o cuya enfermedad es estable, la frecuencia de las revisiones puede ser más espaciada.

3. Tratamientos disponibles para el queratocono

El tratamiento del queratocono depende de la progresión de la enfermedad y de la gravedad de los síntomas. El objetivo es mejorar la visión al tiempo que se estabiliza o ralentiza la progresión de la deformación corneal. Las opciones de tratamiento van desde las correcciones ópticas no invasivas hasta la cirugía.

Corrección óptica con gafas o lentes de contacto

En las primeras fases del queratocono, la corrección visual puede lograrse con **gafas** o **lentes de contacto blandas**. Sin embargo, a medida que la enfermedad avanza y el astigmatismo se vuelve más irregular, estas soluciones suelen resultar insuficientes.

- **Lentes rígidas: las lentes de contacto rígidas** (lentes RGP o lentes rígidas permeables al gas) se utilizan con frecuencia para corregir la visión en pacientes con queratocono. Estas lentes ayudan a igualar la superficie irregular de la córnea, mejorando la nitidez de la visión. Suelen ofrecer mejores resultados que las gafas o las lentes blandas en pacientes con un astigmatismo importante.

- **Lentes esclerales**: En los casos más avanzados, pueden utilizarse **lentes esclerales**. Estas lentes de mayor tamaño se colocan en la esclerótica (la parte blanca del ojo) y no se apoyan directamente en la córnea, lo que resulta más cómodo para los pacientes con deformidad corneal grave.

Reticulación corneal

El cross-linking corneal es una técnica relativamente reciente diseñada **para estabilizar** la progresión del queratocono reforzando la estructura de la córnea. Este tratamiento se recomienda en las fases iniciales o moderadas de la enfermedad para frenar la progresión de la deformidad.

- **Principio**: La reticulación consiste en aplicar **gotas de riboflavina** (vitamina B2) en la córnea y, a continuación, exponerla a la **luz ultravioleta**. Esta combinación reticula las fibras de colágeno presentes en la córnea, aumentando su rigidez y resistencia a la deformación.

- **Eficacia**: El cross-linking no mejora la visión, pero puede detener o ralentizar la progresión del queratocono, evitando así complicaciones más graves o la necesidad de un trasplante de córnea.

Anillos intracorneales

Los anillos intracorneales son pequeños segmentos semicirculares de plástico que se insertan en la córnea para modificar su forma y reducir la deformación causada por el queratocono. Suelen utilizarse cuando la corrección con lentes de contacto ya no es eficaz.

- **Objetivo**: Estos anillos ayudan a aplanar la córnea y regularizar su superficie, lo que puede mejorar la visión y hacer que la corrección óptica sea más fácil de tolerar.

- **Indicación**: Los anillos intracorneales suelen recomendarse en casos de queratocono de moderado a avanzado, cuando las lentes de contacto ya no son suficientes para corregir la visión.

Trasplante de córnea

En los casos más graves de queratocono, en los que la córnea está demasiado deformada o adelgazada, puede ser necesario un **trasplante de córnea**. Este procedimiento quirúrgico consiste en sustituir total o parcialmente la córnea dañada por una córnea sana de un donante.

- **Queratoplastia transfixiante**: Este método consiste en sustituir toda la córnea enferma por una sana.

- **Queratoplastia lamelar**: En este tipo de injerto, sólo se sustituye la parte dañada de la córnea, preservando así parte de la estructura corneal del paciente.

4. Seguimiento a largo plazo y rehabilitación visual

El seguimiento a largo plazo de los pacientes con queratocono es esencial, incluso después del tratamiento, para controlar la evolución de la enfermedad y prevenir cualquier complicación. Los pacientes deben ser controlados periódicamente para comprobar la eficacia del tratamiento, ajustar las lentes si es necesario y detectar cualquier complicación, como la aparición de astigmatismo irregular o molestias en las lentes.

Rehabilitación y adaptación de la visión

Tras un tratamiento como el cross-linking, los anillos intracorneales o un trasplante de córnea, a menudo es necesario continuar con **la rehabilitación visual**. Esta reeducación ayuda a los pacientes a optimizar su visión y a adaptarse a las nuevas correcciones ópticas. Los ortópticos o especialistas en baja visión pueden desempeñar un papel clave en este proceso.

Cuidados específicos para estos pacientes
- Aspectos específicos de la atención a las enfermedades raras

Las enfermedades raras representan un reto importante en el ámbito sanitario, tanto por la complejidad de su tratamiento como por la **escasez de recursos médicos especializados**. Estas enfermedades, a menudo graves y discapacitantes, afectan a un número reducido de personas en la población y suelen ser de origen genético. Son únicas en el sentido de que **se sabe poco sobre** ellas, el diagnóstico suele **retrasarse** y el tratamiento es limitado o inexistente. El cuidado de los pacientes con enfermedades raras requiere un enfoque **multidisciplinar**, una **atención personalizada** y un apoyo **integral** que incluya no sólo el aspecto médico, sino también el apoyo psicológico y social, debido a las profundas consecuencias físicas y emocionales de estas enfermedades.

1. Complejidad y retraso en el diagnóstico

El diagnóstico suele ser una de las etapas más complejas del tratamiento de las enfermedades raras. Debido a la baja prevalencia de estas enfermedades, incluso los médicos experimentados **no** suelen **estar familiarizados con ellas**, lo que provoca retrasos en el diagnóstico, a veces de varios años. Los síntomas **de** muchas enfermedades raras también pueden **ser atípicos** o **similares a los de enfermedades más comunes**, lo que dificulta aún más su identificación.

Errores en el diagnóstico diferencial

El proceso de diagnóstico de las enfermedades raras suele implicar numerosos **exámenes médicos** y consultas con especialistas para descartar otras patologías antes de llegar a un diagnóstico preciso. Este proceso, conocido como **diagnóstico diferencial**, puede ser largo y frustrante para los pacientes. A menudo los pacientes tienen que consultar a varios médicos antes de que se identifique correctamente su enfermedad.

- **Síntomas atípicos**: Muchas enfermedades raras presentan síntomas generales (fatiga, dolor, problemas de visión o neurológicos) que pueden atribuirse a enfermedades más comunes. La falta de conocimientos específicos de los médicos de cabecera puede dar lugar a diagnósticos erróneos.

- **Pruebas genéticas y biología molecular**: El diagnóstico de muchas enfermedades raras se basa en pruebas genéticas o exámenes biológicos de alta precisión, que no siempre están disponibles en todos los hospitales. Las **pruebas genéticas** o las técnicas **de secuenciación del ADN** suelen ser necesarias para confirmar la naturaleza de la enfermedad.

Centros de referencia para enfermedades raras

Para responder a la especificidad de estas enfermedades, en muchos países se han creado **centros de referencia para las enfermedades raras**. Estos centros reúnen **a equipos multidisciplinares** especializados capaces de proporcionar un diagnóstico preciso y proponer protocolos de atención adecuados. También desempeñan un papel clave en la **investigación clínica**, permitiendo una mejor comprensión de la evolución de estas enfermedades y el desarrollo de nuevos tratamientos.

2. Atención personalizada: un enfoque a medida

La atención personalizada es fundamental para la gestión de las enfermedades raras. Como los síntomas varían tanto, al igual que su gravedad y evolución, es imposible adoptar un enfoque estandarizado. Cada paciente tiene un perfil clínico único, que requiere un tratamiento **individualizado** adaptado a sus necesidades específicas.

Atención multidisciplinar

Una de las características específicas de las enfermedades raras es la necesidad de un **enfoque multidisciplinar**, con varios profesionales sanitarios trabajando juntos para ofrecer un **plan de atención integral**. Este equipo puede incluir médicos especialistas (genetistas, neurólogos, oftalmólogos, etc.), enfermeras especializadas, psicólogos, fisioterapeutas y trabajadores sociales.

- **Coordinación asistencial**: a menudo se necesita un **coordinador asistencial** para organizar las consultas, coordinar los exámenes y garantizar una comunicación fluida entre los distintos profesionales implicados. Este coordinador también ayuda a guiar a los pacientes y sus familias a través de un complejo itinerario asistencial.

- **Seguimiento a largo plazo**: las enfermedades raras suelen ser **crónicas** y progresivas. Por ello, los pacientes necesitan **un seguimiento regular** y una adaptación continua de los tratamientos a medida que avanza la enfermedad. El seguimiento multidisciplinar permite ajustar los cuidados a las necesidades cambiantes de los pacientes y anticiparse a cualquier complicación.

Tratamientos personalizados y terapias experimentales

En muchos casos, las enfermedades raras no tienen **cura**. Por ello, las opciones de tratamiento se centran en controlar los síntomas y mejorar la calidad de vida. Sin embargo, con los avances en investigación, cada vez hay más **terapias experimentales** y ensayos clínicos disponibles en centros especializados.

- **Terapias génicas y terapias dirigidas**: Algunas enfermedades raras, sobre todo las de origen genético, pueden beneficiarse de **terapias génicas** o tratamientos dirigidos a mutaciones específicas. Estos tratamientos pretenden corregir o compensar las anomalías genéticas que causan la enfermedad, con resultados prometedores en algunos casos.

- **Participación en ensayos clínicos**: Los centros de referencia suelen desempeñar un papel importante en la investigación clínica. Los pacientes con enfermedades raras pueden ser invitados a participar en ensayos clínicos para probar nuevos tratamientos. Aunque estos ensayos no siempre garantizan un beneficio inmediato, ofrecen la esperanza de nuevas opciones terapéuticas.

3. Apoyo psicológico y social

Las consecuencias psicológicas y sociales de las enfermedades raras suelen ser muy graves para los pacientes y sus familias. El diagnóstico de una enfermedad rara, especialmente cuando se produce en un niño o conlleva una discapacidad, puede ser un verdadero **choque emocional**. Además, la rareza de estas enfermedades puede aislar a los pacientes, que a menudo se enfrentan a la **incomprensión** de quienes les rodean y a **la invisibilidad social**.

Apoyo psicológico y terapia familiar

El apoyo psicológico es esencial para ayudar a los pacientes y sus familias a hacer frente a **la incertidumbre**, los **miedos** y la **frustración** que genera la enfermedad. Los pacientes con enfermedades raras pueden desarrollar **ansiedad** o **depresión** como consecuencia de la evolución impredecible de su enfermedad y las limitaciones a las que se enfrentan en su vida diaria.

- **Terapia individual y de grupo**: **la psicoterapia** permite a los pacientes expresar sus emociones y encontrar mecanismos de afrontamiento para gestionar mejor su enfermedad. **Los grupos de apoyo** también son una forma muy útil de romper el aislamiento y hablar con otras personas que están pasando por lo mismo.

- **Apoyo familiar**: Las enfermedades raras pueden tener un impacto significativo en la dinámica familiar. Los padres de niños enfermos, por ejemplo, se enfrentan a un estrés considerable. La atención **psicosocial** a la familia puede proporcionar apoyo, mejorar la comunicación dentro de la familia y ayudarles a comprender mejor la enfermedad.

Apoyo social y jurídico

El tratamiento de las enfermedades raras suele requerir **apoyo social** para hacer frente a los numerosos trámites administrativos, las dificultades económicas asociadas a la asistencia y la adaptación del entorno vital del paciente.

- **Acceso a derechos y ayudas**: Los pacientes con enfermedades raras pueden beneficiarse de **ayudas** sociales **específicas**, como subsidios por discapacidad, ayudas técnicas o adaptaciones del hogar. Sin embargo, los trámites administrativos pueden ser complejos y a menudo se necesita un **trabajador social** para ayudar a los pacientes y sus familias en estos procesos.

- **Adaptación** a la **escuela y al trabajo**: Los niños y adultos con enfermedades raras pueden necesitar **adaptarse a su entorno escolar o laboral**. Los equipos educativos o los empleadores deben estar informados de las particularidades de la enfermedad y poner en marcha adaptaciones (horarios flexibles, apoyo personalizado, teletrabajo) para que el paciente pueda seguir participando plenamente en la vida escolar o laboral.

4. Implicación de las asociaciones de pacientes y de la red de apoyo

Las organizaciones de pacientes desempeñan un papel crucial en la gestión de las enfermedades raras. Estas asociaciones ofrecen una **red de apoyo**, información y defienden los derechos de los pacientes ante las autoridades públicas.

El papel de las asociaciones de pacientes

Las asociaciones ayudan a familias y pacientes a sentirse menos aislados y les proporcionan **recursos adecuados**. También ofrecen **grupos de apoyo** y reuniones para intercambiar experiencias y consejos prácticos. Las organizaciones de pacientes suelen contribuir a la **investigación** colaborando con equipos científicos, financiando proyectos y ayudando a dar a conocer las enfermedades raras.

Redes de apoyo en línea

Las comunidades en línea y las redes sociales también se han convertido en plataformas importantes para los pacientes de enfermedades raras. Permiten a los pacientes compartir sus experiencias, obtener información sobre ensayos clínicos o tratamientos disponibles y romper el aislamiento mediante intercambios virtuales.

- Colaboración con centros especializados y oftalmólogos expertos

La colaboración con centros especializados y oftalmólogos expertos es crucial para ofrecer una atención óptima a los pacientes con enfermedades oculares complejas. Ya se trate de enfermedades oculares raras, de patologías progresivas o de casos que requieran técnicas quirúrgicas avanzadas, la cooperación entre los profesionales sanitarios de primera línea y los especialistas de los centros de referencia garantiza una atención de alta calidad y ofrece a los pacientes las mejores opciones terapéuticas disponibles. Esta colaboración se basa en varios elementos clave: **compartir conocimientos especializados, acceso a tecnologías de vanguardia, coordinación de la asistencia** y **formación continua** de los profesionales.

1. La importancia de los centros especializados en oftalmología

Los centros oftalmológicos especializados desempeñan un papel esencial en el tratamiento de afecciones oculares complejas, como **las enfermedades raras de la retina**, la **degeneración macular**, **el glaucoma complejo** y los **traumatismos oculares** graves. Estos centros reúnen equipos de oftalmólogos altamente cualificados y las tecnologías avanzadas necesarias para diagnosticar, tratar y monitorizar afecciones visuales específicas.

Acceso a los conocimientos más avanzados

Los centros especializados disponen de **conocimientos médicos y técnicos** difíciles de encontrar en las consultas oftalmológicas estándar. Gracias a su especialización, estos centros concentran **oftalmólogos expertos en** campos concretos, como **la cirugía refractiva**, el **tratamiento de enfermedades de la retina** o la **cirugía compleja del glaucoma**.

- **Evaluación y tratamiento de casos raros**: En el caso de enfermedades raras o difíciles de diagnosticar, como la degeneración hereditaria de la retinala , colaboración con estos centros permite realizar una evaluación en profundidad, que incluye pruebas genéticas y exámenes específicos como **la tomografía de coherencia óptica (OCT), la fluoresceinografía y los electrorretinogramas**.

- **Tecnología punta**: Los centros especializados suelen estar equipados con la **tecnología más avanzada**, como láseres para el tratamiento del glaucoma, dispositivos **de reticulación corneal** y máquinas de **cirugía asistida por robot**. Estas avanzadas infraestructuras permiten tratamientos más precisos e intervenciones más seguras, con un seguimiento optimizado.

Ensayos clínicos e investigación

Otra ventaja de los centros especializados es su **participación activa en la investigación clínica**. Al colaborar con estos centros, los oftalmólogos de primera línea pueden ofrecer a sus pacientes acceso a **ensayos clínicos** innovadores, sobre todo en los campos de la **terapia génica**, los **implantes de retina** o los **nuevos tratamientos farmacológicos**.

- **Acceso a terapias experimentales**: los pacientes con enfermedades oculares raras, o aquellos para los que los tratamientos convencionales ya no son eficaces, pueden beneficiarse de **terapias que se están estudiando actualmente** en el marco de ensayos clínicos realizados por estos centros. Esto les da la oportunidad de recibir tratamientos innovadores antes de que se aprueben de forma generalizada.

2. Estrecha colaboración entre oftalmólogos generales y expertos

La colaboración entre **los oftalmólogos generales** (o los responsables de la atención oftalmológica habitual) y **los expertos de los centros especializados** es esencial para garantizar **un seguimiento óptimo de** los pacientes, sobre todo de los que padecen enfermedades crónicas o complejas. Esta cooperación garantiza que la atención sea coordinada y continua a lo largo de todo el itinerario asistencial.

Referencias rápidas y coordinadas

Cuando los oftalmólogos generales se enfrentan a casos complejos o progresivos, necesitan poder **derivar** rápidamente a **sus pacientes** a centros especializados. La calidad de esta derivación depende de una buena **comunicación entre** el médico y el centro especializado.

- **Transferencia de información médica**: cuando se deriva a un paciente a un centro especializado, es crucial que se le transmita su expediente médico completo, incluidos los resultados de exámenes anteriores (como OCT, pruebas de campo visual, etc.). Esta colaboración sin fisuras garantiza que el especialista disponga de toda la información necesaria para evaluar al paciente de forma precisa y completa.

- **Consultas en red**: en algunos casos, las consultas a distancia, a través de **la telemedicina**, permiten a los pacientes obtener el asesoramiento de expertos sin tener que desplazarse. Esto es especialmente útil en zonas rurales o para pacientes con dificultades para acceder a un centro especializado.

Seguimiento conjunto del paciente

El tratamiento de las enfermedades oculares crónicas requiere a menudo **un seguimiento a largo plazo**, que puede ser realizado conjuntamente por el oftalmólogo general y el experto especializado. Esta **colaboración continua** ayuda a mantener la estabilidad de los tratamientos al tiempo que se vigila cualquier signo de progresión de la enfermedad.

- **Seguimiento regular en consulta**: El oftalmólogo de atención primaria puede encargarse del seguimiento periódico del paciente, controlando los parámetros visuales, la presión intraocular o las alteraciones retinianas, bajo las recomendaciones iniciales del centro especializado.

- **Reevaluaciones periódicas por parte del experto**: En caso necesario, los pacientes pueden ser remitidos periódicamente a un centro especializado para **ser evaluados en profundidad**, sobre todo si la enfermedad progresa de tal manera que requiera adaptar el tratamiento o realizar una intervención quirúrgica.

3. Formación continua e intercambio de conocimientos

La colaboración con los centros especializados no se limita a la atención a los pacientes; también incluye un aspecto fundamental de **formación continuada** e **intercambio de conocimientos** entre oftalmólogos generales y expertos. Las patologías oculares evolucionan, al igual que las técnicas de diagnóstico y tratamiento, y es esencial que los profesionales se mantengan al día de estos avances.

Formación para profesionales

Los centros especializados organizan periódicamente **cursos de formación continua**, **seminarios** y **talleres prácticos** para oftalmólogos generales. Estos eventos son una oportunidad para que los profesionales conozcan **las últimas innovaciones en** el diagnóstico y tratamiento de las enfermedades oculares, así como las nuevas técnicas quirúrgicas.

- **Actualización de protocolos**: los oftalmólogos generales pueden aprender a adaptar sus protocolos de tratamiento en función de los avances científicos, como el uso de nuevos fármacos para tratar la degeneración macular o el glaucoma, o la introducción de terapias génicas para determinadas distrofias de retina.

- **Talleres quirúrgicos**: para los oftalmólogos que realizan cirugía, se puede organizar **formación práctica** en técnicas avanzadas de trasplante de córnea, implantación de lentes intraoculares complejas o cirugía de retina, en colaboración con centros especializados.

Redes y simposios

Además de la formación formal, **las redes de intercambio** entre oftalmólogos permiten compartir **casos clínicos** y **experiencias**. Estos intercambios son esenciales para mantener un alto nivel de competencia y experiencia en el tratamiento de casos complejos.

- **Simposios y congresos**: Los simposios, conferencias y congresos nacionales e internacionales reúnen a los oftalmólogos para debatir **los últimos avances científicos** y las **innovaciones tecnológicas**. Estos eventos también fomentan la creación de redes entre profesionales, reforzando las relaciones entre los médicos de primera línea y los expertos especializados.

4. Implicar a los pacientes en su atención

La colaboración entre oftalmólogos generales y centros especializados sólo es completa cuando **los pacientes** participan activamente en su propio cuidado. Educar a los pacientes sobre su enfermedad, sus tratamientos y las opciones de que disponen es esencial para mejorar el cumplimiento del tratamiento y optimizar los resultados a largo plazo.

Educación del paciente

Los pacientes deben estar bien informados sobre su enfermedad y los tratamientos disponibles. La colaboración entre el oftalmólogo general y el centro especializado debe incluir **una educación clara y exhaustiva** del paciente, explicando la naturaleza de la enfermedad, los objetivos del tratamiento y las opciones disponibles en términos de cirugía o terapias experimentales.

- **Acceso a recursos educativos**: los centros especializados pueden proporcionar a los pacientes **folletos explicativos**, vídeos o plataformas en línea en los que se detallen las distintas fases de su tratamiento, los beneficios y riesgos de las intervenciones propuestas y consejos sobre cómo gestionar su enfermedad en el día a día.

- **Fomentar la proactividad**: hay que animar a los pacientes a que hagan preguntas y desempeñen un papel activo en la toma de decisiones sobre su salud. Esto incluye también la oportunidad de participar en ensayos clínicos o terapias innovadoras.

Monitorización a domicilio y telemedicina

En algunos casos, pueden utilizarse **dispositivos de monitorización a domicilio**, como la monitorización de la presión intraocular para pacientes con glaucoma, a fin de garantizar una atención continuada sin que el paciente tenga que desplazarse con frecuencia. **La telemedicina** también hace posible que los pacientes tengan consultas a distancia con el equipo de especialistas, sin dejar de estar en contacto con su oftalmólogo general.

- ○ Educar a los pacientes y sus familias sobre los tratamientos disponibles

Dar a conocer a los pacientes y a sus familiares los tratamientos disponibles es un paso fundamental en la atención médica, sobre todo en el caso de enfermedades crónicas o complejas como las oftalmológicas. El objetivo de la concienciación es garantizar que los pacientes y sus familias comprendan no sólo la naturaleza de la enfermedad, sino también las opciones de tratamiento de que disponen, así como sus respectivos beneficios y riesgos. Este enfoque permite que los pacientes participen activamente en su atención y mejora su **adherencia al tratamiento**, que es esencial para optimizar los resultados a largo plazo. La sensibilización se basa en **una comunicación clara**, una **educación adecuada** y un **apoyo personalizado**.

1. La importancia de una información clara y adecuada

Ante un diagnóstico a menudo complejo o inesperado, es esencial que los pacientes y sus familias reciban una información clara y comprensible. La sensibilización no debe limitarse a una explicación de términos médicos, sino que debe aspirar a que esta información sea **accesible**, **comprensible** y **práctica**.

Uso de un lenguaje sencillo y accesible

Es esencial garantizar que el lenguaje utilizado por los profesionales sanitarios sea accesible para todos los pacientes, sea cual sea su nivel de conocimientos o educación médica. Debe evitarse el uso de términos técnicos o acompañarlos de explicaciones sencillas. El objetivo es que los pacientes y sus familiares comprendan fácilmente la naturaleza de la enfermedad y los tratamientos disponibles.

- **Explicar la enfermedad**: El diagnóstico debe explicarse claramente, haciendo hincapié en los mecanismos de la enfermedad, su progresión y sus consecuencias. Por ejemplo, en el caso de un paciente que sufra degeneración macular asociada a la edad (DMAE), es esencial detallar qué causa la pérdida de visión central y cómo puede progresar, al tiempo que se le asegura que puede conservar la visión periférica.

- **Explicar las opciones de tratamiento**: Cada opción de tratamiento debe explicarse en términos sencillos, describiendo lo que hace el tratamiento, cómo actúa sobre la enfermedad y sus posibles efectos sobre la calidad de vida del paciente. Por ejemplo, cuando se trata la DMAE con inyecciones intraoculares, es importante especificar los objetivos del tratamiento, la frecuencia de las inyecciones y los resultados esperados.

Utilización de medios visuales y pedagógicos

Las ayudas visuales pueden ser herramientas poderosas para facilitar la comprensión. Imágenes, diagramas o vídeos pueden ayudarle a comprender los aspectos técnicos o invisibles de la enfermedad. También pueden tranquilizarle mostrándole claramente los pasos del tratamiento y los resultados esperados.

- **Folletos y guías ilustrados**: Proporcionar **folletos ilustrados** o **guías didácticas** ayuda a los pacientes y sus familiares a comprender mejor las fases del tratamiento, como la anatomía del ojo y los efectos de la enfermedad en la retina o el cristalino. Estos materiales pueden utilizarse para aclarar conceptos complejos.

- **Vídeos explicativos**: los vídeos educativos pueden ilustrar procedimientos como la cirugía de cataratas o los implantes intraoculares, mostrando cada fase de forma tranquilizadora. Estos vídeos son especialmente útiles para preparar a los pacientes y sus familias ante procedimientos médicos a veces intimidatorios.

2. Educación personalizada adaptada a la situación del paciente

La educación **personalizada** es esencial para garantizar que cada paciente y su familia dispongan de información que se corresponda con su situación médica específica, su nivel de comprensión y sus preocupaciones. Cada paciente es único, y el tratamiento debe adaptarse a su estado de salud, edad, estilo de vida y expectativas.

Tener en cuenta las necesidades individuales

Los pacientes y sus familias pueden tener distintas expectativas y prioridades en relación con el tratamiento. Es importante que los profesionales sanitarios dediquen tiempo a escuchar **las preocupaciones personales** de los pacientes, ya estén relacionadas con los posibles efectos secundarios, la forma de administrar el tratamiento o su impacto en la vida cotidiana.

- **Evaluación de las necesidades**: Antes de proponer tratamientos, es esencial evaluar **las expectativas** del paciente. Por ejemplo, un paciente joven y activo podría inclinarse más por un tratamiento que preserve su movilidad y dinamismo, mientras que un paciente mayor podría centrarse en la sencillez del tratamiento.

- **Adaptar las opciones de tratamiento**: Cuando hay varios tratamientos disponibles, es crucial proponer un enfoque que tenga en cuenta las preferencias del paciente. Aunque algunas opciones requieren visitas periódicas al hospital, pueden explorarse alternativas menos restrictivas si son compatibles con el estado de salud del paciente.

Plan educativo personalizado

La educación del paciente debe ser un proceso gradual, basado en un **plan educativo personalizado**. A menudo es preferible proporcionar la información por etapas, empezando por una explicación general de la enfermedad y detallando después las opciones de tratamiento y los efectos esperados. De este modo, los pacientes y sus familiares pueden asimilar la información y plantear preguntas sobre la marcha.

- **Consultas de educación terapéutica**: se pueden organizar **consultas específicas** para explicar los tratamientos, dar consejos prácticos (manejo de colirios, manejo de lentes de contacto especializadas, etc.) y responder a las preguntas de los pacientes. Estas consultas pueden ser realizadas por enfermeros especializados u ortoptistas, además de las consultas médicas.

- **Reevaluación de la comprensión**: es esencial comprobar que el paciente y su familia han comprendido la información facilitada. Hacer preguntas abiertas puede ayudar a evaluar su nivel de comprensión y aclarar ciertos aspectos si es necesario. Por ejemplo, pedir al paciente que explique el tratamiento previsto con sus propias palabras ayuda a garantizar que la información se ha comprendido en su totalidad.

3. Participación activa del paciente en la toma de decisiones

Una de las claves del éxito del tratamiento es la participación activa de los pacientes en la **toma de decisiones** sobre su propia salud. No se trata sólo de proporcionar información, sino también de dar a los pacientes las herramientas para elegir el tratamiento que más les conviene. Esto anima a los pacientes a **adherirse a su tratamiento** y les **motiva** a seguirlo a largo plazo.

Explicación de beneficios y riesgos

Todo tratamiento tiene **ventajas** e **inconvenientes**, ya sea en términos de eficacia, efectos secundarios o limitaciones asociadas al tratamiento. Los pacientes y sus familiares deben ser informados de los riesgos potenciales y los beneficios esperados para que puedan sopesar los pros y los contras.

- **Diálogo abierto**: Un diálogo transparente sobre los beneficios y los riesgos ayuda a establecer una **relación de confianza** con el paciente. Esto incluye hablar de posibles complicaciones o resultados inciertos, al tiempo que se explican las probabilidades y las opciones alternativas si las hay.

- **Aclarar las expectativas**: Es importante que los pacientes sepan qué esperar en cuanto a resultados. Por ejemplo, en el caso de un trasplante de córnea, explicar que la recuperación visual puede tardar varios meses y que el resultado visual puede no ser perfecto ayuda a evitar decepciones y a preparar mentalmente al paciente.

Elección informada

El objetivo es que los pacientes puedan **tomar una decisión informada** sobre su tratamiento. Esto significa que deben disponer de toda la información necesaria para tomar una decisión de acuerdo con sus preferencias y prioridades. Este enfoque también garantiza que se respete **la autonomía del** paciente.

- **Implicar a la familia**: En muchas situaciones, sobre todo con pacientes mayores o niños, la familia desempeña un papel central en la toma de decisiones. Educar a la familia sobre las opciones de tratamiento ayuda a obtener su apoyo y a implicarla activamente en el seguimiento del tratamiento.

4. Apoyo y asesoramiento continuos

La concienciación sobre el tratamiento no se detiene una vez tomada la decisión inicial. Es fundamental **prestar un apoyo continuo** a los pacientes a lo largo de todo el tratamiento. Un seguimiento periódico permite reevaluar la eficacia del tratamiento, ajustar las dosis o los métodos si es necesario y comprobar que el paciente cumple el tratamiento.

Seguimiento y ajuste de los tratamientos

Los tratamientos, sobre todo los de enfermedades crónicas, suelen tener que **ajustarse** con el tiempo. **Un seguimiento regular** nos permite medir la eficacia de los tratamientos y prevenir cualquier complicación.

- **Consultas periódicas**: Las consultas periódicas nos permiten seguir la evolución de la enfermedad, comprobar que el tratamiento se tolera bien y ajustar las prescripciones si es necesario. Esto refuerza la confianza del paciente en su tratamiento.

- **Revisiones de la satisfacción del plan**: preguntar a los pacientes cómo llevan el tratamiento, si experimentan efectos secundarios indeseables o si les resulta difícil seguir las recomendaciones ayuda a personalizar aún más el tratamiento y a mejorar su bienestar.

Apoyo psicológico

Ciertas patologías, sobre todo cuando afectan a la visión o a otras funciones esenciales, pueden generar **ansiedad** o **frustración** en los pacientes y sus familiares. El apoyo psicológico es parte integrante de la concienciación sobre el tratamiento, ya que ayuda a superar los obstáculos emocionales.

- **Acceso a un psicólogo**: Ofrecer a los pacientes y sus familias acceso a **apoyo psicológico** puede ayudarles a gestionar el estrés asociado a su enfermedad y tratamiento. Esto es especialmente útil en el caso de enfermedades progresivas o discapacitantes, en las que las repercusiones en la calidad de vida son importantes.

El papel del auxiliar de enfermería en la coordinación de los cuidados
  ◦ Seguimiento a largo plazo y apoyo a los pacientes

El **seguimiento a largo plazo** y el **apoyo al paciente** son elementos esenciales en la gestión de las enfermedades crónicas, sobre todo en campos como la oftalmología, donde determinadas patologías requieren un seguimiento continuo y ajustes terapéuticos periódicos. El seguimiento no se limita a la simple gestión médica: incluye un enfoque holístico destinado a apoyar a los pacientes no sólo clínicamente, sino también en su vida cotidiana, teniendo en cuenta su bienestar físico, psicológico y social. Un apoyo de calidad garantiza una atención integral, previene complicaciones y ayuda a mantener o mejorar la calidad de vida del paciente.

1. El papel fundamental de los reconocimientos médicos periódicos

El seguimiento médico es la piedra angular de los cuidados a largo plazo, sobre todo en enfermedades oculares crónicas **como el glaucoma**, la **degeneración macular asociada a la edad (DMAE)** y **la diabetes**, que pueden afectar a la retina. Estas enfermedades suelen progresar lenta pero irreversiblemente si no se controlan con regularidad. El seguimiento ayuda a **controlar la progresión** de la enfermedad, ajustar los tratamientos y prevenir complicaciones.

Control de los parámetros clave

El seguimiento consiste en una serie de **exámenes periódicos** para controlar los parámetros específicos de cada patología. Por ejemplo, en el caso de los pacientes con glaucoma, es esencial controlar **la presión intraocular** para asegurarse de que se mantiene dentro de los límites definidos a fin de evitar daños mayores en el nervio óptico. En el caso de la DMAE, se realizan periódicamente exámenes de la retina, como **la tomografía de coherencia óptica (OCT)**, para evaluar la progresión de la degeneración.

- **Control de la eficacia del tratamiento**: Los medicamentos, como los colirios para bajar la presión intraocular o las inyecciones para la DMAE, deben reevaluarse a lo largo del tiempo para garantizar su eficacia. Un seguimiento periódico permite adaptar el tratamiento en caso necesario.

- **Detección precoz de complicaciones**: En algunas enfermedades pueden surgir complicaciones sin que el paciente experimente inmediatamente ningún síntoma. Un seguimiento cuidadoso puede detectar estas complicaciones en una fase temprana, antes de que causen daños irreversibles.

Frecuencia y regularidad de las consultas

La frecuencia de las visitas depende de la naturaleza y gravedad de la enfermedad. Para algunos pacientes es necesario un seguimiento cada tres o seis meses, mientras que otros, una vez estabilizada la situación, pueden espaciar las visitas. Sin embargo, cada paciente es único y la regularidad de las consultas debe personalizarse.

- **Anticiparse a las necesidades del paciente**: A medida que los pacientes envejecen y su enfermedad progresa, sus necesidades cambian. Las consultas periódicas nos permiten adaptar nuestra atención a cada etapa de la enfermedad.

- **Seguimiento individualizado**: para determinados pacientes, sobre todo los que viven en zonas rurales o tienen dificultades para desplazarse, pueden ponerse en marcha herramientas como la **telemedicina** o el **seguimiento a domicilio** (mediante dispositivos de control de la presión ocular, por ejemplo) para garantizar la continuidad de la atención sin imponer limitaciones excesivas.

2. Apoyo en la gestión diaria de la enfermedad

Además de las consultas médicas, el apoyo a los pacientes debe incluir ayuda para gestionar su enfermedad en el día a día. Las enfermedades oculares crónicas pueden repercutir en la vida cotidiana al afectar a la visión, dificultando ciertas tareas. Además, los propios tratamientos, sobre todo el uso de colirios o inyecciones periódicas, requieren aprendizaje y adaptación.

Educación terapéutica

Un paciente bien informado tiene más probabilidades de comprender la importancia de su tratamiento y de seguir correctamente las recomendaciones médicas. **La educación terapéutica** ayuda a los pacientes a aprender a gestionar su enfermedad en el día a día.

- **Aprender a administrar los tratamientos** Aprender a administrar colirios como parte del tratamiento del glaucoma u otras enfermedades crónicas puede parecer sencillo, pero muchos pacientes encuentran dificultades (dosis incorrecta, administración incorrecta). **Las sesiones de educación terapéutica** pueden ayudar a enseñar buenas prácticas.

- **Entender la enfermedad**: Cuanto más entienda el paciente los mecanismos de su enfermedad, más probable será que cumpla el tratamiento. Explicar **las consecuencias a largo plazo** de un mal cumplimiento o de la interrupción del tratamiento (por ejemplo, la pérdida progresiva de visión causada por un glaucoma no controlado) puede ser un poderoso motivador.

Ayudas técnicas y visuales

Los pacientes que padecen enfermedades que afectan gravemente a su visión, como el queratocono, la retinopatía diabética o la degeneración retiniana, pueden necesitar **ayudas visuales específicas** para mejorar su calidad de vida. Estas herramientas deben presentarse y explicarse para que los pacientes puedan utilizarlas eficazmente.

- **Lupas electrónicas, lectores de pantalla**: estos dispositivos pueden facilitar a los pacientes con discapacidad visual la lectura o el uso de tecnologías digitales. Su uso debe enseñarse durante las consultas especializadas y su eficacia debe evaluarse durante el seguimiento.

- **Lentes especiales o esclerales**: en enfermedades como el queratocono, las **lentes de contacto especiales** pueden mejorar la visión al corregir la forma irregular de la córnea. Los pacientes deben recibir formación sobre cómo manejar y cuidar estas lentes, y es necesario un seguimiento para comprobar que siguen siendo adecuadas a medida que avanza la enfermedad.

3. Apoyo psicológico y social

Las enfermedades crónicas, especialmente las que afectan a la visión, pueden tener un **impacto** psicológico **considerable**. La pérdida progresiva de visión puede provocar **ansiedad**, **depresión** y **sentimientos de aislamiento**, especialmente en las personas mayores. Por ello, unos cuidados de larga duración eficaces deben incluir un componente psicológico y social que ayude a los pacientes a afrontar los aspectos emocionales de su enfermedad.

Apoyo psicológico

El apoyo psicológico puede ayudar a los pacientes a convivir mejor con su enfermedad, gestionar sus emociones y aceptar las posibles limitaciones impuestas por la pérdida de visión. Los profesionales sanitarios deben estar atentos a los signos de **malestar emocional** y sugerir soluciones adecuadas.

- **Psicoterapia**: Las sesiones con un **psicólogo** pueden ser muy beneficiosas para los pacientes que sienten mucho estrés relacionado con su enfermedad o con la evolución de su estado. Las terapias cognitivo-conductuales (TCC) pueden ayudar a modificar los pensamientos negativos y reforzar la autoestima.

- **Grupos de apoyo**: Participar en **grupos de apoyo** o asociaciones de pacientes puede ser una forma eficaz de romper el aislamiento, compartir experiencias y encontrar estrategias para convivir mejor con la enfermedad en el día a día.

Apoyo social y ayuda a la autonomía

La pérdida de visión también puede dificultar, o incluso imposibilitar, ciertas tareas cotidianas y exigir ajustes. El apoyo social puede ayudar a identificar las ayudas disponibles y a adaptar el entorno vital del paciente.

- **Ayudas económicas y técnicas**: muchos pacientes, sobre todo los ancianos, pueden optar a ayudas sociales o subvenciones para financiar **ayudas visuales** o **mejoras en el hogar**. Los trabajadores sociales pueden remitir a los pacientes a estos recursos y ayudarles con los trámites necesarios.

- **Mantener la independencia**: El objetivo del seguimiento a largo plazo es también mantener **la independencia del paciente**. Esto puede incluir la reorganización del espacio vital para reducir el riesgo de caídas, o el aprendizaje de nuevas técnicas para realizar las tareas cotidianas a pesar de la visión reducida (por ejemplo, utilizando guías táctiles o dispositivos activados por la voz).

4. Seguimiento a largo plazo: un esfuerzo de equipo

El cuidado a largo plazo de un paciente no depende de un único profesional sanitario, sino de un **enfoque multidisciplinar** en el que participan **oftalmólogos, enfermeras especializadas, ortoptistas, psicólogos y trabajadores sociales**. Este enfoque integral garantiza que se satisfagan todas las necesidades del paciente: médicas, psicológicas y sociales.

411

Coordinación asistencial

Una buena **coordinación** entre los distintos profesionales es esencial para garantizar unos cuidados eficaces a largo plazo. Todos los implicados deben estar informados sobre la evolución de la enfermedad y los tratamientos actuales, para poder adaptar su enfoque en consecuencia.

- **Expediente médico compartido**: Un **expediente médico compartido** accesible a todos los profesionales sanitarios implicados en la atención del paciente permite centralizar la información y evitar la duplicación de exámenes o errores de seguimiento.

Comunicación con los pacientes y sus familias

El seguimiento a largo plazo también implica mantener **una comunicación abierta** con los pacientes y sus familias. Es esencial responder a las preguntas, explicar las decisiones médicas y garantizar que el paciente se sienta respaldado en cada etapa de su atención.

- **Implicación de la familia**: La familia suele desempeñar un papel fundamental en el apoyo al paciente. Hay que mantener informados a los familiares de la evolución de la enfermedad y los tratamientos, e implicarlos en el seguimiento si el paciente lo necesita.

  - Le ayudamos a navegar por las redes de atención especializada

Ayudar a los pacientes a **navegar por las redes de atención especializada** es un paso clave para que puedan recibir una atención adaptada a sus necesidades, sobre todo cuando su enfermedad requiere la intervención de varios expertos y tratamientos complejos. La **red de atención especializada** engloba a multitud de profesionales e instituciones, desde oftalmólogos generales hasta centros de referencia ultraespecializados, servicios paramédicos, laboratorios, centros de rehabilitación y hospitales de día. Para muchos pacientes, estas redes pueden parecer vastas, complejas y difíciles de entender. Un apoyo eficaz les ayuda a **orientarse**, a **acceder rápidamente** a los recursos adecuados y a **optimizar su atención**, ofreciéndoles al mismo tiempo un apoyo continuo.

1. Comprender las necesidades específicas del paciente

El primer paso para ayudar a un paciente a navegar por las redes de atención especializada es **comprender sus necesidades específicas**. Cada paciente es único, y hay que tener en cuenta sus expectativas, su estado de salud y sus preocupaciones para definir la mejor vía a través de la red asistencial.

Evaluar la patología y las necesidades médicas

Una **evaluación exhaustiva** del estado de salud del paciente es esencial para identificar a los especialistas necesarios. Por ejemplo, en el campo de la oftalmología, determinadas patologías como el glaucoma, la degeneración macular asociada a la edad (DMAE) o las distrofias hereditarias de retina requieren una atención más especializada que otras y, en ocasiones, la participación de equipos multidisciplinares. También hay que tener en cuenta **el grado de gravedad** de la patología para definir el nivel de urgencia del tratamiento.

- **Identificación de necesidades específicas**: el diagnóstico inicial permite orientar al paciente hacia los servicios adecuados. Un paciente con queratocono avanzado necesitará ver a un **cirujano** especializado en **córnea**, mientras que un paciente con retinopatía diabética requerirá un seguimiento **retinológico** con opciones de tratamiento como la fotocoagulación con láser o las inyecciones intravítreas.

Tener en cuenta las expectativas del paciente

Es igualmente importante **tener en cuenta las expectativas y preferencias del paciente**. Algunos pacientes preferirán un tratamiento rápido y eficaz, mientras que otros querrán poder elegir entre varias opciones de tratamiento. También es importante asegurarse de que el paciente esté plenamente informado de las implicaciones de cada opción de tratamiento.

- **Determinar las preferencias geográficas**: según dónde viva el paciente, puede ser más fácil o más difícil acceder a determinados centros especializados. Si es posible, es preferible encontrar soluciones cercanas u organizar un traslado a hospitales especializados de grandes centros urbanos.

- **Tener en cuenta las limitaciones personales**: las limitaciones económicas, familiares o profesionales también pueden influir en la elección de servicios especializados. Un apoyo atento y cuidadoso debe tratar de conciliar estas limitaciones con los imperativos médicos.

2. Coordinación con los profesionales sanitarios

La coordinación de la asistencia entre distintos profesionales sanitarios es crucial para ofrecer a los pacientes un itinerario asistencial fluido y coherente. Los pacientes que sufren patologías complejas a menudo necesitan ser tratados por varios especialistas, y las derivaciones de un profesional a otro pueden ser a veces fuente de confusión.

Papel del médico de cabecera o del oftalmólogo general

El **médico de cabecera** u **oftalmólogo general** desempeña un papel fundamental a la hora de guiar a los pacientes a través de las redes asistenciales. Este profesional suele ser el primer punto de contacto del paciente y debe identificar rápidamente la necesidad de una consulta especializada. Una comunicación fluida entre el médico de cabecera y los centros especializados contribuye a acelerar el proceso de tratamiento.

- **Cartas de remisión: Las remisiones a un especialista** o centro de remisión deben ir acompañadas de una **carta de remisión clara** en la que se detallen los antecedentes médicos del paciente, las pruebas ya realizadas y los motivos de la remisión. Esto permite al especialista tener una visión global del caso antes incluso de conocer al paciente, evitando así exámenes redundantes.

- **Garantizar el seguimiento tras la consulta con el especialista**: Una vez que el paciente ha acudido a un especialista, el médico de cabecera o el oftalmólogo deben seguir garantizando el seguimiento en colaboración con el especialista. Esto incluye la gestión de las recetas, los exámenes complementarios y la coordinación de los cuidados a largo plazo.

Garantizar la comunicación entre las distintas estructuras

Una buena comunicación entre las **distintas estructuras asistenciales** es esencial para garantizar que los pacientes no se pierdan yendo y viniendo entre consultas médicas, hospitales y centros asistenciales. Esto incluye intercambios entre **oftalmólogos especialistas**, **cirujanos**, **enfermeros** y **ortoptistas**, así como servicios administrativos para organizar la ayuda económica o la hospitalización.

- **Coordinación por un referente**: En los casos complejos, se puede designar a **un coordinador asistencial** para organizar las distintas etapas de la asistencia del paciente. Este coordinador puede ser una enfermera coordinadora, un ortopeda o un profesional administrativo. Su función es **centralizar la información** y garantizar que los cuidados se organicen adecuadamente en términos de tiempo y espacio.

- **Uso del expediente médico compartido**: El **expediente médico compartido (DMP)** permite a distintos profesionales sanitarios acceder a la información médica de un paciente e intercambiar fácilmente datos sobre tratamientos en curso, resultados de pruebas o protocolos a seguir. Esto mejora la eficacia de la asistencia y evita errores o repeticiones innecesarias de exámenes.

3. Acceso a centros de referencia y recursos especializados

Algunas enfermedades requieren tratamiento en **centros especializados de referencia** que cuentan con los conocimientos y las tecnologías específicas para ellas. Estos centros suelen estar ubicados en hospitales universitarios o clínicas especializadas, y trabajan con equipos multidisciplinares para ofrecer una atención de vanguardia.

Identificar los centros especializados pertinentes

El primer reto es **encontrar el centro especializado adecuado** para la patología específica del paciente. Por ejemplo, para las enfermedades oculares raras o genéticas, existen centros especializados en la investigación y el tratamiento de las distrofias de retina, la retinopatía pigmentaria y el glaucoma congénito. Los pacientes que sufren patologías más comunes, como la DMAE o el queratocono, también pueden beneficiarse de los últimos avances terapéuticos disponibles en estos centros.

- **Redes nacionales e internacionales**: En Francia, los centros especializados en enfermedades raras suelen estar agrupados en **redes nacionales** que garantizan un enfoque coordinado a escala nacional. En algunos casos, puede ser necesario derivar pacientes a centros extranjeros, sobre todo para **ensayos clínicos** o terapias experimentales que no están disponibles localmente.

- **Acceso a nuevas terapias**: Los centros de referencia son también lugares donde los pacientes pueden acceder a **tratamientos innovadores, como terapias génicas, implantes de retina** o técnicas quirúrgicas avanzadas. Ayudar a los pacientes a navegar por estos recursos especializados les permite acceder a las opciones de tratamiento más adecuadas para su enfermedad.

Facilitar los procedimientos administrativos y financieros

El camino a través de las redes de atención especializada puede complicarse por **cuestiones administrativas**, sobre todo en cuanto a reembolsos, cobertura de la seguridad social o las mutuas, o trámites relacionados con ensayos clínicos. Un apoyo eficaz puede contribuir a **desbloquear** estas situaciones para que los pacientes puedan concentrarse en su salud.

- **Trámites administrativos**: ayudar a los pacientes a rellenar formularios y preparar los expedientes médicos necesarios para la hospitalización o solicitudes específicas de tratamiento puede contribuir a reducir los retrasos. Esto incluye también la obtención de **tarjetas de transporte** para los pacientes que tienen que desplazarse regularmente a centros lejanos.

- **Apoyo a los ensayos clínicos**: si los pacientes cumplen los requisitos para participar en un **ensayo clínico**, es importante informarles de las ventajas y limitaciones que conlleva. Los ensayos clínicos suelen ofrecer acceso a tratamientos innovadores, pero exigen un seguimiento

417

estricto, y los pacientes deben comprender perfectamente lo que implica antes de comprometerse.

4. Apoyo emocional y seguimiento periódico

Navegar por una red de atención especializada puede **desestabilizar** y **provocar ansiedad** a los pacientes, sobre todo a los que padecen enfermedades crónicas o graves. Por eso, el apoyo no debe limitarse a los aspectos técnicos, sino que debe incluir apoyo emocional durante todo el proceso.

Ser un oyente activo y comprensivo

Los pacientes necesitan sentir que no están solos en su periplo médico. Es esencial dedicar tiempo a escucharles, responder a sus preguntas y tranquilizarles. Esto genera confianza en el equipo médico y ayuda a mantener un buen **cumplimiento del tratamiento**.

- **Tener en cuenta los miedos**: Las enfermedades oftalmológicas pueden tener un gran impacto en la calidad de vida, sobre todo si la visión está en peligro. Es importante ayudar a los pacientes a gestionar su **miedo a la pérdida de visión** y explicarles las opciones de tratamiento y las medidas preventivas para tranquilizarlos.

Control y ajustes periódicos

El recorrido del paciente por las redes asistenciales no debe ser estático. Es necesario hacer un seguimiento periódico de la evolución de la situación del paciente, ajustando los tratamientos si es necesario y reevaluando las derivaciones a centros especializados en función de los resultados obtenidos.

- **Seguimiento personalizado**: en función de cómo evolucionen la enfermedad y los tratamientos, el itinerario del paciente puede cambiar. El seguimiento personalizado permite reorientar a los pacientes si surge una nueva complicación o si se requieren otros conocimientos especializados.

○ Apoyo a los ensayos clínicos: papel e impacto para el auxiliar asistencial

El apoyo a los ensayos clínicos es un componente crucial de la investigación médica moderna, y cada vez se reconoce más el papel del **cuidador** en este contexto. En oftalmología, los ensayos clínicos desempeñan un papel central en el desarrollo de nuevos tratamientos para patologías visuales complejas, como **la degeneración macular asociada a la edad (DMAE)**, el **glaucoma** y **las distrofias hereditarias de retina**. Los cuidadores, que suelen estar en primera línea en la relación con los pacientes, desempeñan un papel estratégico al proporcionar **apoyo directo** a los participantes, facilitar la aplicación de los protocolos clínicos y contribuir al **bienestar de los pacientes** durante todo el ensayo. Su participación repercute no sólo en la calidad de la atención, sino también en la **fiabilidad de los resultados** del ensayo.

1. Papel clave del auxiliar de enfermería en los ensayos clínicos

La función del asistente sanitario en un ensayo clínico va mucho más allá de sus deberes asistenciales tradicionales. Se convierte en un **pilar** en la aplicación del protocolo de investigación, garantizando que el paciente reciba los cuidados necesarios al tiempo que cumple las estrictas directrices del ensayo. Su capacidad para **establecer una relación de confianza** con el paciente, garantizar su comodidad y velar por el buen desarrollo de las distintas fases del ensayo convierten al auxiliar de enfermería en un actor indispensable.

Apoyo a los pacientes durante todo el protocolo

El asistente sanitario suele ser la primera persona que interactúa con los pacientes que participan en un ensayo clínico. Tiene un papel fundamental en la **acogida** y el **acompañamiento de los pacientes** durante todo el proceso, asegurándose de que estén bien informados, tranquilos y cuidadosamente supervisados. Este apoyo es esencial, ya que los pacientes pueden tener **inquietudes** o **dudas** sobre su participación en un ensayo clínico, especialmente debido a las incertidumbres asociadas al uso de nuevos tratamientos.

- **Tranquilizar a los pacientes**: El auxiliar de enfermería explica las fases del ensayo, la importancia de cada procedimiento y responde a las preguntas del paciente, tranquilizándole sobre la marcha de los acontecimientos. Esta función es tanto más importante cuanto que participar en un ensayo clínico puede ser una fuente de estrés para los pacientes, que se encuentran en una situación de incertidumbre sobre los efectos del tratamiento que se está probando.

- **Garantizar el bienestar físico y moral**: Los auxiliares sanitarios también velan por el bienestar general del paciente. Esto incluye ocuparse de aspectos prácticos, como asegurarse de que el paciente esté cómodo durante los exámenes o la toma de muestras, así como del apoyo emocional, teniendo en cuenta cualquier aprensión o ansiedad que pueda causar la participación en un ensayo clínico.

Cumplimiento y aplicación del protocolo de investigación

Un ensayo clínico se rige estrictamente por **protocolos rigurosos** que deben seguirse al pie de la letra para garantizar la integridad de los datos y la seguridad de los participantes. El auxiliar de enfermería desempeña un papel en **la ejecución precisa de** determinadas tareas, como la recogida de datos clínicos, el control de las constantes vitales o la administración de cuidados básicos relacionados con el ensayo.

- **Seguimiento de los parámetros clínicos**: el auxiliar de enfermería participa en el seguimiento regular de **los parámetros de salud del paciente**, como la presión intraocular en el marco de los ensayos de glaucoma, o la realización de pruebas visuales para evaluar la eficacia de los tratamientos experimentales. Este seguimiento riguroso permite **detectar precozmente** efectos secundarios o anomalías, garantizando así la seguridad del paciente.

- **Ayuda con la logística**: El auxiliar de enfermería también desempeña un papel logístico crucial al facilitar la organización de los exámenes, asegurarse de que las muestras se tomen a tiempo y garantizar que todo esté en su sitio para que los médicos y los investigadores puedan completar con éxito las distintas fases del ensayo. Vela por que se respeten todas las etapas del proceso de investigación, sin retrasos ni errores.

2. Impacto emocional y psicológico en los pacientes: apoyo a los cuidadores

Los ensayos clínicos pueden tener un **impacto emocional importante** en los pacientes, que tienen que aceptar la incertidumbre de los resultados y, en ocasiones, la posible aparición de efectos secundarios. Por lo tanto, la presencia y el apoyo del cuidador son esenciales para proporcionarles **un apoyo psicológico** y emocional constante, que mejore su experiencia del ensayo y les anime a **cumplir el protocolo**.

Crear una relación de confianza

El auxiliar asistencial suele considerarse una figura tranquilizadora, sobre todo para los pacientes que pueden sentirse vulnerables ante lo desconocido. Al establecer una **relación de confianza**, ayudan a reducir el estrés y la ansiedad al tiempo que satisfacen las necesidades de los pacientes.

- **Proximidad y empatía**: La empatía es una cualidad fundamental para los asistentes sanitarios en este contexto. Escuchar a los pacientes y comprender sus miedos e incertidumbres ayuda a crear un vínculo de confianza, esencial para que los pacientes se sientan seguros y respetados durante todo el ensayo clínico. El asistente debe dedicar tiempo a escuchar las preocupaciones del paciente y comunicarlas al equipo médico si es necesario.

- **Explicar las etapas del ensayo**: Los pacientes pueden sentirse abrumados por la complejidad de los procedimientos de un ensayo clínico. El auxiliar de enfermería desempeña un papel fundamental **para que** esta información **sea accesible para todos**, explicando cada etapa de forma sencilla y asegurándose de que el paciente comprende la importancia de cada intervención, como la toma de muestras de sangre o las pruebas oftalmológicas periódicas.

Apoyo psicológico continuado

No debe subestimarse el impacto psicológico de los ensayos clínicos. Algunos pacientes pueden experimentar **desánimo** o **fatiga emocional**, sobre todo si los resultados tardan en aparecer o si aparecen efectos secundarios. El apoyo psicológico del cuidador es crucial en estos momentos.

- **Ánimo y motivación**: El papel del cuidador es proporcionar **apoyo moral**, animando a los pacientes a perseverar en el ensayo, al tiempo que se asegura de que nunca se sientan abandonados. También puede informar a los pacientes de los recursos disponibles, como consultas psicológicas o grupos de apoyo, en caso necesario.

- **Detección de signos de angustia**: Al estar lo más cerca posible del paciente, los auxiliares suelen ser los primeros en detectar **signos de angustia emocional** o síntomas de depresión relacionados con el estrés de la prueba. Entonces pueden alertar a los profesionales sanitarios responsables para que se preste la atención adecuada.

3. Impacto en la calidad y validez de los ensayos clínicos

El papel del cuidador va más allá del apoyo humano; también tiene un impacto directo en la **validez de los ensayos clínicos**. Una gestión cuidadosa, el cumplimiento estricto de los protocolos y una relación de confianza con el paciente contribuyen a mejorar **la calidad de los datos recogidos** y, por tanto, a reforzar la credibilidad del estudio clínico.

Respeto del rigor científico

Los ensayos clínicos exigen **un rigor científico** irreprochable para garantizar la validez de los resultados. Cada detalle cuenta, desde la administración de los tratamientos hasta el cumplimiento de los plazos para las pruebas y las muestras. El auxiliar de enfermería desempeña un papel esencial en este proceso, garantizando que cada tarea se lleve a cabo de acuerdo con las normas establecidas.

- **Seguimiento de los acontecimientos adversos**: Una de las tareas del auxiliar de enfermería es vigilar **los posibles acontecimientos adversos** e informar de ellos al equipo de investigación. Este seguimiento es esencial para la seguridad del paciente y para evaluar la seguridad del tratamiento que se está probando.

- **Cumplimiento de los procedimientos**: El cumplimiento de los **procedimientos normalizados** es fundamental para garantizar que los resultados de las pruebas sean fiables y reproducibles. El asistente sanitario debe asegurarse de que cada paso se lleva a cabo de acuerdo con las directrices del protocolo, e informar inmediatamente al equipo médico si se produce alguna desviación.

Contribuir a la adherencia de los pacientes y a la recogida de datos

Los cuidadores también ayudan a garantizar que **los pacientes cumplan el protocolo**. Un paciente que se siente apoyado, escuchado y bien informado tiene más probabilidades de seguir rigurosamente las recomendaciones del ensayo clínico, acudir a todas las citas e informar de cualquier efecto secundario o molestia. Esta **adherencia** es crucial para garantizar la fiabilidad de los datos recogidos.

- **Recogida de datos clínicos**: los datos recogidos de los pacientes, como los síntomas experimentados o las respuestas al tratamiento, deben ser precisos y completos. Al estar atento y hacer las preguntas adecuadas, el cuidador contribuye a una recogida de datos de alta calidad, esencial para el análisis final del ensayo clínico.

4. Formación y desarrollo del papel del auxiliar de enfermería en los ensayos clínicos

La participación de auxiliares de enfermería en ensayos clínicos requiere una formación específica. Deben recibir las herramientas necesarias para comprender plenamente los objetivos del ensayo, los protocolos que deben seguirse y las expectativas de atención al paciente.

Formación específica en protocolos de investigación

Los asistentes sanitarios deben **recibir formación** para comprender los aspectos técnicos de los ensayos clínicos, los requisitos de cada protocolo y las herramientas específicas utilizadas para recopilar datos clínicos. Esta formación garantiza que su función se integre plenamente en el equipo de investigación.

- **Sensibilización sobre la ética de los ensayos clínicos**: La participación en ensayos clínicos exige el cumplimiento de estrictas normas éticas, en particular en lo que respecta al consentimiento informado del paciente, la confidencialidad y la seguridad. Los auxiliares sanitarios deben ser conscientes de estas cuestiones éticas para garantizar que proporcionan un apoyo respetuoso que cumpla las directrices legales.

El papel cambiante del auxiliar de enfermería

La participación de los asistentes sanitarios en ensayos clínicos también **representa una oportunidad de desarrollo profesional**. Al participar en ensayos, los auxiliares sanitarios adquieren nuevas competencias, profundizan sus conocimientos médicos y desempeñan un papel cada vez más importante en el sector de la investigación.

Conclusión

Hacia una carrera oftalmológica estimulante y llena de sentido

El papel esencial del asistente en el proceso asistencial

Los auxiliares sanitarios desempeñan un papel esencial e indispensable en el **proceso asistencial**, desempeñando un papel central en el bienestar, el acompañamiento y el apoyo de los pacientes a lo largo de toda su asistencia. Su papel va mucho más allá de la prestación de asistencia técnica: son **un cuidador de proximidad**, un **referente de escucha y empatía**, y **un contacto privilegiado** entre el paciente, su familia y los demás profesionales sanitarios. En oftalmología, como en otras disciplinas médicas, el asistente de cuidados desempeña un papel clave en el **apoyo diario**, la **observación clínica** y la **aplicación de los cuidados**, contribuyendo así a la calidad de los servicios prestados al paciente.

1. El auxiliar de enfermería, pilar de la atención diaria al paciente

Los auxiliares asistenciales son a menudo el **primer punto de contacto dc los** pacientes durante su asistencia. Proporcionan **una acogida cálida** y tranquilizadora, al tiempo que se encargan de los cuidados básicos necesarios para garantizar la comodidad y el bienestar del paciente. Esta función es esencial para garantizar que los pacientes se sientan apoyados, escuchados y respetados durante toda su atención, desde el ingreso hasta el alta.

Asistencia en los cuidados diarios

Una de las misiones fundamentales del asistente asistencial es ayudar al paciente con los **cuidados de higiene** y confort, tareas que, aunque esenciales, suelen ser invisibles para el público en general. Estos cuidados incluyen **lavar**, **vestir**, **alimentar** y **mover** al paciente, especialmente a los ancianos o a los pacientes con movilidad reducida. Estos actos, aunque técnicos, también tienen un fuerte aspecto **humano**, ya que requieren una atención especial a la dignidad y fragilidad del paciente.

- **Cuidados de higiene ocular**: En el marco de los cuidados oftalmológicos, el asistente puede participar en actos específicos, como **la limpieza de los ojos** antes de una intervención quirúrgica o después de un examen. Se aseguran de que los ojos se limpien correctamente, sin riesgo de infección, y de que los colirios o pomadas prescritos se apliquen en condiciones óptimas.

- **Confort y bienestar**: Además de los cuidados técnicos, el auxiliar de enfermería vela constantemente por el **confort del paciente.** Esto incluye asegurarse de que el paciente esté cómodo, de que su entorno sea adecuado y tranquilizador, y de que se beneficie de todo lo que pueda hacer su estancia más agradable. Es en estos momentos cuando el auxiliar de cuidados crea un vínculo de confianza con el paciente, prestando atención a sus necesidades inmediatas.

Una relación de confianza y escucha activa

Los auxiliares sanitarios también se distinguen por su capacidad **de escucha activa** y su proximidad a los pacientes. Suelen pasar la mayor parte del tiempo con los pacientes, por lo que pueden desempeñar un papel crucial a la hora de **crear un vínculo de confianza** que mejore la experiencia global de la asistencia. Esta relación es esencial, porque permite a los pacientes abrirse y expresar sus dudas y temores, así como sus necesidades, lo que favorece una atención más personalizada y adaptada.

- **Apoyo emocional**: La dimensión emocional está omnipresente en los cuidados, especialmente cuando los pacientes atraviesan periodos de gran vulnerabilidad o enfermedades graves. **La presencia tranquilizadora** del asistente de cuidados proporciona **un apoyo psicológico** inestimable **al** escuchar a los pacientes y ofrecerles un lugar donde hablar. Este apoyo emocional ayuda a **aliviar** la ansiedad asociada a la enfermedad o la hospitalización.

- **Enlace entre el paciente y el** equipo **médico**: El auxiliar de enfermería también actúa como **enlace** entre el paciente y el equipo médico. Al observar atentamente las necesidades y reacciones del paciente, puede informar de cualquier cambio o preocupación al equipo médico, garantizando que la atención sea receptiva y adecuada. Por ejemplo, si observan un deterioro del estado de salud del paciente o dificultades para tolerar un tratamiento, alertan inmediatamente a las enfermeras o los médicos.

2. Observación y vigilancia: un papel crucial en el seguimiento clínico

Los auxiliares sanitarios suelen estar en primera fila para observar **los signos clínicos** de los pacientes. Gracias a su papel cercano, desarrollan un **agudo sentido de la observación** que les permite detectar cambios sutiles en el estado del paciente, ya se trate de nuevos dolores, signos de dificultad respiratoria o signos de malestar. Esta observación es esencial en el seguimiento clínico, ya que **permite anticiparse** a los problemas y actuar rápidamente en colaboración con el equipo asistencial.

Detección de signos de complicaciones

En las patologías oftalmológicas, como en otros campos, ciertas **complicaciones** pueden aparecer sutilmente antes de evolucionar hacia afecciones más graves. Gracias a su atención constante, los auxiliares asistenciales son a menudo quienes detectan estos primeros signos, ya se trate de dolor ocular, enrojecimiento anormal tras una operación o molestias visuales.

- **Complicaciones postoperatorias**: Tras una operación de cataratas o retina, el asistente sanitario puede vigilar al paciente para detectar signos de **complicaciones postoperatorias** como infección (enrojecimiento, dolor, secreción) o presión intraocular anormal. Estas observaciones se transmiten rápidamente a la enfermera o al médico para su atención inmediata.

Seguimiento de los tratamientos

El auxiliar de enfermería también garantiza **un control riguroso de** los tratamientos administrados, ya sean **colirios, pomadas oftálmicas** u otros cuidados médicos. Velan por que los tratamientos prescritos se administren a tiempo y en las condiciones higiénicas requeridas, de conformidad con las instrucciones del médico o la enfermera.

*   **Control del cumplimiento del tratamiento**: En algunos casos, los pacientes pueden tener dificultades para seguir rigurosamente sus prescripciones, sobre todo cuando se trata de aplicar tratamientos regulares como colirios. El auxiliar de enfermería se asegura de que el paciente sigue su tratamiento, y también puede intervenir para volver a explicar cómo proceder, tranquilizar y animar al paciente a no interrumpir su protocolo de tratamiento.

3. El auxiliar de enfermería, eslabón central en la coordinación de los cuidados

El papel del auxiliar de enfermería en el proceso asistencial es de **coordinación** con todo el equipo médico. Actúan como interfaz entre el paciente, los enfermeros, los médicos y, a veces, otros profesionales, como ortoptistas, psicólogos o fisioterapeutas. Esta coordinación es esencial para asegurar una atención fluida, evitar errores de comunicación y garantizar que cada paciente reciba la atención adecuada en el momento oportuno.

Colaboración con otros profesionales sanitarios

El auxiliar de enfermería trabaja en estrecha colaboración con los **enfermeros**, que a menudo son los responsables de coordinar la atención médica. Al asegurarse de que toda la información necesaria se transmite al equipo, **optimizan la eficacia de los cuidados** y garantizan que los pacientes reciban la atención que necesitan.

- **Transmisión de información relevante**: Cuando acompañan a un paciente a una consulta o exploración, los auxiliares sanitarios pueden **transmitir información valiosa** a otros miembros del equipo sanitario, como las observaciones realizadas durante los cuidados básicos, las reacciones del paciente a determinados tratamientos o los cambios en su estado general.

- **Acompañamiento de los pacientes a las exploraciones**: En departamentos como el de oftalmología, donde son necesarias numerosas exploraciones técnicas (OCT, angiografía, tonometría), el auxiliar asistencial desempeña un papel esencial **acompañando al paciente** a estas exploraciones, informándole sobre cómo se llevan a cabo y garantizando que el proceso se desarrolle sin problemas.

Garantizar la continuidad de la asistencia

La continuidad de los cuidados es una cuestión importante en cualquier itinerario asistencial, especialmente en situaciones en las que el paciente pasa por diferentes etapas de tratamiento (consultas, hospitalizaciones, cirugía, seguimiento postoperatorio). El auxiliar de enfermería **coordina las diferentes etapas**, garantizando que el paciente pase sin problemas de un departamento a otro, y que la atención sea fluida y coordinada.

- **Preparación del paciente**: Antes de una operación o exploración, el auxiliar de enfermería prepara al paciente tanto física (cuidados higiénicos, preparación de la zona a intervenir) como psicológicamente (explicándole, tranquilizándole), asegurándose así de que está preparado para recibir los cuidados en las mejores condiciones posibles.

432

- **Seguimiento postoperatorio**: Tras una operación, el auxiliar de enfermería sigue controlando al paciente, prestando especial atención a su recuperación. Colaboran con el equipo médico para garantizar que el paciente se recupere en buenas condiciones y esté listo para abandonar el hospital sano y salvo.

Oftalmología: una especialidad en evolución que requiere competencias adecuadas

Como especialidad médica, **la oftalmología** está experimentando **rápidos cambios**, impulsada por los avances tecnológicos, las innovaciones en el diagnóstico por imagen, los tratamientos médicos y quirúrgicos cada vez más sofisticados y una comprensión cada vez mayor de las enfermedades oculares. Esta especialidad, que afecta al sentido primordial de la vista, requiere **conocimientos técnicos avanzados**, capacidad de adaptación a las nuevas herramientas y **formación continua** para seguir el ritmo de los rápidos avances en este campo. Ya sea para oftalmólogos, enfermeros, ortópticos o auxiliares asistenciales, esta evolución constante requiere competencias especializadas que van mucho más allá de la simple gestión de las afecciones oculares comunes.

1. Una especialidad en constante evolución: innovación y nuevas tecnologías

La oftalmología siempre ha sido una disciplina marcada por los avances tecnológicos, pero en las últimas décadas se ha producido **una espectacular aceleración de la innovación**. Estos avances ofrecen nuevas opciones para el diagnóstico precoz, el tratamiento de enfermedades oculares complejas y técnicas quirúrgicas de alta precisión. Permiten mejorar notablemente la calidad de vida de los pacientes y ofrecen **soluciones terapéuticas de vanguardia**.

Imágenes avanzadas y diagnóstico precoz

Los avances en **imagen médica** han transformado profundamente el diagnóstico y seguimiento de las enfermedades oculares. Herramientas como **la tomografía de coherencia óptica (OCT)**, la **retinografía** y la **topografía corneal** ofrecen una visualización ultradetallada de las estructuras oculares, lo que permite **diagnosticar precozmente** enfermedades como el glaucoma, la degeneración macular asociada a la edad (DMAE) y las distrofias retinianas. Estas técnicas permiten seguir con precisión la evolución de las patologías y ajustar los tratamientos.

- **Tomografía de coherencia óptica (OCT)**: Esta herramienta ha revolucionado el diagnóstico y seguimiento de las patologías de la retina y el nervio óptico. La OCT permite ver las distintas capas de la retina con resolución microscópica, lo que resulta esencial para la detección precoz de anomalías como el edema macular o el adelgazamiento de las fibras nerviosas en el glaucoma.

- **Imágenes de fluorescencia**: Técnicas como la angiografía con fluoresceína y la angiografía con verde de indocianina pueden utilizarse para explorar la circulación sanguínea retiniana y coroidea, proporcionando información crucial en casos de retinopatía diabética o DMAE.

Cirugía ocular de precisión

La cirugía oftalmológica también se ha beneficiado de importantes avances, con técnicas cada vez más precisas y mínimamente invasivas. Las innovaciones en láser y robótica permiten ahora operar con extrema precisión, reduciendo las complicaciones postoperatorias y acelerando la recuperación de los pacientes.

- **Láseres en cirugía refractiva**: Procedimientos como **LASIK** o **PRK** son ya habituales para corregir trastornos refractivos como la miopía, la hipermetropía o el astigmatismo. Estas técnicas utilizan láseres de alta precisión para remodelar la córnea y ofrecen a los pacientes una alternativa a las gafas o las lentes de contacto.

- **Cirugía de cataratas**: la **facoemulsificación**, la principal técnica mínimamente invasiva para la cirugía de cataratas, utiliza ultrasonidos para fragmentar y aspirar el cristalino opaco antes de insertar un implante intraocular. Esta técnica, combinada con implantes multifocales o tóricos, permite recuperar una visión de alta calidad.

- **Trasplantes de córnea e implantes de retina**: Las técnicas de trasplante de córnea también han evolucionado, con procedimientos lamelares que permiten sustituir sólo las capas dañadas de la córnea, preservando así el tejido sano. **Los implantes de retina**, aunque todavía en fase de desarrollo, también ofrecen nuevas perspectivas a los pacientes que sufren ceguera.

2. Las competencias adecuadas para afrontar nuevos retos

Ante esta rápida evolución, los profesionales de la oftalmología deben adaptar constantemente sus competencias. Esto se aplica no solo a **los oftalmólogos**, sino también a todo el equipo asistencial, incluidos los **auxiliares de enfermería**, los **enfermeros** y los **ortoptistas**, que son actores clave en el itinerario asistencial oftalmológico.

Formación continua y aprendizaje de nuevas tecnologías

La velocidad a la que surgen **las nuevas tecnologías** hace que los profesionales necesiten **una formación continua.** Los oftalmólogos necesitan estar al día de los últimos avances en diagnóstico, cirugía y tratamiento, y asegurarse de que dominan **las nuevas tecnologías**.

- **Aprender nuevas técnicas**: para los oftalmólogos, el dominio de técnicas quirúrgicas modernas como LASIK, implantes intraoculares y cirugía robótica es crucial. Del mismo modo, la capacidad de interpretar los resultados de exámenes de imagen avanzados, como la OCT o la topografía corneal, es una habilidad esencial.

- **Adaptación de los equipos paramédicos**: los auxiliares de enfermería y las enfermeras especializadas también deben formarse en el uso de estas tecnologías. Desempeñan un papel **clave en la preparación de los quirófanos**, la **limpieza y esterilización de los equipos** de alta tecnología y la asistencia directa durante los exámenes y las operaciones.

Gestión de nuevos tratamientos y cuidados específicos

Con la aparición **de nuevos tratamientos** y **terapias** avanzadas, las competencias de los cuidadores deben evolucionar. Esto incluye la gestión de tratamientos innovadores como **la terapia génica** o las **inyecciones intraoculares**, así como el apoyo a los pacientes en su seguimiento posterior al tratamiento.

- **Terapias génicas y tratamientos innovadores**: Los avances en terapia génica, sobre todo para las enfermedades hereditarias de la retina, están abriendo nuevas posibilidades de tratamiento. Los profesionales sanitarios deben ser capaces de gestionar estos protocolos innovadores, e informar y apoyar a los pacientes ante estos tratamientos de vanguardia.

- **Seguimiento y atención postratamiento**: tras la cirugía o el tratamiento con inyecciones intraoculares (como las utilizadas para la DMAE o el edema macular), los equipos asistenciales desempeñan un papel crucial en el **seguimiento de las complicaciones** y la **educación de los pacientes** para garantizar que cumplen el tratamiento.

Enfoque multidisciplinar y coordinación asistencial

La evolución de la oftalmología exige también un **enfoque multidisciplinar**. La colaboración entre oftalmólogos, ortópticos, enfermeras especializadas y auxiliares asistenciales es esencial para proporcionar una asistencia de alta calidad. Este enfoque incluye no sólo la **coordinación de la asistencia**, sino también una comunicación eficaz entre todos los actores implicados en el proceso asistencial.

- **Trabajar con ortopedas**: Los ortópticos, especializados en trastornos oculomotores, colaboran estrechamente con los oftalmólogos en el diagnóstico y la rehabilitación. Una buena coordinación permite ofrecer a los pacientes tratamientos optimizados, sobre todo en caso de estrabismo o parálisis oculomotora.

- **El papel de los auxiliares de enfermería** : Como enlace entre los pacientes y los equipos médicos, los auxiliares de enfermería desempeñan un papel crucial en el apoyo a los pacientes antes, durante y después de las operaciones. También participan en la gestión de **los cuidados pre y postoperatorios**, garantizando que los pacientes reciban un seguimiento atento y adaptado a sus necesidades.

3. La importancia del enfoque centrado en el paciente

A pesar de estos avances tecnológicos, el **corazón de la oftalmología** sigue siendo la **relación con el paciente**. Los avances en el diagnóstico y el tratamiento sólo pueden ser eficaces si van acompañados de una **escucha atenta** y una **atención individualizada**, que tenga en cuenta las necesidades y expectativas de cada paciente.

Apoyo psicológico e información clara

La pérdida de visión, o la amenaza de perderla, es una fuente **importante de estrés** para los pacientes. El papel de los profesionales sanitarios, y en particular de los equipos sanitarios, es **tranquilizar** e **informar a** los pacientes de forma clara y completa, para que comprendan perfectamente los tratamientos propuestos, sus objetivos y los posibles efectos secundarios.

- **Educación del paciente**: Una parte esencial de la atención oftalmológica es **la educación del paciente**. Esto incluye la gestión de su tratamiento en casa, como la aplicación de colirios tras una operación de glaucoma o el seguimiento postoperatorio tras una operación de cataratas.

- **Apoyo psicológico**: las enfermeras desempeñan un papel crucial **escuchando a** los pacientes, sobre todo a los que sufren una pérdida parcial o total de visión. Su apoyo psicológico ayuda a disipar temores y a preparar mejor a los pacientes para aceptar y gestionar su enfermedad.

Seguimiento personalizado y atención a medida

Cada paciente es único, y los profesionales sanitarios deben saber **adaptar los cuidados a** las necesidades específicas de cada individuo. Esto incluye no solo adaptar los protocolos médicos, sino también **personalizar los cuidados postoperatorios** y gestionar los aspectos prácticos del tratamiento, como el seguimiento de los efectos secundarios o la gestión de la rehabilitación visual.

Perspectivas de futuro: una profesión gratificante e indispensable

El futuro de la profesión **de enfermero** encierra muchas **perspectivas apasionantes**, sobre todo en el contexto del desarrollo de la asistencia sanitaria y de la creciente necesidad de un apoyo médico personalizado. Esta profesión, que ya es indispensable, ocupará un lugar cada vez más central en **los complejos itinerarios asistenciales** y en la mejora de la calidad de vida de los pacientes. En oftalmología, como en otras especialidades médicas, el papel del asistente va a evolucionar gracias a la **tecnología**, a las **nuevas competencias** que deben adquirirse y al **creciente reconocimiento de la** profesión. Esta profesión, basada en sólidos valores humanos y competencias técnicas precisas, seguirá desempeñando un papel crucial en la salud pública, al tiempo que ofrece a los profesionales perspectivas gratificantes de desarrollo profesional.

1. Una profesión cambiante y más especializada

La profesión enfermera está cambiando bajo la influencia de los avances tecnológicos y los nuevos retos de la medicina moderna. La incorporación de **nuevas tecnologías** y **protocolos médicos avanzados** ofrece a los auxiliares sanitarios la oportunidad de adquirir competencias adicionales, aumentando su papel dentro del equipo médico.

Tecnologías y atención especializada

En ámbitos como la oftalmología, donde las técnicas y herramientas asistenciales evolucionan rápidamente, los auxiliares asistenciales participarán cada vez más en el **uso de equipos tecnológicos avanzados**. Por ejemplo, la integración de **instrumentos de diagnóstico** cada vez más sofisticados, como la tomografía de coherencia óptica (OCT) o los aparatos de refractometría, exigirá nuevas competencias técnicas por parte de los asistentes. Desempeñarán un papel más importante en la asistencia a los reconocimientos médicos, facilitando el uso de estos aparatos y garantizando al mismo tiempo la calidad de la atención prestada a los pacientes.

- **Formación continua**: la evolución tecnológica de la asistencia médica exigirá **una formación continua de los** asistentes sanitarios que les permita dominar estas nuevas herramientas. Esto representará no sólo un reto, sino también una oportunidad para especializarse y contribuir directamente a mejorar la asistencia.

- **Participación en cuidados avanzados**: Los auxiliares de cuidados tendrán la oportunidad de especializarse en áreas específicas, como **la preparación de pacientes para intervenciones quirúrgicas complejas**, el **seguimiento postoperatorio** o la ayuda en **proyectos de investigación clínica**.

Hacia una mayor especialización

La asistencia sanitaria está cada vez más especializada, y la profesión de auxiliar de enfermería sigue esta tendencia. En oftalmología, los auxiliares de cuidados podrían desempeñar **funciones más específicas**, en función de las distintas necesidades de esta especialidad, ya sea en cirugía ocular, seguimiento de enfermedades crónicas o cuidado de pacientes tras operaciones específicas.

- **Especialización en oftalmología**: Al formarse específicamente en cuidados oftalmológicos, los auxiliares de cuidados pueden posicionarse **como referentes** en esta especialidad. Podrían, por ejemplo, especializarse en la preparación y el acompañamiento de pacientes antes y después de intervenciones quirúrgicas oculares complejas, como la cirugía de cataratas o los trasplantes de córnea.

2. Un papel cada vez más importante en la vía asistencial

Con el envejecimiento de la población y el aumento de las enfermedades crónicas, la **necesidad de cuidados de larga duración sigue** creciendo. El papel del asistente asistencial es cada vez más central en estos **itinerarios asistenciales**, en los que la calidad de la relación con el paciente y el apoyo personalizado son esenciales.

Una relación local insustituible

Uno de los aspectos más gratificantes de ser auxiliar de enfermería es la **relación de confianza** que **se** establece con los pacientes. Esta estrecha relación, basada en la escucha y el apoyo, es la base de una asistencia de calidad. En el futuro, con los pacientes de edad avanzada o los que sufren patologías crónicas complejas, esta dimensión humana será aún más crucial.

- **Apoyo a pacientes crónicos**: en oftalmología, por ejemplo, los pacientes con glaucoma o degeneración macular requieren un seguimiento a largo plazo. El auxiliar de enfermería desempeña un papel clave en el cuidado diario de estos pacientes, asegurándose de que siguen su tratamiento, se aplican correctamente los colirios prescritos y responden a sus inquietudes.

- **Apoyo psicológico**: Dado que las enfermedades visuales pueden conllevar una pérdida de autonomía o movilidad, el **apoyo emocional** prestado por el cuidador resulta fundamental. Este papel de proporcionar **apoyo psicológico** a los pacientes será cada vez más importante a medida que la medicina reconozca la importancia de una atención integral, que incluya tanto la atención física como el bienestar emocional.

Mayor coordinación y colaboración con los equipos médicos

El auxiliar de enfermería **es un eslabón central en** la coordinación de los cuidados. Actúan como enlace entre el paciente, los enfermeros, los médicos y otros profesionales sanitarios. Esta colaboración seguirá aumentando, sobre todo en el contexto de la atención **multidisciplinar**, en la que los auxiliares de enfermería participarán cada vez más en los debates sobre la atención global del paciente.

- **Coordinación de los cuidados postoperatorios**: en oftalmología, tras la intervención quirúrgica, el auxiliar de enfermería desempeña un papel clave en la **vigilancia de los signos de complicaciones**, la aplicación de protocolos de cuidados postoperatorios y la coordinación con enfermeros u oftalmólogos para garantizar una recuperación sin problemas.

- **Comunicación con las familias**: cada vez más, los asistentes sanitarios deberán desempeñar un papel en la **comunicación con las familias** de los pacientes, informándoles de los cuidados prestados, respondiendo a sus preguntas y ofreciéndoles apoyo práctico y emocional. Este aspecto refuerza la dimensión humana y gratificante de la profesión.

3. Perspectivas de desarrollo profesional y mayor reconocimiento

El futuro de la profesión de asistente de cuidados está marcado por el **creciente reconocimiento de** su importancia dentro del sistema sanitario. Las sucesivas reformas y la necesidad de una asistencia de alta calidad hacen que existan buenas **perspectivas para el desarrollo profesional de** estos cuidadores, cuyas competencias seguirán desarrollándose y ampliándose.

Nuevas responsabilidades y desarrollo de competencias

A medida que evolucionen los cuidados y aumente la especialización, los auxiliares de cuidados tendrán la oportunidad de desarrollar **competencias adicionales** y asumir **responsabilidades más amplias**. Esto podría incluir, por ejemplo, asumir determinadas tareas técnicas bajo la supervisión de enfermeros o médicos, o ayudar en procedimientos médicos más complejos.

- **Mejora de las competencias técnicas**: por ejemplo, en oftalmología, los auxiliares de enfermería pueden formarse en tareas específicas como la **preparación y el uso de equipos oftálmicos**, o la asistencia en exámenes técnicos como OCT o campos visuales. Esta **mayor pericia** técnica aportará una mayor satisfacción profesional, al tiempo que realzará su papel dentro de los equipos.

- **Formación continua y especialización**: aumentarán las oportunidades de **formación continua** y especialización en áreas específicas. Esto significa que los auxiliares de cuidados podrán especializarse en ámbitos como la oftalmología, la geriatría y la gestión de enfermedades crónicas.

443

Potenciar su papel en la sociedad

El reconocimiento de la profesión de asistente de cuidados también aumentará en la sociedad. Dada la importancia de su papel en **el cuidado de personas vulnerables,** ya sean ancianos, enfermos crónicos o pacientes hospitalizados, la sociedad, las autoridades sanitarias y las estructuras asistenciales son cada vez más conscientes de la importancia de esta profesión.

- **Mejor remuneración y reconocimiento profesional**: Numerosas reformas pretenden mejorar las **condiciones de trabajo de los** auxiliares asistenciales, aumentando su remuneración y revalorizando su contribución al sistema sanitario. Esto incluye también una mayor **visibilidad de su papel** en las estructuras hospitalarias y asistenciales, así como un mejor reconocimiento dentro del equipo médico.

- **Oportunidades profesionales**: Con el desarrollo de cursos de **formación complementaria** y la apertura de **especializaciones**, los asistentes tendrán cada vez más oportunidades de pasar a desempeñar funciones con mayores responsabilidades, como puestos de enfermería tras los puentes de formación, o especializaciones en campos técnicos o gestión de cuidados.

www.ingramcontent.com/pod-product-compliance
Lightning Source LLC
Chambersburg PA
CBHW072132290526
45794CB00004B/1293